国医大师

第2版

周仲瑛
辨治疑难杂病方略

主　审　周仲瑛　周珉

主　编　陈四清

副主编　韩旭　周宁

编　委　（按姓氏笔画排序）

王瑜　王志英　方樑

叶放　史仁杰　过伟峰

孙子凯　杨月艳　张成铭

陈玉超　陈列红　陈健一

周同　倪海雯　盛梅笑

董筠

人民卫生出版社

·北京·

U0212256

版权所有，侵权必究！

图书在版编目（CIP）数据

国医大师周仲瑛辨治疑难杂病方略 / 陈四清主编
. —2 版 . —北京：人民卫生出版社，2020.12
ISBN 978-7-117-30899-1

Ⅰ. ①国…　Ⅱ. ①陈…　Ⅲ. ①疑难病 – 中医治疗法
Ⅳ. ①R242

中国版本图书馆 CIP 数据核字（2020）第 223323 号

| 人卫智网 | www.ipmph.com | 医学教育、学术、考试、健康，购书智慧智能综合服务平台 |
| 人卫官网 | www.pmph.com | 人卫官方资讯发布平台 |

国医大师周仲瑛辨治疑难杂病方略
Guoyidashi Zhou Zhongying Bianzhi Yinanzabing Fanglüe
第 2 版

主　　编：陈四清
出版发行：人民卫生出版社（中继线 010-59780011）
地　　址：北京市朝阳区潘家园南里 19 号
邮　　编：100021
E - mail：pmph @ pmph.com
购书热线：010-59787592　010-59787584　010-65264830
印　　刷：北京铭成印刷有限公司
经　　销：新华书店
开　　本：710 × 1000　1/16　印张：20　插页：2
字　　数：308 千字
版　　次：2014 年 9 月第 1 版　　2020 年 12 月第 2 版
印　　次：2020 年 12 月第 1 次印刷
标准书号：ISBN 978-7-117-30899-1
定　　价：76.00 元
打击盗版举报电话：010-59787491　E-mail：WQ @ pmph.com
质量问题联系电话：010-59787234　E-mail：zhiliang @ pmph.com

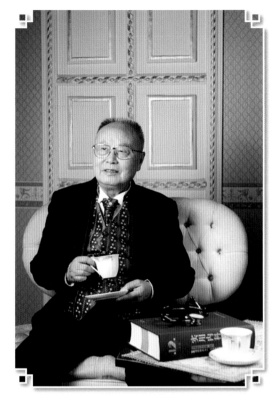

国医大师周仲瑛

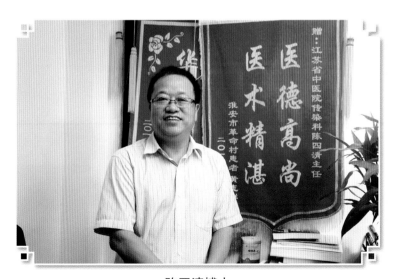

陈四清博士

周仲瑛 男,汉族,1928年出生,江苏如东人。主任医师,教授,博士研究生导师,首届国医大师,新中国成立70周年"全国中医药杰出贡献奖"获得者。自幼随父学习岐黄医术,1946年悬壶乡里,先后就学于上海新中国医学院、江苏省中医进修学校,1956年毕业后留江苏省中医院内科工作,1983年调任南京中医学院院长。曾任第七届全国人大代表、国务院学位委员会学科评议组(中医)成员、国家中医药管理局中医药工作专家咨询委员会委员、中华中医药学会终身理事、卫生部药品审评委员会委员、江苏省中医药学会名誉会长、江苏省重点学科"中医内科学"学科带头人等职。

在急症研究方面,先后对流行性出血热等病毒感染性高热、休克、出血、中风、急性肾衰竭、重症肝炎等进行了系统研究。创造性地将传统的瘀热相搏证,从单纯的外感热病扩大到内伤杂病,从急症病延伸到疑难病,并认为因具体病种、具体病位的不同而表现为瘀热血溢(DIC)、瘀热发黄(重症肝炎)、瘀热水结(肾衰少尿)、瘀热阻窍(出血性中风)等不同的证候,运用凉血化瘀系列方药治疗,形成了较为系统的"瘀热论"理论。高度概括出急症的基本特点为内外合邪、大实大虚、多脏同病、多病同证,构建了中医内科急症学学术体系,率先开设了"中医内科急症学"课程;在内科学体系上,率先提出以脏腑为内科疾病系统分类基础的思想,并据此编写出"内科学总论——辨证施治纲要",提供了全国高等中医院校第2版《中医内科学》教材的编写蓝本,对临床专业分化起到了先导作用。强调以脏腑为临床辨证的核心,独创审证求机、辨证五性诸论、内生六淫说、第二病因说、气营中心说、三毒论、三热论等学说,丰富了中医辨证论治内容,完善了中医内科学体系;在疑难病症的研究方面,系统概括出疑难病的病理特点为疑病多郁、难病多毒、怪病多痰、急多风火、久病多瘀、病实体虚、多脏相关,揭示了疑难病症的辨证施治规律。

　　先后担任《中医内科学》第 5 版教材及其教学参考书的副主编、第 7 版教材主编等,有著作 28 部,发表学术论文近 200 篇。主持国家、部省级课题 37 项,获部省级科技进步奖 22 项,其中"中医药治疗流行性出血热的临床和实验研究"获国家中医药管理局科技进步一等奖。转让药厂科研新药 6 种。由其担任副主编的教学参考丛书《中医内科学》1992 年获国家教委优秀教材特等奖。2007 年被评为第一批国家级非物质文化遗产项目"中医诊法"代表性传承人。2008 年 4 月获世界中医药学会联合会"王定一杯"中医临床国际贡献奖。

主编简介

　　陈四清　男,汉族,1967 年出生,江苏射阳人。江苏省中医院感染科主任医师,南京中医药大学副教授,中医医案学教研室副主任,江苏省中医院院级名医。1991 年南京中医学院(现南京中医药大学)中医系毕业,获学士学位。1999 年南京中医药大学第一临床医院中西医结合研究生毕业,获硕士学位。2003 年南京中医药大学第一临床医院中医内科学研究生毕业,获博士学位。国家中医药管理局重点学科中医肝胆病学后备学术带头人,国家中医药管理局重点学科中医养生学后备学术带头人,长期致力于感染性疾病临床诊治和中医药科普文化传播研究,第四批全国老中医药专家学术经验继承工作优秀继承人,第三批全国优秀中医临床人才研修项目培养对象,国医大师周仲瑛教授嫡传弟子,前后跟随周仲瑛教授临证学习17 年,擅长肝炎、肝硬化、肿瘤、皮肤病等疑难杂症的中医中药诊治。国家中医药管理局中医药文化科普巡讲团巡讲专家,全国首批百名中医药科普专家,进行大型科普学术讲座 30 余场,主编的《新农村卫生保健》荣获"新中国成立 60 周年全国中医药科普图书著作奖一等奖"。主持研究省部级课题 5 项,主编及参编学术和科普专著 49 部,公开发表学术论文 100 余篇,荣获 2010 年度中华中医药学会科学技术奖三等奖、上海颜德馨中医药基金会优秀论文奖二等奖、中华中医药学会全国中医药科学普及金话筒奖。担任中华中医药学会科普分会委员、中华中医药学会感染病分会委员、江苏省中医药学会科普专业委员会副主任委员、江苏省中医药学会肝病专业委员会常务委员、江苏省中医药学会感染病专业委员会副主任委员、南京科普作家协会副理事长等职。

琢璞斋寄语

1. 国学中医，亟待传承。勤学勤思，方有所成。

2. 药不在贵，以效为凭。方不在大，对证则灵。

3. 千方易得，应用在人。识证最难，大医精诚。

4. 望闻问切，四诊合参。辨证辨病，互补求新。

5. 选方如选将，大小奇偶缓急复。
   用药如布兵，君臣佐使各有职。

6. 轻灵不是隔靴搔痒，重剂不可孟浪太过。
   复法大方组合有序，独行应当药证合拍。

7. 无偏不成派，无派难成家，疗效是首务，虚名勿浪夸。

8. 古为今用，根深则叶茂；西为中用，老干发新芽。

9. 知常达变，法外求法臻化境；学以致用，实践创新绽奇葩。

10. 传统绝学，实效为凭。承先启后，赖我同仁。
    与时俱进，业贵专精。求同存异，和中悟真。

11. 温经典，传师道，重临床，善感悟。

12. 中医人要练好内功，要自立、自强、自信、自主。

周仲瑛

点燃智慧的火苗

两千多年前,希腊雅典发生了一场特大瘟疫,疾病像恶魔一样几乎摧毁了整个城市。强壮健康的年轻人会突发高热,咽喉和舌头充血并发出异常恶臭的气息,患者因强烈的咳嗽而胸部疼痛,任何药物都无济于事,死亡的人数越来越多。雅典市民陷入了深深的恐慌、不安和绝望中。

就在人们对这场瘟疫避之唯恐不及之时,希腊北边的马其顿王国,有一位御医冒着生命危险前往雅典参加对患者的救治。他一边深入调查疫情,一边探寻病因及解救方法。不久他就发现全城只有一种人没有染上瘟疫,那就是每天和火打交道的铁匠。他马上联想到,或许火可以防治瘟疫,于是令人在全城各处燃起火堆来扑灭瘟疫。

这位御医就是被尊为"医学之父"的古希腊著名医生、欧洲医学奠基人——希波克拉底。希波克拉底用智慧的火苗点燃的熊熊火堆,挽救了雅典,为人类战胜瘟疫写下了光辉的诗篇。

作为一名临床医生,我们虽然可能不会向希波克拉底那样遇到瘟疫,但会经常遇到各种疑难病证。有些医生在疑难病证面前选择了逃避,找出各种借口让患者去别处求医,或者说服病人(或家属)放弃治疗,让病人(或家属)觉得"死得其所""死而无怨"。而有些医生则能迎难而上,面对困难,苦思冥想,积极寻求对策,劝说病人与自己一起同病魔作斗争,结果就创造了一个个医学奇迹,挽救了一个又一个垂危病人,让一个又一个家庭恢复了笑声。

医乃大道,国医大师周仲瑛教授在遇到治疗效果不满意的病例时总是谦逊地说:"不是中医不行,而是我不行。"正是抱着这种对中医中药虔诚的信念,抱着"医学必胜"的理念,周仲瑛教授才能在中医疑难病证的治疗方面取得一个又一个的突破。

年轻的医生们,当我们面对一个又一个疑难病证时,千万不要选择逃避,要深入到博大精深的中医药海洋里去,点燃智慧的火苗,照亮生命的希望。

陈四清

甲午年秋于金陵萱芝堂

前　言

　　国医大师周仲瑛教授长期致力于中医中药诊治疑难病证的研究,学验俱丰,屡起沉疴,誉满业界。周仲瑛教授十分重视中医药学术的传承,诲人不倦,多年来采取学院培养、国家师承、国家优秀人才项目、省优秀人才项目、院内师带徒等多种形式培养了学术弟子百余人,他们中大多数已成为业内知名中医药学术专家、教授,享誉一方。为了更好地传承、弘扬周仲瑛教授辨治疑难杂病的学术经验,潜心跟随周仲瑛教授临证学习达 17 年之久的陈四清博士,组织在宁的周仲瑛教授的部分弟子,共磋互商,精心编撰,博览并参阅了周仲瑛教授及其门徒们总结的学术论文或著作,对周仲瑛教授治疗疑难杂病的经验进行了进一步收集、疏理、提炼和扩充,形成了系统的疑难杂病中医治疗特色专著。全书分上篇总论和下篇各论两大部分,总论部分不但阐述了疑难杂病的概念、临床特点、病因特点、病机要点、辨治要点等基础理论,还系统介绍了周仲瑛教授临证的十五大治疗策略、六大处方用药经验;各论部分精选了包括甲型 H1N1 流感在内的 35 种常见疑难杂病,每个病种均从概述、临证要点、验案精选三个方面,简明扼要地介绍了周仲瑛教授具体治疗每个病证的学术思想和临证经验,启人智慧,引人入胜。

　　术则行极一时,道则流芳千古。本书既是一本解决中医年轻从业人员临床辨证不准、用药难精,快速提高临床疗效的"术"书,更是一本有志于研习中医疑难杂病者深化和丰富中医理论修养的"道"书。诸君诚能潜心研读,术道并茂者日众,则我中医振兴可望矣!

本书编委会
2020 年 7 月

目 录

━━━━ **上篇 总 论** ━━━━

第一章 疑难杂病的概念 ……………………………… 3

第二章 疑难杂病的临床特点 ………………………… 5

第三章 疑难杂病的病因特点 ………………………… 7

第四章 疑难杂病的病机要点 ………………………… 10

第五章 疑难杂病的辨治要点 ………………………… 22

第六章 疑难杂病的治疗策略 ………………………… 32

第七章 疑难杂病处方用药经验 ……………………… 50

━━━━ **下篇 各 论** ━━━━

第一章 甲型 H1N1 流感辨治经验 ………………… 57

第二章 病毒感染性高热辨治经验 …………………… 62

第三章 重型肝炎辨治经验 …………………………… 69

第四章 流行性出血热辨治经验 ……………………… 75

第五章 哮喘辨治经验 ………………………………… 82

第六章 咳嗽辨治经验 ………………………………… 89

第七章 失眠辨治经验 ………………………………… 97

第八章 高血压辨治经验 ……………………………… 105

第九章 冠心病辨治经验 ……………………………… 115

第十章 高脂血症辨治经验 …………………………… 122

第十一章 动脉粥样硬化辨治经验 …………………… 128

第十二章 心律失常辨治经验 ………………………… 135

第十三章　内伤头痛辨治经验 ……………………………………… 142

第十四章　中风辨治经验 …………………………………………… 147

第十五章　慢性腹泻辨治经验 ……………………………………… 153

第十六章　溃疡性结肠炎辨治经验 ………………………………… 160

第十七章　肠易激综合征辨治经验 ………………………………… 165

第十八章　便秘辨治经验 …………………………………………… 170

第十九章　慢性乙型肝炎辨治经验 ………………………………… 177

第二十章　肝硬化辨治经验 ………………………………………… 186

第二十一章　慢性肾衰竭辨治经验 ………………………………… 196

第二十二章　内伤发热辨治经验 …………………………………… 202

第二十三章　盗汗辨治经验 ………………………………………… 211

第二十四章　原发性血小板增多症辨治经验 ……………………… 218

第二十五章　特发性血小板减少性紫癜辨治经验 ………………… 226

第二十六章　再生障碍性贫血辨治经验 …………………………… 233

第二十七章　系统性红斑狼疮辨治经验 …………………………… 237

第二十八章　类风湿关节炎辨治经验 ……………………………… 244

第二十九章　食管癌辨治经验 ……………………………………… 252

第三十章　颅内恶性肿瘤辨治经验 ………………………………… 259

第三十一章　原发性肝癌辨治经验 ………………………………… 268

第三十二章　支气管肺癌辨治经验 ………………………………… 277

第三十三章　颤证辨治经验 ………………………………………… 286

第三十四章　多发性骨髓瘤辨治经验 ……………………………… 291

第三十五章　恶性淋巴瘤辨治经验 ………………………………… 295

鸣谢 …………………………………………………………………… 305

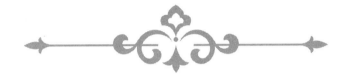

上篇 总 论

第一章　疑难杂病的概念

疑难杂病，又称疑难病症，亦称疑难杂症、疑难病证等，是指辨证求因诊断难明（"疑"）、缺乏特效治疗手段和方药（"难"）、病症复杂多变（"杂"）的一类病证。

在《黄帝内经》《伤寒论》《金匮要略》等众多中医经典著作中，多用"难治""难已""不可治""不治""死不治""逆证""死证""坏病"等概念来描述各种"疑难病证"。传统的"风、痨、臌、膈"就是最为典型的四大疑难病证。

具体而言，"疑"是指疾病的诊断疑惑不清，即凭借目前人类所拥有的经验和诊治疾病的手段，对一些疾病的病因、病理尚不能清楚地认识，不能作出明确诊断。这里的"疑"既包括西医的疑，也包括中医的疑。如一个"发热待查"的患者，不能明确其是感染性发热还是非感染性发热；怀疑其是感染性发热，但又不能明确是何系统的感染，是病毒感染还是细菌感染等等。在没有明确发热的原因之前，一般只能"对症治疗""经验治疗""试验性治疗"。同样，对一个只有"发热"症状的患者，中医也一样，因为缺乏伴随症状，造成疾病不能定位，即不明脏腑、不明经络气血、不明病在何处，或不明疾病的属性，阴阳不辨，表里不分，寒热不清，虚实疑似，这时就造成辨证上的困难，治疗有时也就很难中肯。

"难"是指疾病的治疗困难。受人类目前所拥有的治疗疾病的药物和手段局限性，包括手术、药物、器械等各种方法，对一些即使诊断很清楚的疾病也仍然束手无策，如晚期肿瘤、艾滋病等。中医所说的"脱营""失精"，这样的疾病在治疗难度上是相当大的，甚至没有逆转的可能。在没有西医的抗结核药之前，对于肺结核，中药基本难以获效，因此古人将其列为"风、痨、臌、膈"四大疑难病证之一，鲁迅先生在其小说《药》中甚则写道某中医要用"人血馒头"医治痨病来责疑中医。

"杂"是指多种病证混杂，治疗时往往顾此失彼，存在治疗矛盾。包括多病相杂,如老年患者同时存在高血压、冠心病、糖尿病、高脂血症、慢性胃肠病等疾病。还有多证相杂,一个患者既有虚证又有实证,既有寒证又有热证,既有表证又有里证,既有阴证又有阳证等,治疗时互相矛盾,容易顾此失彼。如阴虚鼓胀患者,利水有伤阴之弊,滋阴又有碍湿之弊,治疗极难兼顾。糖尿病患者除阴虚燥热外,还有舌苔黄厚腻的"湿热"、手足麻木的"瘀热","三热"共存,甘寒滋阴易助湿,芳香化湿易助热、伤阴,因而治疗难免偏颇,不易获效。

在临床上,诊断不清的"疑"病不胜枚举,治疗上难以取效的"难"病、"杂"病也比比皆是。而且,由于疑病多难,难病多疑,杂病又疑又难,因此,习惯上合称为疑难杂病。

第二章 疑难杂病的临床特点

疑难杂病的临床表现往往不循常规,有悖常理,具有怪、多、险、顽四大特点:

(一)怪

患者症状千奇百怪,难以用一般的医理解释,或临床症状间缺少内在、常规的联系和规律性。如周老曾接诊过一男性患者,自诉阴茎灼热疼痛难忍,但察之局部并无红肿,彩色超声多普勒血流检测亦正常,后周老从"瘀热"立论,应用凉血化瘀法而治愈其疾。笔者曾接诊过一女性乙型肝炎病毒携带患者,因亲见其兄长因肝癌去世,心理负担十分重,除经常自觉右侧胁肋疼痛外,心情急躁易怒,还经常鼻流清涕,低头则清涕自行流出,周身关节弹响此起彼伏,自诉生不如死,痛苦异常,辨其为肺肝不和证,经用柴胡桂枝各半汤而解除了症状和痛苦。镇江的一位老太太,不小心饮用了冰霜中过期的葡萄酒后,既不腹泻,也不呕吐,而表现为口中有咸味之症,遍求西医无法治疗,一度曾被诊断为"神经症",而中医认为"咸属肾",我们就运用补肾利水法试治,还真的很快治愈了。

(二)多

患者的不适症状往往很多,几乎涉及心、肝、脾、肺、肾各个系统,全身上下各个部位,医生问到哪里往往患者就会不舒服到哪里。如临床常见的"郁证"患者,上有头昏、头晕、头痛、失眠症状,中有胸闷气短、胁肋疼痛、胃脘胀气、腹胀便溏或便秘症状,下有腰膝酸软、小腿转筋、趾端麻木等症状;患者性情忧郁,愁眉苦脸,悲伤欲哭,一副生不如死的样子。而这诸多症状,俱可从肝气郁结来分析、演绎。肝郁化火,风阳上扰则头昏、头晕、头痛;肝郁横逆乘犯脾胃,则见脘胀、便溏或便秘症状;肝肾同源,肝病及肾,肾虚则见腰膝酸软等症。

（三）险

指证候凶险、危重，病情恶化，危及生命。在内伤杂病中，表现为症状严重，机体损害明显，患者十分痛苦，如恶性肿瘤的疼痛与极度消瘦、类风湿关节炎的历节畸形、中风后遗症之肢体瘫痪等；在外感疾病中，主要表现为势急病重，变化多端，危候迭出，或高热，或出血，或昏迷，或抽搐等，如高热惊厥、感染性休克、流行性出血热、重症肝炎等。近年来的甲型 H1N1 流感、严重急性呼吸综合征、新型冠状病毒肺炎等重症病例，往往病情短期内急剧变化加剧，迅速出现呼吸窘迫症状，死亡率高，十分凶险。

（四）顽

许多疑难杂病，目前无特殊治疗方法，按常规治疗往往无效。如癌症、肝硬化腹水等，病死率仍高居不下；红斑狼疮、干燥综合征、类风湿关节炎等，需长期依赖激素治疗；消渴、中风后遗症治疗无特殊疗效；慢性乙型肝炎（简称乙肝），肝炎病毒整合在正常肝细胞内形成共价闭合环状 DNA（covalently closed circular DNA，cccDNA），十分难以清除，造成"肝炎—肝硬化—肝癌"发展三部曲。再如一些先天性及遗传性疾患，以及艾滋病、放射病及一些自身免疫性疾患，传染性非典型肺炎、甲型 H1N1 流感等新发传染病的中医药辨证论治仍未能形成统一共识，有待寻求疗效确切可靠的治疗方法和手段。

另外，疑难病尚有病情慢性化、病程较长及身罹数疾或夹有多种合并症、并发症的特点，故治疗颇为棘手。

第三章 疑难杂病的病因特点

疑难杂病的病因,除传统认为的导致疾病发生的各种原因和条件,如六淫、疫疠、七情、饮食、劳倦等外,还有如下特点:

(一)第二病因多见

疾病发展过程中由于脏腑功能失调,而变生的病邪,进一步作用于人体,成为影响疾病发展的重要中间环节,谓之病理因素,现代称之为"第二病因",以区别于导致疾病发生的"第一病因",大致包括痰、浊、水、饮、湿、瘀、火、毒等。每种病理因素的产生及致病均有一定的规律可循,临床当灵活审察这些病理因素的来龙去脉,即从何而生、向何而去、有何危害、如何防治,这对认识疾病的性质,抓住主要矛盾,阻断和控制病情的发展有重要价值。

从某种意义上而言,审证求机的核心即是求第二病因。因为许多疾病发生以后,在众多的症候群中,往往已找不到"第一病因"的依据。疾病的病机实质由病理因素所决定。如风温肺热,初起如表现为恶寒、发热、无汗、脉浮紧,审证求因,是感受风寒病邪。但由于病邪易于化热的特点,以及素体阳气偏亢、用药过于辛热发散等原因,使风寒之邪迅即热化,导致肺热内盛,肺气不利,津凝成痰,痰热阻肺,而表现为以咳嗽、胸痛、咳吐黄浓痰为主症,此时已突出了"痰热"的特性,第一病因"风寒"虽说是转化成为"痰热"的条件,但实际上可以理解为风温肺热病以"痰热"为其主要病理因素。

其次,临床上还经常遇到特定病因的证据不足,难以追询和确定病因的情况,尤其对小儿疾病、神识痴呆患者,更是如此。这里,就需以望诊、闻诊、切诊为主,依据病位、病理因素的发病特点,进行推理定性。水、饮、湿、痰、浊同属阴类,互相派生。水邪流动,易于泛溢肌肤而为水肿;饮留于内,多在脏腑组织之间,如悬饮、支饮;湿邪黏滞,重浊趋下,常病在脘腹下肢;痰则随气上下,无处不到;浊邪氤氲,常犯脑腑清窍。瘀血则易闭阻经隧脉络,影响肢体功能。风性走窜,动摇不定。毒之为病,不论外感,还是内生之毒,每有起病急,病情重,痼结难愈,后果严重的特点。

第三,临床上病理因素很少孤立存在,而多兼夹复合为病。如胃脘痛常见湿(痰)热互结;毒邪多与他邪兼夹,如火毒、瘀毒、水毒、湿毒等,如慢性乙型肝炎常因湿热瘀毒胶结为患,而流行性出血热少尿期则常见热毒、瘀毒、水毒"三毒"错杂并见,糖尿病每见湿热、瘀热、燥热"三热"复合的情况。因此,必须注意抓住主要矛盾方面,如痰瘀相兼者,应分析是因痰致瘀,还是因瘀停痰,探求其形成原因,权衡其孰轻孰重,以明确治痰治瘀的缓急、主次,或是通过间接地调整脏腑功能,如运脾化湿,绝其生痰之源,通过治痰之本、治瘀之因而消除病理因素。

(二) 内外合邪为病

在疑难杂病发病中,内、外病邪既可单独致病,又常内外合邪,因果夹杂为患。

因外感邪气与内生病邪具有"同气相召"的特性,而致内外相引。如卒中每因外风引动内风;真心痛,原本存在心脉不利、气机郁滞的病理基础,可因气候寒冷,寒邪痹阻心脉,而加重气滞血瘀,心脉闭塞,诱发心胸剧痛。我们在诊治甲型H1N1流感时发现,重症患者往往见于年轻力壮者,后经临床反复观察,发现这些患者往往抽烟,因为平素抽烟导致"肺经郁热"体质,遇非时之气感染时,内热与外感疫毒之邪相合,风火相煽,故致病情短期内迅速发展加重。

疑难杂病无论是外感或内伤,其病机如何错综复杂多变,但在发病中起主导作用的病理因素为风、火(热)、痰(湿、浊、饮、水皆为同源之物)、瘀、毒,五者之间相互转化,多种病理因素之间兼夹并见。风火同气,皆为阳邪。风性善行速变,"风胜则动",故致病多快,病变部位广泛不定,且为"六淫之首",每多兼夹他邪伤人;火为热之极,故火热为病发病速,变化快,病势重。而外感之邪,又每可致"五气化火"。若风与火两阳相合,则为病更烈。瘀、痰、饮(水)、湿(浊)等病邪的形成也多与风火有因果联系及转化关系。如邪热亢盛,血液受热煎熬,胶凝成瘀,则瘀热互结。火热炼津蒸液,则津凝成痰;痰郁化火,可致痰热互结,所谓"痰即有形之火,火即无形之痰"。风动痰升,内风挟痰,上蒙清窍,横窜经络,则见风痰征象。津血同源,痰瘀相关,因痰生瘀者,痰浊阻滞脉道,妨碍血行,则气阻血滞成瘀。因瘀生痰者,瘀阻脉道,水津失其输布,则聚而成痰,或瘀阻水停。湿热浊瘀互结,阻遏气机,三焦气化失司,肺脾肾功能失调,而使水毒内生,上逆凌心犯肺,下则肾失司化。而毒的生成,也是在疾病发展演变过程中,由风、火、痰、瘀等多种病理因素所酿生,常见的如风毒、热毒、火毒、湿毒、水毒、痰毒、瘀毒等,其性质多端,且可交错为患,使多个脏器发生实质性损害,功能严重失调,并成为影响疾病顺逆转归的决定性因素。

(三)寓有病机特点

中医病因学的最大特点是辨证求因,即司外揣内,不仅用直接观察的方法来认识病因,更重要的是以疾病的临床表现为依据,通过分析疾病的症状、体征来推求病因,为治疗用药提供依据。因而中医学的病因,实际上寓有病机的含义。如六淫致病学,传统理论一般将六淫病邪归属于外因,认为是自然界的六种非时之气。其实,对六淫的认识不能单纯看做是外界不正之气,而应从病机上着眼,理解为各种外因和内因相作用于人体后产生的一种病理反应,即"内生六淫"。从而把病因和病机、个体差异、地域时限等统一起来,这对认识六淫发病的特点有非常重要的意义。例如同一疾病,同一致病微生物,可能由于年龄、气候、季节、地域、个体之差,而表现为性质迥然不同的六淫邪气。同是流行性出血热,江苏地区多为阳热亢盛的温热性证候,而江西地区则常见为湿热性证候,东北地区因气候寒冷凛冽则多呈伤寒型表现,因此中医强调治疗疾病时要"因时因地因人"而异,是有重要意义的。

尤其值得注意的是,由于个体差异,机体对六淫病邪的反应性各不相同,从而表现为不同的病理属性。凡属青壮年,阳气旺盛,六淫易从热化,一般均见阳热亢盛表现;而年老体衰,特别是素体阳虚之体,多表现为少阴病候,乃寒疫直中,不从热化使然。由于内生六淫是在疾病发生发展过程中表现出来的病理属性,因而可以应用取类比象的方法,确定病理属性的六淫类别,以指导某些内伤杂病的治疗。例如对中风病因的认识,历经了由外风到内风的过程,但否定了外风所致的中风,并不等于治外风药不可用以治疗中风。临床上治疗中风有偏瘫、震颤等肢体经络见症者,常用防风、秦艽、全蝎、僵蚕、地龙等治外风药,每获良效。又如治内伤头痛,常配合运用藁本、蔓荆子祛风药,也有意想不到的效果。更为重要的是,我们也常用平肝息风的天麻、钩藤、白蒺藜等治风药,来治疗荨麻疹、接触性皮炎等皮肤瘙痒等疾患。这些事实表明,外风、内风俱属疾病的病理反应,其病机实质是一致的。

第四章 疑难杂病的病机要点

（一）疑病多郁，演变多歧

疑病多郁是指在患者所诉症状繁杂多端，疑似难辨之际，当着重从郁入手。从临床上看，这类疾病与精神、心理因素密切相关，患者往往自觉痛苦，症状繁杂多变，有多系统表现，但大多查无实质性病变，或虽疑为实质性病变，而又不能定性、定位，明确诊断。临床上常以心身疾病、功能性疾病及亚健康状态者为主，多"无形"可辨，以胁肋胀痛、胸闷叹息、失眠烦躁等为主要临床表现。部分患者失治误治、年深日久可发展为器质性损害。病位常以肝为主，涉及心、脾。故周老强调疑难杂病在疑似难辨之际，特别是对女性患者，应着重从肝入手，首辨气郁，注意其化火、生风及夹痰、夹瘀的情况，从而在疑难杂病辨治中起到执简驭繁的作用。

对郁证的治疗，当以疏肝理气解郁为大法。选方方面，肝脾不和者主以四逆散，肝郁脾虚者调以逍遥散，肝郁气滞者选用柴胡疏肝散，六郁杂陈者施以越鞠丸，肝郁气厥者投以五磨饮子。至于气郁化火则主以丹栀逍遥散，化风则主以羚角钩藤汤、天麻钩藤饮、镇肝熄风汤，夹痰者主以半夏厚朴汤，夹瘀者主以血府逐瘀汤，随证灵活加减化裁。

（二）难病多毒，毒有多种

难病多毒是指难治病，尤其是难治重症多与毒邪有关。毒的含义，一是指温热病中的一些传染性、致病力强的外邪；二是指火热之极，所谓"火盛者必有毒"，"温热成毒，毒即火邪也"；三是指疾病过程中病理因素的酿毒，如热毒、水毒、瘀毒等。毒是诸多病邪的进一步发展，邪盛生毒，毒必附邪，无论其性质为何，均可概称为"毒邪"。

毒邪既可从外感受，也可由内而生。毒邪致病具有以下证候特点：①凶：致病暴戾，病势急剧，如严重急性呼吸综合征、禽流感、流行性出血热、急性肝衰竭等；②顽：病情顽固，易于反复，如类风湿关节炎、慢性肝炎等；③难：常规辨治，难以奏效，如系统性红斑狼疮、癌症等；④痼：病期冗长，病位深痼，如尿毒症、癫痫、历节风等；⑤杂：由于毒邪每与风、火、痰、瘀等邪兼夹为患，临床见症多端，病情复杂难辨。正因为如此，在难治性疾病的治疗中，尤应注意毒邪的治疗。

对毒邪的治疗有解毒、化毒、攻毒等法，但治毒当求因。首先要区别毒邪的性质，其次要注意毒邪所在的脏腑部位及所兼夹的其他病邪。如热毒均宜清热解毒，然热毒在肺则选鱼腥草、金荞麦根、黄芩清肺解毒，热毒上咽则用泽漆、蚤休、一枝黄花、土牛膝利咽解毒，热毒入胃则选黄连、石膏、蒲公英、甘中黄清胃泻火解毒，热毒攻心则用牛黄、朱砂、黄连清心安神解毒，热毒动肝则用羚羊角、龙胆草、栀子凉肝解毒，热毒蕴结膀胱则用黄柏、苦参、金钱草清热利湿解毒，热毒入血则用水牛角、生地、丹皮、紫草、大青叶等凉血解毒。对于风毒则常用全蝎、蜈蚣、乌梢蛇、炙僵蚕搜风解毒，寒毒则用川乌、草乌、附子、干姜散寒解毒，湿毒常用土茯苓、菝葜、石上柏、半边莲利湿解毒，痰毒常用制南星、白附子、法半夏、露蜂房、白毛夏枯草化痰解毒，瘀毒常用穿山甲、水蛭、土鳖虫、地龙、鬼箭羽、凌霄花等祛瘀解毒。

另外，还应重视不同疾病"毒"的特异性。对麻疹、天花用宣表透毒法，对晚期肾病当注意化浊泄毒，对多脏衰病人阳明气机通降失常者当通腑下毒，对外科疮疡久不收口、正虚毒恋者当重用黄芪扶正托毒，癌毒常用山慈菇、炙蟾皮、马钱子、红豆杉、白花蛇舌草等抗癌解毒。周老曾治一老妪，乳腺癌手术后刀口长期难以愈合，流脓渗液，痛苦不已十余年，周老重用生黄芪扶正托毒治疗不到一个月而愈。

（三）怪病多痰，无形多变

这是古代医家的一种提法，周老将其用于疑难杂病的辨治，主要是因为许多疑难病的临床症状怪异奇特，表现中医所说的"痰"证（包括无形之痰），采用中医化痰、祛痰等法治疗，常常能收到意想不到的疗效。

古代医家所指的怪病，从今天来看大都是精神神经、体液之类的疾病，虽与疑病多郁都以精神症状为主有相似的地方，但从临床表现上看郁病为繁杂多变，怪病为怪异奇特；郁病多无形可征，以功能性疾病为主。怪病多有形可查，以实质性疾病为多。目前，从临床上来看，由痰引起的疾病远远超出了这一范围，它涉及现代医学多个系统的疾病。不论何种病变，凡表现出有"痰"的特异性证候者，俱可根据异病同治的方法从痰论治。

痰之生成,涉及外感内伤各个方面,是遭受多种致病因素所形成的病理产物。但当因痰导致某一病证之后,则痰已成为直接发病之因,每与原始病因或其他病理产物合邪、互结而致病。故在疑难杂病辨治中,必须分别考虑痰的先后双重因素。由于痰可随气上下,无处不到,既可阻于肺、蒙于心、蕴于脾、郁于肝、动于肾,亦可上达巅顶、外流骨节经络,表现为不同的脏腑经络见症。从痰的性质方面来看,还可进一步区分为风痰、寒痰、湿痰、热痰、燥痰及郁痰。

对痰的治疗,周老强调应首分脏腑虚实,其次应审标本缓急。凡因病生痰者,不能见痰治痰,应先治其病,病去则痰自清;若因痰而续发某些病证时,则应以治痰为先,痰去则诸证自愈。再其次,脾湿是成痰的基础,理脾化湿为治痰大法。而且治痰还必理气,气顺则一身之津液亦随气而顺,自无停积成痰之患。同时治痰应兼治火,气火偏盛灼津成痰者,治宜清降;气火偏虚津凝为痰者,又当温补。至于治痰原则必须以化痰、祛痰为大法。化痰能使痰归正化,消散于无形,或使其稀释排出体外,其适用范围最广,可用于实证病势不甚,或脏气不足,因虚生痰者。祛痰能荡涤祛除内壅的积痰,包括涤痰、豁痰、吐利等法,适用于邪实而正不虚,病势骤急,或病延日久,顽痰、老痰胶固不去者。

(四)久病多瘀,轻重虚实

因疑难杂病一般病程较长,迁延不愈,往往引起人体脏腑经络气血的瘀滞,也就是古代医家所说的"久病入络"。现代血液流变学的研究也证实:久病患者血流变缓,新陈代谢减退,血液黏度增高,血循环减慢。此皆为久病多瘀之理论依据。

瘀血与痰浊一样,既是某些病因所形成的病理产物,又是导致多种病证的病理因素,在临床上涉及的范围也甚为广泛。不论任何疾病,或是在病的某一阶段,凡是反映"瘀血"这一共同的病理特征,或兼有"瘀血"症状,如"瘀痛",青紫瘀斑,癥积肿块,"瘀热",舌有青紫斑点,脉涩、结、沉、迟,或出血,精神神志和感觉、运动异常而有瘀象者,都可按照异病同治的原则,采用(或佐用)"活血祛瘀"法。

在疑难杂病中,即使辨证都属于血瘀证,由于病情有轻重缓急的不同,致病因素多端,标本邪正虚实有别,脏腑病位不一,症状特点各异,或为主证,或仅为兼夹证,并可因病的不同,而反应各自的特殊性。为此,在应用活血祛瘀这一治疗大法时，还当具体情况具体分析。如病情轻者，当予缓消，采用活血、消瘀、化瘀、散瘀之品；病情重者，当予急攻，采用破血、通瘀、逐（下）瘀之品，依此准则，选方用药自可恰到好处。对因邪实而致的血瘀，当祛邪以化瘀；对正虚而致的血瘀，则应扶正以祛瘀。同时还应强调辨别脏腑病位，掌握主症特点和病的特殊性，结合药物归经理论，选取不同的活血祛瘀药物，才能加强治疗的针对性。

古人有"见血休治血"之说，周老认为还要"见瘀休治瘀"，治瘀当求因、定位。在临床上首先应辨瘀血的成因，分虚实论治，分别采用理气祛瘀、散寒（温经）祛瘀、清热（凉血）祛瘀、补阳祛瘀、益气祛瘀、养血祛瘀及滋阴祛瘀7种不同的治法。而根据病变部位，按主症特点进行论治的常用治法又有通窍祛瘀、通脉祛瘀、理肺祛瘀、消积（软坚）祛瘀、理胃祛瘀、通腑祛瘀、利水祛瘀、通经祛瘀、和络祛瘀、止血祛瘀、消痈祛瘀及疗伤祛瘀等定位祛瘀十二法。

运用祛瘀法时应做到瘀去即止，不可过剂久用，以免出现耗气伤血的副作用。人身之气血"宜和而不宜伐，宜养而不宜破"。一般来说，无瘀象者，均应慎用。体弱无瘀者，则尤当倍加谨慎，孕妇原则上当禁用。至于对活血祛瘀药的选择，必须符合辨证要求，尽量注意发挥各个药物的特长和归经作用。特别是虫类祛瘀药，为血肉有情之品，形胜于气，走窜善行，无处不到，如水蛭、虻虫、地鳖虫、穿山甲、蜣螂虫等，均属祛瘀之峻剂，性虽猛而效甚捷，必要时可权衡用之，所谓"瘀血不去，出血不止"，该出手时也不能贻误时机。

（五）急为风火，卫气营血

疑难杂病与急症有密切的关系，某些急症本身就是疑难杂病，疑难杂病亦可突变而为急症。风和火是危急重症中常见的病理表现，虽有外因、内因的不同，但都具有发病暴急、变化迅速，病势猛烈的特点。缘于风火同气，皆为阳邪。风性善行数变，"风胜则动"，故致病多快，病变部位广泛不定，且为"外六淫"之首，每多兼夹他邪伤人；火为热之极，故火热为病发病亦快，变化较多，病势较重。而外感之邪，又每致"五气化火"。若风与火两阳相合，则为病更烈。"风能化火，火能生风"，风助火势，火动生风，风火相煽，相互转化，互为因果，从而加剧病情。如昏闭卒中、痉厥抽搐、动血出血、高热中暑等急重危证均直接与风火病邪有关。可见风火是危急重症中最为重要的病理因素,风火邪气的特性,决定了某些疑难杂病突发为急症时易变、速变、多变的特点。风胜则见抽搐、手足蠕动、角弓反张、口眼㖞斜、肢体不遂。火盛则见身热、渴饮、面红目赤、身发斑疹、狂躁妄动。若风火相煽则高热、抽搐并见。

　　风有内外,火分虚实。外风一般常以肢体经络见症为主,内风则多以头晕目眩见症为主。对风的治疗,原则上外风宜祛,内风宜息。但在外风引动内风时,祛风与息风两法可以同时并用。临床上常用的祛散外风药有羌活、防风、秦艽、豨莶草、白芷等,祛风止痉药有全蝎、蜈蚣、僵蚕、蝉衣等,镇肝息风药有石决明、代赭石、牡蛎、龟甲(金石重坠药和介类潜阳药),凉肝息风药有羚羊角、钩藤、菊花、桑叶,滋阴息风药有生地、阿胶、白芍、鸡子黄、鳖甲等。风虽有内外表里之分,但彼此之间又不能绝对分开。如对中风病因病机的认识,历经了由外风到内风的过程,但并不等于治外风药不可用以治疗内风,临床上治疗中风有肢体经络见症的,用治外风的防风、秦艽、全蝎、僵蚕、地龙等,每获良效。又如治内伤头痛,常配合运用藁本、蔓荆子等治外风药,也有很好的效果,这表明外风、内风有时俱属疾病的病理反应,而其病位表里主次有别。

　　热为火之渐,火为热之极。对外感火热疾病的治疗,当根据卫、气、营、血的深浅,分别选用辛凉解表、和解清热、辛寒清气、气营两清、清营凉血等法,同时还应结合其兼邪或病机特点,兼用他法,如清热祛暑、泻火解毒、清热燥湿(化湿、利湿)、清热化痰(饮)、清热理气、凉血散血(瘀)、清热开窍、清热息风、通腑泻热、清暑益气、清热生津、清热养阴、清热润燥等。对内伤火热证的治疗,当根据脏腑病位,分别治以清心火、清肝火、清胃火、清脾火(湿火)、清肺火;清心安神、清肺化痰(止咳)、清肝解郁、清肝息风、清肝利胆、清胃生津、清肠化湿、清热止血、清热通淋、清热止带等等。如属虚热也应分辨脏腑所在,给予滋阴清热,如滋肾泻火、甘寒清肺、养胃清中、滋水清肝、养肝清热。

(六)湿热缠绵,弥漫三焦

　　湿热既可从外感受,也可由内而生。湿为阴邪,其性黏滞,重浊趋下,易损阳气,常起病缓,病程长,难速愈;热为阳邪,其性炎上,生风动血,易伤阴液,多发病急,传变快,为害烈。二者阴阳相合,热蒸湿动,病涉三焦,上可达脑窍,下可至二阴、下肢;外可在肌表皮毛,内可壅五脏六腑;不但可滞气入血,而且耗阴损阳,可致多脏受损。由于湿热二邪的阴阳属性不同,在疑难杂病中的表现也具有二重性。湿热为患既可以隐匿起病,自觉症状不多,也可以突然发作,呈急性病变经过。其临床表现从病位上讲既可以在表,而又可以在里;病性上既可以似热,而又可以似寒;病势上既可以似虚,而又可以似实,阴阳错杂,主次轻重,疑似难决,或病情持续迁延,呈慢性进行性损害;或时起时伏,反复发作,所以在疑难杂病中因湿热致病者当予格外重视。

对湿热的治疗当以清热祛湿为主。清热药性多苦寒,其特点是寒可胜热,苦能燥湿,但毕竟以清热为长;祛湿的具体治法涉及多个方面,湿在上焦而有卫表症状者,当芳香化湿(浊);湿在中焦,困遏脾运者,当苦温燥湿;湿蕴下焦,小便不利者,当淡渗利湿。而且清热与祛湿必须兼顾,湿祛则热孤,热清则湿化。临床必须辨清热偏重、湿偏重、湿热并重三类情况,针对"湿象"和"热象"孰轻孰重及其消长变化,决定祛湿与清热的主次。同时也要结合湿热病证所累及的脏腑特点和兼证情况,与相应的治法相配合。如属肝胆湿热者配以疏肝利胆,属大肠湿热者佐以通调腑气,属膀胱湿热者伍以通淋利尿,遇痰热壅肺者需清肺化痰,属痰蒙心包者当豁痰开窍;夹积、夹瘀、夹风、夹毒者,分别配以导滞、化瘀、祛风、解毒之法等。

临床常用的清热燥湿药有黄芩、黄连、黄柏、山栀。若热重,还可选加大黄、龙胆草、苦参。湿重,郁遏卫表,寒热,身楚酸困,胸闷,苔白罩黄者,可加秦艽、豆卷、藿香、佩兰疏表祛湿,芳香化浊;湿困中焦,胸闷脘痞、恶心呕吐,腹胀,大便溏垢,口中黏腻者,可加苍术、厚朴、法半夏、陈皮、白蔻仁等苦温燥湿,舌苔厚浊,腹胀满者,配草果、槟榔疏利宣泄;湿在下焦,小便黄赤热涩,量少不利,加赤苓、猪苓、泽泻、通草、车前草、碧玉散等淡渗利湿。在药对配伍方面,湿热中阻,可选黄芩、厚朴;肠腑湿热,加凤尾草、败酱草;湿热在下,加炒苍术、黄柏;湿热发黄,加茵陈、黑山栀;热毒偏重,加龙胆草、大青叶;湿浊偏重,加煨草果、晚蚕沙;血分瘀热,加水牛角片、丹皮、紫草;食欲不振,配鸡内金、炒谷芽;泛恶,配白蔻仁、橘皮;衄血,配茜草根、白茅根。在选方面,热重于湿者,可选黄连解毒汤、茵陈蒿汤;湿重于热者,可用胃苓汤、一加减藿香正气散;湿热并重者,则用甘露消毒丹、王氏连朴饮等。与此同时,还必须注意苦寒太过常易损伤脾胃,即使偏于热重,在病势获得缓解后,亦应酌情减轻药量,不宜大剂持续滥用。

（七）瘀热相搏，不唯外感

20 世纪 70 年代后期，周老曾对瘀血学说及活血化瘀治则进行了较为系统的温课，结合临床实践认识到必须根据中医理论，遵循辨证论治原则，针对形成瘀血的病理因素、血瘀的病变部位，采用具体的治法，才能彰显中医活血化瘀这一治则的优势，提高疗效。与此同时，周老又在临床体会到凉血化瘀法与瘀热相搏证有其独特的应用价值，广泛涉及外感内伤多种急难病证，并从《伤寒论》的"瘀热"一词及"蓄血"证的论述，桃仁承气汤、抵当汤等的创立，《备急千金要方》所拟的犀角地黄汤治疗蓄血、瘀血，《温疫论》所言"血为热搏"，《温热论》提出的凉血散瘀法等，得到触悟和启发，将"瘀热相搏证"及凉血化瘀治法的应用，从临床引入科研，以"瘀热相搏"主证为基础，根据病证、病位、病理特点，分列若干子证，进行了理论、临床、实验及新药开发等较为系统的研究。从 20 世纪 70 年代末在流行性出血热急性肾衰竭的防治中瘀热水结证的提出，到后来在重症肝炎治疗中瘀热发黄证的发现、出血性病症治疗中瘀热血溢证——瘀热型血证的命名、高脂血症治疗中络热血瘀证的提出，以及后来治疗出血性中风中瘀热阻窍证的确立，显示了中医以"证候"为中心的研究特色，先后历时 25 年，逐渐形成了较为系统的瘀热论学术思想。

周老在长期临床实践中发现，在急性外感热病及某些内伤杂病（尤其是疑难病症）发展的一定阶段，许多患者同时兼具血热血瘀见证，单纯运用清热凉血法或活血化瘀法治疗，往往疗效欠佳。为探求其内在规律，周老通过复习有关文献，推求病理，并经临床验证和实验研究，明确提出瘀热相搏这一临床证候。指出它是在急性外感热病或内伤杂病病变发展的一定阶段，火热毒邪或兼夹痰湿壅于血分，搏血为瘀，致血热、血瘀两种病理因素互为搏结、相合为患而形成的一种特殊的证候类别。其病因为火热毒邪；病位深在营血、脉络；病理变化为瘀热搏结，脏腑受损；治疗大法为凉血化瘀。临床实践证明，用此理论指导处方用药，治疗多种疾病中的瘀热相搏证，如流行性出血热、伤寒、支气管扩张、系统性红斑狼疮、重症肝炎、慢性乙型肝炎、高脂血症、糖尿病、过敏性紫癜、真性红细胞增多症等，临床疗效能获显著提高。

瘀热作为一种特殊的病理因素，除了具有瘀和热两种病理因素的致病特点外，尚具有自身的特性。在中医学有关理论中迄今只有零星的阐述，尚无系统专论。由于瘀热普遍存在于多种外感和内伤杂病过程中,尤其是急难重症的病程中。因此,周老认为有必要在总结历代医家有关认识的基础上,通过实验研究和临床验证,升华和发展瘀热学说,形成系统的瘀热理论。有鉴于此,几十年来,周老率领课题组成员从理论、临床和实验三方面对瘀热之中的五大常见证型——瘀热阻窍证、瘀热血溢证、瘀热发黄证、瘀热水结证和络热血瘀证进行了系列研究,并将这一研究的成果整理为《瘀热论》一书,已由人民卫生出版社出版发行。

1. 出血性中风急性期治以凉血通瘀　周老在前人有关理论认识的基础上,结合自己长期的临床实践探索,首次在国内提出"瘀热阻窍"是出血性中风急性期的基本病机。并认为瘀热阻窍是风、火、痰、虚等多种病理因素的基础,从而平内风、外风之争,统主火、主痰、主虚诸说于一炉,使千百年来中医对中风病因病机的理论认识更臻完善。在此基础上,周老提出凉血通瘀法是出血性中风急性期的基本治法。该法不仅能清血分之热、散血中之瘀、折冲逆之势,可止妄行之血、息内动之风,并寓有上病下取、釜底抽薪、顺降气血之意。既不同于仅从局部病理变化着眼,径予见血止血的治法;也有别于当前过分强调瘀血,主张单一活血化瘀甚或破血逐瘀的观点。并研制成凉血通瘀注射液及凉血通瘀口服液配套制剂,分别对该制剂进行了较为系统的动物实验研究及临床疗效观察。

凉血通瘀制剂由大黄、水牛角、生地、赤芍、三七、地龙等药组成。方以大黄、水牛角为君。大黄清热泻火、凉血祛瘀、通腑泄热,是历代治疗中风主药之一,河间"三化汤"中即有该品,《神农本草经》谓其能"下瘀血、血闭寒热……荡涤肠胃,推致致新";水牛角有清热凉血之功。两药相合互补,更能加强凉血化瘀作用。生地为臣,滋阴清热,凉血宁血,更兼散瘀之功,是治疗营血热盛的代表药物,古方"清营汤""犀角地黄汤"等均含本品。《本草求真》谓"生地黄……凡吐血……蓄血,其证果因于热盛者,无不用此调治",可见其效之佳。佐以三七活血祛瘀止血,地龙清热通络。诸药配合,共奏凉血化瘀,通腑泄热之功。临床和实验证明,该制剂有促进脑内血肿吸收、减轻脑水肿、改善症状和神经功能缺损等多种作用。临床研究表明,凉血通瘀注射液和凉血通瘀口服液总有效率均明显优于对照组,且制剂稳定,使用方便,无明显的毒副反应,具有高效、速效的特点,适应抢救危重病人的需要,有广阔的开发前景。特别是注射液的研制,更能体现中医治疗急症的特色,填补了国内空白。

2. 出血热急性肾衰竭治予泻下通瘀　周老经过近 20 年的临床实践,针对出血热急性肾衰竭蓄血、蓄水及易于伤阴的病理特点,提出出血热急性肾衰竭的治疗大法以泻下通瘀为主,兼以滋阴利水,从而达到泻下热毒、凉血散瘀、增液生津、通利二便的目的。周老认为,在出血热少尿期,无论其发热与否,凡见到小便赤涩量少,欲解不得,甚至尿闭不通,血尿或尿中夹血性膜状物,大便秘,小腹胀满或拒按,心烦不寐,神志烦躁或不清,呕恶频繁,面部浮肿,舌质红绛,苔焦黄,或光红少苔,脉小数等症者,皆可用之。方宗《温疫论》桃仁承气汤及《温病条辨》增液承气汤、《伤寒论》猪苓汤、《备急千金要方》犀角地黄汤等加减出入。药用大黄、芒硝各 10~15g(便秘者可重用之),枳实、桃仁各 10g,生地、麦冬、猪苓各 15g,白茅根 30g,怀牛膝 10g。若水邪犯肺,喘咳气促不得卧加葶苈子泻肺行水;血分瘀热壅盛,加水牛角、丹皮、赤芍等凉血化瘀;津伤明显,舌绛干裂,口干渴,可合入玄参,取增液汤全方以滋阴生津;小便赤少不畅,可再加阿胶、泽泻、车前子等滋阴利水;瘀热阻窍,邪陷营血而神昏,可加水牛角、黄连清心开窍;邪陷厥阴,热动肝风而抽搐,可参入镇肝熄风汤意。概言之,泻下通瘀法包括下热毒、下瘀毒、下水毒等几个方面,通过与滋阴生津法配合,可具备增液通腑、通瘀散结、滋阴利水的功能,起到通大便、利小便,"急下存阴"、凉血止血、祛除水毒,使津液归于正化等作用。

3. 血证治以凉血散瘀　历来中医对血证的认识,强调气火逆乱,血不循经,络伤血溢为其基本病机,在治疗方面,以治血、治气、治火为基本原则,组成了许多名方良剂。周老在总结前人经验的基础上,根据多年的临床实践,提出了瘀热血溢证这一特殊证候类别,突出了瘀热相搏、络损血溢导致出血的重要性,强调凉血散瘀为治疗瘀热型血证基本大法。

临证应用时,周老强调首先要明确外感内伤,其次要辨别瘀热的轻重,同时还应详察兼证变证,从而突破了仅把这一方法视为外感温病血分证治法的局限性,发展了血证理论,充实了有效的治疗方法。并在实践中体会到凉血与化瘀联用,可以发挥清血分之热、散血中之瘀、解血分之毒、止妄行之血的作用。据此研制的丹地合剂和地丹注射液,由水牛角、生地、丹皮、赤芍、制大黄、山栀、煅人中白、紫珠草组成。临证时灵活化裁,常收捷效。

4. 重症肝炎治以凉血化瘀解毒　周老认为,重症肝炎在湿热疫毒深入营血的极期,由于热毒化火,火热炽盛,热蕴营血,煎熬熏蒸,热与血搏,而致血液稠浊,血涩不畅,形成瘀血,血瘀又可郁酿化热,而致血热愈炽。瘀热郁于血分,常易促使黄疸迅速进一步加深,持续难退,病程超过10天至2周者,标志病情的恶化、难治。正如仲景所说:"黄疸之病,当以十八日为期,治之十日以上瘥,反剧为难治。"于此可知,瘀热发黄与一般单纯的湿热发黄轻重差异极大。为此,周老提出应采用凉血化瘀解毒法进行治疗,并据此研制成清肝解毒静脉注射剂,经临床观察对重型病毒性肝炎有较好治疗效果,动物实验亦证明,本方具有清热、解毒、退黄、凉血、化瘀、止血等作用。

清肝解毒注射液由犀角地黄汤合茵陈蒿汤合方加减组成。方中水牛角、茵陈、大黄清热凉血、解毒化瘀,共为君药。水牛角"凉血解毒、止衄,治热病昏迷……吐血、衄血,血热溺赤",实验证明可使凝血时间缩短,血小板计数增加。大黄为"足太阳、手足阳明、手足厥阴五经血分药",能泻热毒、破积滞、行瘀血,"通利结毒","血分之结热,唯兹可以逐之"。治疗重型肝炎,主要作用是保肝利胆、解除微循环障碍,抗病原微生物和抗内毒素、止血、调控免疫,几乎可作用于其病理机转的各个环节。茵陈"除湿散热结","治通身发黄,小便不利",有利胆、保肝、解热、抗病毒和促进肝细胞生长等作用。生地、赤芍、山栀共为臣药,加强君药凉血散瘀止血功能。生地清热凉血生津,"能消瘀血,凉血补血有功","血热妄行,或吐血、或衄血、或下血,宜用之为主"。实验表明可降低血液黏稠度,改善微循环。赤芍能"行血破瘀血,散血块,以散血热",山栀清热泻火凉血,能利胆、抗肝损伤,与茵陈配合则作用更为明显。《本草思辨录》谓其"苦寒涤热,而所涤为瘀郁之热……黄疸之瘀热在表,其本在胃,栀子入胃涤热下行,更以走表利便之茵陈辅之"。

(八)癌毒流注,邪实正虚

由于癌的致病性与难治性,周老认为癌病为患,必有毒伤人,从而提出"癌毒"学说。癌症病理过程,虽异常复杂,但总由癌毒留著某处为先。癌毒一旦留结,阻碍经络气机运行,津液不能正常输布则留结为痰,血气不能正常运行则停留为瘀,癌毒与痰瘀搏结,则形成肿块,或软、或硬、或坚硬如岩,附着某处,推之不移。瘤体一旦形成,则狂夺精微以自养,致使机体迅速衰弱或失调,诸症迭起。正气亏虚,更无力制约癌毒,而癌毒愈强,又愈益耗伤正气,如此反复,则癌毒与日俱增,机体愈益虚弱,终致毒猖正损,难以回复之恶境。故对癌症之治疗,周老提出以抗癌解毒为基本大法。初期,正虚不显时,以抗癌解毒配合化痰软坚、逐瘀散结为主;中期,兼有脏腑功能失调时,可适当伍入调理脏腑功能之品;晚期,正虚明显者,则以补益气血阴阳为主,兼顾抗癌解毒、化痰软坚、散瘀消肿。周老临床常用抗癌解毒药有白花蛇舌草、白毛夏枯草、山慈菇、制南星、土茯苓、炙僵蚕、炙蜈蚣、蜂房、漏芦、炙蟾皮、马钱子等;常用化痰消瘀、软坚散结类药有石打穿、八月札、莪术、炙水蛭、制大黄、海藻、炙鳖甲、王不留行、炮穿山甲、桃仁、地龙、路路通等。在抗癌复方中,抗癌解毒药与逐瘀消痰软坚药的选用,应视病情而辨证择药,如热毒甚者,当选白花蛇舌草、山慈菇、漏芦;痰毒剧者,用制南星、炙僵蚕等;病以血分瘀毒为主者,可逐瘀为先,伍用炙水蛭、莪术、炮穿山甲、桃仁;兼气分者,可配用八月札、路路通;肿著者,配王不留行、海藻等。

(九) 津血失输,痰瘀同病

痰瘀为津血失于正常输化所形成的病理产物。周老认为津血本属同源,血以津液生,津以血液存,故在病理状态下,不仅可以津凝为痰,血滞为瘀,且痰与瘀常可兼夹同病。由于临床上不少病证常痰瘀相伴为患,周老强调在具体治疗时尚需分清二者先后及主次关系,抑是痰瘀并重,确定化痰与祛瘀的主从或是痰瘀并治。治痰治瘀虽然主次有别,但痰化则气机调畅,有利于活血;瘀祛则脉道通畅,而有助于痰清。若痰瘀并重则当兼顾合治,分消其势,使其不致互相狼狈为患。同时应注意不可孟浪过剂,宜"中病即止",以免耗伤气血阴阳,变生坏病。选药以平稳有效为原则,慎用毒猛辛烈之品。又因痰瘀的生成,实缘五脏功能之失调、津血不归正化变异而成。故周老还强调调整五脏功能,扶正补虚,则痰瘀自消,所谓"不治痰而痰化,不治瘀而瘀散"是也。此外,痰瘀是津血停聚所成,津血赖气化以宣通,故痰瘀病变又与气滞密切有关,此即"气滞则血瘀痰结"。因"气行则痰行""气行则血行",所以治疗痰瘀同病,周老还强调一般应配理气药,行滞开郁,条达气机,以助化痰祛瘀药发挥效应。

由于痰瘀的生成既可因于邪实,亦可缘于正虚,病变涉及脏腑肢体骨节经络九窍。故对痰瘀的治疗不仅有轻重缓峻之分,还应审证求因,在化痰祛瘀的基础上,配合相应治法。因邪实所致的"寒痰瘀阻"者当温通祛寒;

"痰热瘀阻"者当清热凉血;"风痰瘀阻"者当祛风和络;"燥痰瘀结"者当润燥滋液;"湿痰瘀阻"者当苦温燥湿;"痰气瘀阻"者当理气解郁;因正虚所致的又当据证配合益气、养血、滋阴、助阳等法。同时必须区别脏腑病位治疗,"痰瘀阻肺"者宣利肺气,"痰瘀心脉"者养心通脉,"脾胃痰瘀"当健脾和胃,"肝胆痰瘀"当疏肝利胆,"肾虚痰瘀"当补肾培元,"痰瘀阻窍"当开窍醒脑,"痰瘀络脉"当宣痹通络,"痰瘀结聚"当软坚散结。

（十）多脏相关,数病丛集

疑难杂病多非一脏一腑为病,病变往往涉及多个层次、多个脏腑。既可同时患有数病,也可见于同一疾病,如合病(起病即二经、三经病证同时出现)、并病(一经未愈,另一经证候又起)等。由于五脏互为资生制约,脏与腑表里相合,病则互相影响,故治疗不仅要按其相生、相克关系从整体角度立法,有时还需两脏或多脏同治,把握疾病传变的规律,采取先期治疗,切忌顾此失彼,只看表象,不求本质,只看现状,忽视因果关系。

由于病的特异性,首犯部位不同,所病脏腑亦有先后主次之别。如哮喘的病变过程涉及肺、心、肾等多个脏器,但总以肺气上逆为主,病变主脏在肺,同时因肺为气之主,肾为气之根,心脉上通于肺,病则互为因果,故与心、肾亦有密切关系,后期可因肺不主气、肾不纳气、命门火衰、心阳失用导致喘脱。此外,基于脏腑之间的生克制约关系,疑难杂病极易传及相关脏腑,如表里相传(胃病传脾等)、母子相传(肾病及肝等)、乘侮相传(肝病及脾等)。或因某一脏腑功能失调产生的病理产物,损伤其他脏腑而致病,如水邪凌心犯肺、痰瘀蒙蔽心脑神机等。

人体各个脏腑是一个统一的有机整体,在疾病过程中可以互相传变,尤其在疑难急症中就更为突出。因此,治疗某一系统的病,不仅要针对其主要病变脏腑,还要根据症状表现从脏腑的相关性辨析,采取对应处理。同时,必须把握病的特异性传变规律,进行先期治疗,未病先防,既病防变,正如医圣张仲景所言:"见肝之病,知肝传脾,当先实脾。"

第五章 疑难杂病的辨治要点

（一）辨病位

任何病都归属五脏六腑，然而疑难杂病的病位，又应结合临床思辨来定位。在疑难杂病的治疗中，没有一个诊断、一套治疗方案，始终不变，而是随着疾病发展而定位。例如治疗咳嗽时，虽有"五脏皆可令人咳"之说，但咳嗽主脏一定在肺，离开肺而泛谈咳嗽辨证就成诡辨了。对于一些乙肝病毒携带者，没有任何临床症状，仅仅是现代化验检查方面的异常，此时就要按照经验，根据其舌苔、脉象等辨其病位除肝外，是肝胆合病、肝脾同病，还是肝肺同病、肝肾合病，分别施以清利肝胆、疏肝健脾、清金制木、滋水涵木法。又如肝硬化腹水，病位在肝，但当出现腹水，那就应看到肝硬化波及脾肾的因果关系，此时则当重在调理脾肾。换言之，肝硬化在通常的条件下，则以疏肝软坚散结为治，而在腹水突出的情况治疗又应侧重肺之通调、脾之运化，肾之蒸腾，待肺、脾、肾功能有所改善，再议治肝。至于肝硬化发生上消化道出血时又当急则治标，止血为先。

（二）辨病性

疑难杂病的证候往往表里不一，症状杂乱，许多病都有种种假象。许多疑难杂病疗效不佳就是由于真假难辨，或真假误辨所致。故临床要特别注意鉴别阴盛格阳、阳盛格阴、大实有羸状、至虚有盛候等情况，还要注意脏腑辨病辨证与各脏腑间的相生相克关系。对一些证候、病状、舌脉不一致的病证，要善于从舌脉方面认真加以审辨，或舍苔从脉，或舍脉从苔；辨别真假，还要注意识别某些西药引起的假象，如服用雌激素可致舌质红，服用某些抗生素可致舌苔增厚，出现黄褐苔、黑毛苔等。随着应用西药的情况日见增多，对于识别因某些西药所致的舌象，唯有以辨证为依据才能提高疗效。

（三）辨病证

对于疑难杂病，除了要注意认真收集四诊资料，按常规辨证外，特别要注意对一些特有病证的识别。仲景在《伤寒论》中谈到小柴胡汤证时强调"但见一证便是，不必悉具"就是这个道理。周老曾治一发热多年的患者，一见其面色㿠白而断定属于"气虚发热"，应该使用补中益气汤"甘温除大热"之法，用药后果然热退病祛，多年未再复发。笔者在临床上诊治慢性肝病患者，只要见其有蜘蛛痣、肝掌者，即断定其为"营血伏毒证"，运用凉血解毒药物往往效若桴鼓。

周老认为人身百病，多有形可征、有因可寻。"审证求因"，这是辨证的基础、论治的依据。但是必须从临床实际出发，通过对临床现象的分析、总结、推演，寻求病理本质，使之能有效地指导临床实际，故其实质当为审证求"机"。

1. 辨内外六淫　传统理论一般将六淫病邪归属外因，认为是自然界的六种非时之气，若深入探究，虽然主要属于外因致病，但有物理性的和病原性的不同性质，而对病原性致病因素，并不能笼统地对某一疾病，简单地作相应的定性，因同一疾病，可能由于年龄、气候、季节、地域、个体之差，性质迥然不同，如同是因感受风邪，阳热体质者从热化而为风热感冒，阳虚体质者从寒化而为风寒感冒；流行性出血热，江苏地区多为阳热亢盛的温热性证候，而江西地区则常见湿热性证候，东北地区因气候寒冷凛冽则多呈伤寒型表现。特别要指出的是：对六淫的认识不能单纯看作是不正之气，而应从病机上着眼，应该理解为各种外因和内因作用于人体后在病理过程中的一组反应，应该把病因和病机、个体差异、地域时限等统一起来，这对认识内生六淫有极为重要的意义。因此，所谓内生六淫，就是在多种因素作用下，在疾病发生发展过程中表现出来的病理属性，应用取类比象的方法，确定其类别及病理演变。例如痹证，既属外感风、寒、湿、热所致，亦可自内而生，寒湿痹久可以化热，热痹可以生风，或热去湿留转成寒化，就此可知，治内生六淫与治外感六淫可以互相借鉴。如治疗中风有肢体经络见症的，用治外风药如防风、秦艽、全蝎、僵蚕、地龙等，每获良效，这既表明外风、内风俱属疾病的病理反映，同时从某种意义上说，外风是指肢体经络等体表部位的一组证候，具有相对的定位性。

2. 辨病理因素　产生疾病的重要中间环节是病理因素，它决定疾病的性质、演变及转归,现代称之为"第二病因"。临证当灵活细审病理因素的来龙去脉,即从何而生、有何发展趋势、有何危害、如何防治,这对认识疾病性质,抓主要矛盾,控制病情发展有积极意义。病理因素大致包括痰、浊、水饮、湿、瘀、火、毒等。其产生及致病均有一定规律可循,临床上如特定病因的证据不足,也可依据病位、病机进行推理定性。水、饮、湿、痰、浊同为阴类,互相派生。水邪流动,易于泛溢肌肤;饮留于内,多在脏腑组织之间;湿邪黏滞,常病脘腹下肢;痰则随气上下,无处不到;浊邪氤氲,常犯脑腑清窍;至于瘀血停着,闭阻经隧,则影响机体功能;火邪攻窜,每易逼血灼阴,而毒之为病,或由外感,或从内生,多有起病急、病情重、痼结难愈、后果严重的特点,且多与他邪相兼,如火毒、湿毒、水毒、瘀毒等。流行性出血热就常为热毒、瘀毒、水毒等错杂并见,慢性乙型肝炎即常因湿热、瘀毒交结为患,故在治疗上应重视其特性,不能泛泛而论。虽曰治毒以解毒为先,但对不同病变毒邪必须治以相应的解毒方法。周老曾治一经病理活检确诊的巨骨细胞瘤女性患者,行"右小腿中段截肢",术后又见广泛转移,全身关节疼痛,两侧颈部肿块累累,大者似鸽蛋,小者如蚕豆,高热起伏,汗出热降,午后复起,持续 2 个月,形瘦骨立,严重贫血。用清热解毒、化痰消瘀法(鳖血炒柴胡、炙鳖甲、秦艽、青蒿、生地、炮山甲、土茯苓、广地龙、露蜂房、僵蚕、猫爪草、漏芦、山慈菇等)服药后体温递降至正常,三个月余肿块基本消失,随访 10 余年仍健在。

临床对多种病理因素错杂同病者,必须注意抓住主要矛盾方面,痰瘀相兼者,应分析因痰致瘀,还是因瘀停痰,探求其形成原因,以确定直接治痰治瘀的主次,或是间接地调整脏腑功能,通过治痰之本、治瘀之因而解决。

3. 识脏腑病机　临证在确定病理因素后,当进而分析病理变化,从气血病机和脏腑病机联系考虑。气血病机,虚证比较单纯,实证多为气滞气逆,导致血郁血瘀,升降出入乱其常道,影响脏腑功能。常法多投疏泄,但气滞不畅,须分清原委,治有疏利、柔养、辛通的不同。同是气逆,有潜镇、泄降、酸敛、甘缓诸法。脏腑病机,是辨证的核心,必须熟练掌握,准确运用。尤其应该弄清常用脏腑病机的基本概念和类证鉴别。如肾病病机中的肾气不固与肾不纳气,肾阳不振与肾虚水泛,肾阴亏虚与肾精不足,肾阴亏虚与水亏火旺或相火偏旺等概念的鉴别,弄清了他们之间的关系,治疗也就有了更强的针对性。认识脏腑病机一般应从生理功能和特性入手,结合脏腑相关理论。例如,肺主呼吸,肃肺勿忘宣肺;心主血脉,养心勿忘行血;脾为后天之本,补脾宜加运化;肝体阴而用阳,清肝勿忘柔养;肾司封藏而主水,有补还要有泻。

具体地说,治肺宜宣肃结合,如治疗呼吸系统感染,目前一般喜用清肺化痰药,但结合宣畅肺气以开壅塞,用麻黄分别配石膏、黄芩、葶苈子等,其效常优于徒事清化;如治肺炎喘咳汗少,表证未除者,单用清肃苦降药,体温不降,辨证配用麻黄或薄荷,则每见咳喘缓减,汗出热平。

心主血,赖心气以推动,以通为贵,故心病多在气、血、阴、阳亏虚的基础上,导致气滞、血瘀、停痰、留饮、生火诸变。既可诸虚互见,也可诸实并呈,且每见本虚标实错杂。治应通补兼施,或补中寓泻,或以通为补,以冀心宁神安,如益气化瘀、滋阴降火、温阳化饮等。且心为五脏六腑之大主,故尤应从内脏整体相关全面考虑,偏实者重在心肝、心肺;偏虚者重在心脾、心肾,从而为辨证、立法拓宽思路。

肝主疏泄,体阴而用阳,故治肝病忌太克伐,宜疏泄和柔养并举,一般而言,肝气郁结,气机不伸者以胁肋胀痛、胸满不舒、情怀抑郁为主,宜疏利;肝气横逆,上冒或旁走,有时又宜结合柔养或敛肝。传统的"肝无补法"乃指温补而言,这是因为肝为刚脏,甘温补气易于助火,而对真正的寒滞肝脉,或肝脏阳气虚衰者,则又宜温肝散寒,或温养肝肾,或温肝暖胃。临证若见慢性肝炎、胆囊炎患者,表现肝区冷痛、面部晦暗或色素斑沉着、腰酸腿软、脉细、舌质淡胖者,可施以温肝之品,如肉桂、细辛、仙灵脾、苁蓉、杞子等,每收良效。

治肾既要补还要重视泻,这是因为肾藏精而又主水,肾病既有本虚的一面,也可由于水液代谢失常而致水潴、湿停、热郁、瘀阻,每常因虚致实,而为本虚标实,甚至在病的某一阶段或某种情况下,表现为肾实证,而须辨证分别应用清湿热、利水邪、泻相火、祛瘀血等泻肾法,或与补肾法配伍合用,同时还当注意水湿、湿浊、湿热、瘀热之间的相互影响为患。

4. 审证求因 审证求因是中医临证通常的思维模式,确切地说,实是审证求"机"。因为抓住了病机,就抓住了病变实质,治疗也有了更强的针对性。"求机"的过程,就是辨证的过程。病机是病变本质的反应,对临床立法组方有着直接的指导作用。中医对相应证候所确立的治法,是通过调整病机而起到治疗作用。正如《伤寒论翼·制方大法》中云："因名立方者，粗工也；据症立方者，中工也；于症中审病机、察病情者，良工也。"清代罗浩《医经余论》中亦认为："医者精于四诊，审察病机，毫无贻误，于是立法以用药，因药以配方……上工之能事也。"因此，提高临床辨证论治水平是提高临证审察病机的能力。审证求因（机）是提高疑难杂病辨治疗效的关键。至于具体如何求机？总体来说，既应运用常规思维对待一般疾病，又要善于运用特殊思维治疗疑难杂病。常规思维包括循因法、抓主症特点法、类证对比分析法、综合判断法等。特殊思维则是在疑难杂病或疗效不显时采用诸如逆向思维法、试证法或投石问路法等。

求机的具体内容包括病理因素、病位、病性等，反映于疾病不同阶段的病理特点。病理因素常见的有风、寒、火（热）、燥、湿、郁、瘀、水、饮、痰、毒等。病位涉及内外表里、脏腑经络、营卫气血等；病性主要指病证的阴阳、寒热、虚实等。

（四）辨变证

周老认为治病求本是临床医学的最高境界。求本不是针对表象，缓解痛苦，而是针对病因、病机，予以根治。这样才能准确生动地体现中医的特色，收到良好的疗效。单纯治标或治本，单纯辨证或辨病，都是不够全面。

掌握中医理论，只是具备了临证的基本素质，但要获得良好的疗效，就必须通过深化理论，准确理解应用，才能开拓思路，公式化的、闭锁的思维模式是难以体现灵活的辨证论治精神的，也是收不到好效果的。中医证候规范化，是客观的需要，但应充分考虑到中医理论实践性强的特点，应在临床实际中不断总结、充实。《伤寒论》中小柴胡汤证条有"但见一证便是，不必悉具"的论述，提示我们在临床工作中有时可以抓住个别有代表性主症，如症状、体征、舌苔、脉象等来确定疾病性质。诊病必须有法，这个法就是中医的基本理论和治病的法规，但在具体应用时，需要的是"圆机治法"，或者说"法无定法"，这样才能真正掌握中医辨证学的思想实质和灵魂。临床上，求变比知常更为重要，它要求我们善于从疾病的多变中考虑问题。首先，证候有一定的自身发生发展规律，这是常中有变，如慢性肝炎的湿热瘀毒证，可在发展过程中转为肝脾两虚，进而肝肾亏虚。其次是变中有常，如对出血病人，用祛瘀止血法治疗是变中之常，而用祛瘀破血以止血则是变中之变，因为"瘀血不去"也会导致出血不止。了解这些变证变治，有助于多途径寻求治法。

1. 辨证辨病　辨证是中医独特的治疗方法,是对疾病临床表现及其动态变化的综合认识,具有较强的个性,体现中医证因脉治、理法方药的系统性,且在特殊情况下有助于处理一些诊断不明的疑难病;辨病有利于认识病的特异性,掌握病变发生发展的特殊规律,把握疾病的重点和关键,加强治疗的针对性,有助于治疗没有症状的疾病,避免单纯辨证的局限性,以及用药的浮泛。同时对辨病不能单纯理解成辨西医的病,中医的病名内容很多,有些至今仍有特殊意义。如中风,表明它有肝阳亢盛,变生内风,入中脏腑,外客肢体经络的病理变化,为使用息风潜阳、祛风和络法提供了依据,也为我们从前人论述中,整理治疗中风的药物提供了线索。对现代医学病名的认识,则必须以临床表现和病机为依据,如流行性出血热具有独特的病因病机、传变规律及临床特点,应在临床实践中根据中医理论,总结辨治规律,这样才能使辨证与辨病得到有机的结合。

临证尤应掌握证之"五性",即特异性、可变性、交叉性、夹杂性、非典型性。

(1) 证的特异性:证的特异性是指证候的独特主症和特异性体征,即仲景所言的"但见一证便是,不必悉具"之谓,这对临床辨证有重要的意义。如见五更泄泻或下利清谷,结合有关兼证可辨为肾阳不振。证与证都是互有区别的,每一个证的概念有其特殊的内涵。但从组成证的各种症状和体征看,并非均带有特异性,其中不少表现既可出现在本证,也可出现在他证。如外感"少阳证",须具备"口苦、咽干、目眩、往来寒热、胸胁苦满……脉弦细"等症状,其中"往来寒热"为证的特异性,其特异性价值明显高于其他,临床即使有口苦、咽干、目眩、脉弦等多数症状亦不能轻易断为少阳证。在抓证候特异性的同时,还要排除相反的有矛盾的症状和体征,除去对辨证无决定意义的兼症。就特异性症状、体征而言,其特异程度也有高低之分,数量有多寡之别。临床实际所得之"证"也就存在特异性程度的差别。如"痰热蕴肺证",痰黄稠为特异性表现,如系患者主诉兼医者望诊所得,只此一端,即基本可构成本证,其他"咳嗽、气粗、苔黄腻、脉滑数"等症若单一出现则不能轻断属该证。周老曾治一例肝癌患者,肝脏肿大,腹水明显、肝功异常,诸症纷呈,但仅抓住舌质光红无苔、口干少津这一特异现象,重用养阴的生地、天冬、麦冬、鳖甲等甘寒、咸寒药,伍以清热解毒、凉血化瘀之品,水消胀缓。据证化裁,前后服药2年,肝功能正常,至今仍然健在。而对于特异性程度较低的证,则不能轻许,治疗也不可孟浪。

(2)证的可变性:在疾病发展过程中,证并不是一成不变的,而是可以变化的,随着时间的推移,这一证可以转化或传变为另一证。证具有时相性,但相比而言,较西医诊断的时相概念要强得多,在急性病中,甚者且夕可变。如流行性出血热在发病初期一两天内即可由卫气同病转化为气营两燔甚至营血分证。即令慢性病,随着患者的体质内环境、治疗等外在条件的不同,也常错综演化。周老认为,掌握证势、病势,对证的可变性是可以预见的。所谓"证势",即指一种证向另一种证或若干种证转化的一般趋势。如肝气郁结可化火、生痰,故气郁证每多转化为气火证、痰气郁结证等;痰湿蕴肺型的慢性年老咳嗽患者,久咳可致脾肺两伤,甚则病延及肾,阳气渐衰,津液失于输布,痰湿转从寒化,表现为"寒饮伏肺"的痰饮。在外感热病中,卫分证可向气分证传变,气分证又可向营分证、血分证传变等等。因此,必须把握跨界性证,如卫气同病、阴损及阳等。由于"证势"在很多情况下尚不足以把握疾病转化,必须兼顾"病势"。所谓"病势",是"证势"的特殊规律,即指某些疾病,证的转化有自己的特殊趋势。如痹证,日久可致气血不足,肝肾亏虚;或津凝为痰、络脉痹阻,以致痰瘀交阻于骨节之间,导致骨节畸形肿痛,屈伸不利。又如肺阴不足证,在肺痨病往往出现在初期,而在风温病则多见于恢复期。结合现代医学辨病知识而论,同样是温病,如是流行性乙型脑炎,每从"气分证"转变为"热陷心营"证,"血分证"较少见;若系"流行性出血热",则"气分证"每易转变至血分证,而"热陷心营证"并不常见,故治疗流行性出血热,抓住气营两燔的特点,治用清气凉营解毒法,常可获得显著疗效。

(3)证的交叉性:即互相有联系的两种以上证候交叉并见。内科疑难杂病证情复杂,一般均表现有证的交叉,如内伤脾胃病之中虚湿阻与肝木乘克多互为因素。证的交叉形式多样,从八纲辨证而言,如气血两亏、寒热互结、表里同病、阴损及阳;在脏腑病位方面,如肺肾阴虚、肺脾气虚、心肾阳虚、肝肾阴虚等;在病理因素方面,如气滞血瘀、湿热内蕴、痰瘀交阻等。其辨析有两个方面,即从症状上认清主次,从病机上把握因果关系,以确定证与证之间的轻重缓急,明确治疗的先后主次。如气血两亏,若源于气虚不能生血,症状上又突出身倦乏力、少气懒言、汗出较多,则以气虚为主,治疗也重在益气,令气旺生血。对某些夹杂性证候,还可以脏腑的资生关系来掌握辨治的重点,如肺肾阴虚重在治肾,肺脾气虚重在治脾。某些症状在整个症候群中虽非主要方面,却能反映关键性病机,决定疾病的发生、发展,则尤当抓病机主次。如治一范氏女性,心前区不适、胸闷心悸寐差,伴胃痛便溏,前医投养心安神药罔效,乃以兼夹症胃肠道症状为线索分析病机。追查病史,发现心悸发前曾患急性腹泻,便溏经久不愈。辨证为中阳虚馁,化源匮乏,心营不畅所致,遂以附子理中汤为主,复加丹参饮加远志、菖蒲通脉宁心为辅,俾中阳得振,血脉通利。药服1周,果然心悸得平,便溏转实,脘痛若失。

(4)证的夹杂性:是指两种或两种以上不同的证夹杂并见,各证之间并无内在联系。证的夹杂性既可因同时患有数病,也可见于同一疾病,如合病(起病即二经、三经合病)、并病(一经未愈,又见另一经证候)等。其辨治要点是遵"间者并行,甚者独行"的原则,把握标本主次,或标本兼顾,或突出重点。曾治许氏高年患者,有高血压、冠心病、慢性胃炎、老年震颤多种病史,证见头晕心悸、心胸闷痛、胃脘痛胀、嘈杂泛酸、手麻震颤、舌紫等。周老即认为三个独立的病各有其主证和独立的病机,即肾虚肝旺、心营不畅、肝气犯胃。因三者并无明显的先后缓急之别,乃集滋肾平肝、息风化痰、养心和营、疏肝和胃诸法于一体,获得良效。又如眩晕的阴虚阳亢证,治用滋阴潜阳并行,但若阳亢化火,动风生痰,发为中风时,又当"急则治其标",从实处理,予息风潜阳、清火化痰。

(5)证的非典型性:是指某一证应该出现的特异性表现在程度上和数量上不足,与常见的、典型的症状和体征不全相符。对于非典型性的辨识,应注意证的发生、发展、转归的全过程,把握初期性证、过渡性证、隐伏性证与轻型性证,避免辨证的局限。

1)初期性证:指疾病初起阶段特有的症状尚未显现,缺少差异性。如风温、悬饮、肺痈初期均可有风热犯肺证的过程,这一阶段病的特异性表现不显,若不结合辨病,不从病的发展趋势深入分析,统予疏风清热宣肺,必然针对性不强,难以阻止其发展。

2)过渡性证:又称临界性证,是由一证向另一证转化发展过程中出现的证候。如中风,症见半身不遂、口角歪斜,虽无明显昏迷,但神识时清时昧者,为界于中经络和中脏腑间的证候,可称为"半经半脏证"。它既可由昧转清而表现为典型的中经络证,也可进一步发展至内闭神昏而见中脏腑证。又如胃脘痛,喜热敷,苔白腻,同时又有口干苦,舌质偏红,乃属寒热并见的过渡性证,既可进一步化热,也可转从寒化。曾治一顽固哮喘,表现为典型的小青龙汤证,药入缓解,而背寒、易汗、气短,转为肺气虚寒证,经从本治疗稳定。逾年复发,审其烦躁、唇疮,舌质较红,乃在小青龙汤基础上加石膏取效。说明寒饮伏肺既可转见虚寒,亦可寒郁化热。由此可见,对过渡性证必须及时抓住病机演变趋势,予以相应处理。

3)隐伏性证:又叫"潜证",其特点是临床症状极少甚至阙如,这是由于疾病的病理过程受多方面的影响,有时临床表现与病理不尽一致,或内在虽有病理改变而临床尚不足以出现症状,因而往往无证可辨。对此需注意从病史、体质、个性、嗜好等细微处探索,并借助现代化检查结果,根据疾病的基本病理特点进行辨析。如哮喘、癫痫等具有发作性特点的疾病,在缓解期除对现有的一般情况辨证外,还可通过追溯病史,了解发作时的病情,并联系疾病的基本病理进行辨证。又如经理化检查证实为乙肝、肺结核、隐匿性肾炎、糖尿病、高血压等,但在某段患者可无任何自觉症状,则可针对各自的基本病理给予相应处理。慢性乙肝给予调养肝脾,清化瘀毒;肺结核给予滋阴补肺、抗痨杀虫;糖尿病给予清热润燥;高血压给予滋阴降火,息风潜阳。

4)轻型性证:是指构成证的临床表现虽存在质的差异,但由于严重程度不著而缺乏典型性。如肺痨,仅有轻微咳嗽,或略感乏力,而发热、盗汗、手足心热等阴虚火旺表现不著;高血压虽有头痛、眩晕,但程度不著;冠心病仅偶感胸闷,胸痛血瘀证不显。临证对轻型性证候亦不可忽视,因它虽然反映病情轻浅,但也可能为严重疾患的不典型表现,仍当高度警惕,仔细辨析。

综上所述,抓住了证的"五性",对提高辨证的精确度,加强辨证的预见性具有十分重要的意义。

2. 标本缓急 标本理论的应用,在临床有很大的灵活性,"急则治标,缓则治本"是普遍的原则,理应遵循。如因某一疾病并发厥脱时,原发病为本,厥脱为标,而救治厥脱就非常重要,所谓"标急从权"。又如中风,阴精亏损于下,血气并逆于上,风阳痰火升腾,属本虚标实,当先息风化痰、清火散瘀,治标缓急,继则滋肾养肝治本。但另一方面,有时急时治本,缓时治标也能收到好的效果。如治疗咳喘长期持续发作，用化痰、平喘、宣肺、泻肺治标诸法，喘不能平，辨证属肺阴虚、痰热内蕴者，用滋养肺肾，佐以清化痰热之品，反可控制发作，这就说明发时未必皆为治标，平时亦不尽完全治本。对肝硬化腹水鼓胀患者，虽属标实为主，但温养肝肾或滋养肝肾治本之法，每能收到利水消胀的效果，且优于逐水治标之法。由此可知，对标本的处理，宜灵活对待。

第六章　疑难杂病的治疗策略

（一）重视个体

重视个体，以人为本，因人制宜，具体情况，具体分析，具体治疗，这是中医治病的基本要求，也是疑难杂病治疗的重要指导思想之一。同一疾病，同一致病微生物，可能由于年龄、气候、季节、地域、个体之异，而表现为性质迥然不同的六淫邪气。如流行性出血热，江苏地区多为阳热亢盛的温热性证候，而江西地区则常见湿热性证候，东北地区因气候寒冷凛冽则多呈伤寒型表现。肺炎病人虽多属风温，治辨卫气营血，但并非尽属风温，亦可见风寒、结胸、胸痹、类疟等候，必须审证求因施治。尤其值得注意的是，在内伤病方面，由于个体差异，机体对疾病的反应性也各不相同，如同为郁怒伤肝，有的人仅表现为肝气郁结，有的人则表现为风阳上扰，有的人却表现为肝火炽盛，在治疗上则应分别选用舒肝理气、平肝息风、清肝泻火等不同方药进行治疗；同为血小板减少性紫癜，有从心脾两虚或肝肾不足论治而获效者，也有从瘀热动血、络损血溢而获愈者；同为高血压，有从清肝泻火而取效者，也有从温阳补肾而治愈者，虽一补一泻、一寒一温，治法相反，获效则一，表明重视个体化，在疑难杂病的治疗中有着十分重要的意义。

（二）治有主次

临床对多种病理因素错杂同病者，必须注意抓住主要矛盾方面，治有主次重点。如痰瘀相兼者，应分析因痰致瘀，还是因瘀停痰，探求其形成原因，以确定直接治痰治瘀的主次，或是间接地调整脏腑功能，通过治痰之本、治瘀之因而解决。气滞血瘀者，应分析是气滞引起的血瘀，还是血瘀引起的气滞，从而决定治疗的主次，是行气药为主，还是活血药为主。要善于注意并把握疾病的标本缓急。"急则治标，缓则治本"，是普遍的原则，理应遵循。在病情突然逆变时，一般当以治标缓急为先，祛邪以安正。如因某一疾病并发厥脱时，原发病为本，厥脱为标，而救治厥脱就非常重要，所谓不得不先"标急从权"。又如癫痫，发时总属风痰阻窍，以息风、化痰、开窍治标为主。待其病情稳定，又当治其痰之本源，或予健脾益气以杜生痰之源，或予滋养肝肾以杜风痰之源。但另一方面，有时又须急时治本、缓时治标才能收到好的效果。如周老治疗晚期癌症患者，此时患者虽然正虚已经明显，但周老仍强调消癌药物的使用，因为癌毒乖戾，耗伤人体气血阴阳，一味扶正尚不及癌毒之消耗，此时消癌实则也是一种"扶正"手段。久病体虚的感冒患者，汗出不畅，迁延难愈，如治疗仅疏风解表，而忽略了予参、芪之类扶助正气之品治本，则必难取速效。

（三）投石问路

投石问路法又称试证法，就是以药（方）测证。疑难杂病患者病情错综复杂，往往难以把握病机，此时可宗《医验录》"治重病先须用药探之，方为小胆细心"之观点，先以轻轻平和之小方探其病机，病情好转者可少少加量，静观药效，若方不对证，则再作推敲。对辨证不明，真假疑似者，先以缓药投之；拟用峻补者，先予平调；拟用攻剂者，可先重药轻投，如无明显不良反应，再做调整。临床上常用的逆向思维法，实质上也是投石问路法的一种特殊形式，所不同的是投以相反的试探方式。就是在久经治疗疗效不显时，重新审察症情，反思其道，是否存在失误，采用相反的治疗方法，亦即"久治不效反其治"。如周老曾治某男患慢性活动性肝炎多年，肝功能持续异常，"两对半"阳性，胁痛，尿黄，疲倦，足跟疼痛，面晦暗而浮，舌质隐紫胖大，苔淡黄腻，曾久用清化肝经湿毒之品，症情益甚。因即将出国，求愈心切，据证分析，病属过用苦寒，阳气郁遏，湿毒瘀结，肝肾亏虚，治予温养肝肾、化瘀解毒法，用仙灵脾、仙茅、补骨脂、从蓉、虎杖、土茯苓、贯众等，投十余剂症状大减，加减连服3个月，复查肝功能好转以至正常，"两对半"转阴。

（四）防传杜变

在疾病发展过程中，证并不是一成不变的，随着时间的推移，这一证可以转化或传变为另一证。证具有时相性，它比西医诊断的时相概念要强得多，在急性病中，甚者旦夕可变，故中医有"朝'白虎'暮'四逆'"之说。掌握证势、病势，对证的可变性是可以预见的。所谓"证势"，指一种证向另一种证或若干种证转化的一般趋势。如肝气郁结可进一步化火、生痰，故气郁证每多转化为气火证、痰气郁结证等；痰湿蕴肺的慢性年老咳嗽患者，久咳可致脾肺两伤，甚则病延及肾，阳气渐衰，津液失于输布，痰湿转从寒化表现为"寒饮伏肺"的痰饮。由于"证势"在很多情况下尚不足以把握疾病转化，必须兼顾"病势"。所谓"病势"，是"证势"的特殊规律，即指某些疾病，证的转化有自己的特殊趋势。如慢性乙型肝炎，初期多为肝胆湿热证，渐则肝木乘脾，形成肝郁脾虚证。久则肝病及肾，形成肝肾阴虚证，病情由轻到重。

注意把握疾病自身的传变规律，先期治疗，未病先防，既病防变，在疑难杂病治疗中具有十分重要的意义。如温热病气分证，通常要求"到气才可清气，入营犹可透热转气……"如果妄投清营之品，凉遏太早，易致邪热内陷入里。但周老在流行性出血热、乙型脑炎、病毒性腮腺炎、腮腺炎脑炎、重症流行性感冒等病毒感染性高热疾病的研究中，发现这类疾病往往初起即见卫气同病，多迅速波及营分，出现气营两燔，因此周老首先明确病毒性感染高热的"病理中心在气营"，进而提出"到气就可气营两清"、截断病势的治疗原则。如"流行性出血热"在高热炽盛的同时，只要见到面红目赤、肌肤黏膜隐有出血疹点、舌红等传营先兆，即应在清气的同时，加入凉营之品，以先安未受邪之地，防止热毒进一步内陷。实践证明清气凉营法用于"流行性出血热"的初期，能及时控制高热，终止病情传变，缩短病程，减少转证现象，降低死亡率。充分说明把握不同疾病的变化规律，及时有效地防传杜变是极其重要的。

（五）因势利导

辨其病邪所在部位，顺其病势，"看邪之可解处"（《温病经纬·叶香岩外感温热病篇》），因势祛邪。此即《素问·阴阳应象大论》所说："因其轻而扬之，因其重而减之……其高者，因而越之；其下者，引而竭之；中满者，泻之于内。其有形者，渍形以为汗；其在皮者，汗而发之。"如在卫的发汗解表法，在气的清宣法和下法，以及营分证的透热转气法，均寓此意。临证每见肺炎表闭无汗，身热形寒者，服清泄里热之剂，热不得降，改用辛凉解表或佐以辛温，反见汗出热退，表明治病必须遵循表里传变的常规程序，不可早投凉遏，使邪郁不达，甚至里陷。但对病情特异、传变快速无常者，又当权变处理，治于传变之先。又如误食毒物，食滞伤中，积滞在胃，当予探吐或消食化滞，若积滞入肠，又应泻下通腑。对水肿的治疗，《金匮要略·水气病脉证并治》中说"诸有水者，腰以下肿，当利小便，腰以上肿，当发汗乃愈"，就是针对病势的上下表里，审其风水、水湿的主次轻重，分别治予汗、利。

他如痢疾的通因通用等,亦皆属顺势利导之意。

因势利导是针对病变部位所采取的顺应性治疗,它与《素问·五常政大论》所说"气反者,病在上,取之下;病在下,取之上",对脏腑整体关系,所采取的病气相反的治法,是两种不同的治病理念,但又有密切的互补关系,临证当辨证取舍。

(六)逆向反治

反治亦称从治。一般指真寒假热之用热药,真热假寒之用寒药,但实质仍属正治。适于病变本质与临床征象不完全一致而又疑似难辨之证。

进而言之,若寒证用热药,热证用寒药出现对抗反应时,在温热药中少佐寒凉,或在寒凉药中稍佐温热,反佐从治,从其性而诱导之,则又为从治的另一层用意。

"引火归原法"的应用,从正面来说,它适用于真寒假热,肾阳下虚,阳不归宅,虚阳浮越于上,表现上盛下虚,面色浮红,头晕耳鸣,腰腿酸软,两足发凉,怕冷,舌质嫩红,脉虚大无力者,可取肾气丸加五味子、龙骨、牡蛎、磁石等重镇潜阳,少佐阴药从阴求阳;从反面来说,若阴虚不能涵阳,火炎于上,投纯阴药而少效或反见格拒者,又可少佐温药以引火归原,反佐从治。

前人治疗血证,对血热妄行,纯投苦降格拒不受者,倡"势急从治"之说,如《证治汇补》用炒黑干姜末调童便服,或用大黄与肉桂合伍(《秘红丹》)。他如真寒假热,阴盛逼阳,水冷火泛,血不能藏,又当温补摄纳,导火归原,取八味丸为基础,与前所指似同中有异。

某些疾病,其外在表现往往与其内在本质相悖,如病本阴盛而外露热象、病本热极而反见肢厥,大实有羸状,至虚有盛候。每览前贤医案医论,诊治疑难危笃大病,多能独具慧眼,于众说纷纭中认定某一相反证候为本质,施以常人乍舌之法而收奇效,令人折服。蒲辅周名老中医曾治一脑炎患者,高热昏迷,属温病范畴,用安宫牛黄丸、至宝丹等,热退而昏迷加重,北京诸名医坚持继用上述大凉之药,唯蒲辅周一人要停用凉药,建议用附子汤求治,患者很快苏醒。诸医问其故,蒲辅周答曰:"此病人素体阳虚,平素有吃附子、羊肉的习惯。今虽患温病,但过用寒凉,在高热退后肢冷、脉沉,舌已无红绛,病邪已出营血,阳虚又现,所以非附子不能救其逆而回其阳也。"

周老在 1984 年 8 月 15 日曾诊治一王姓男子,30 岁,结婚半年,同房时不能射精,但房事后又常遗精,困惑之至。爱人一直未孕,失眠,精神欠佳,两胁酸痛,舌质淡隐紫,舌苔薄白,脉细弦。周老辨其为肝气郁结,疏泄失司,精关不通。拟予调郁通关法,以柴胡、香附、合欢花疏肝解郁为君;以白芍、生甘草、枸杞子养阴柔肝为臣;佐以丹参、红花、九香虫化瘀通关,车前子、石菖蒲化湿清热,柏子仁、炙远志安神宁心;芳香通肾的小茴香、丁香引经为使,且防煅龙骨、煅牡蛎收敛涩精而可能阻塞精路之弊。结果药服不到 30 剂即能射精,睡眠亦佳。周老认为,射精生理上与心、肝、肾三脏关系密切,病理上也以三脏病变为要。病因尽管错综复杂,但归纳起来,不外乎心火独亢、肝郁不疏、肾精不足、瘀血内阻诸种类型。鉴于这些患者多伴有遗精等症,且病程较长,医生每易受"十血一精"的影响,多遵久病必虚、精关不固之旨,以虚论治,以补为法,以期固精止遗,结果是愈补愈遗,愈遗愈不射。在临床实践中,观察到这些患者大多虚候不甚,其梦遗是"满则溢"的表现,同房不射精是"精关失灵"所致,这与现代医学认为的"不射精可能是由于大脑皮质对射精中枢的抑制加强或脊髓中枢功能衰竭"认识亦颇为合拍,因此可以把通精作为治疗功能性不射精的主要方法。恢复正常射精功能后,遗精亦不治自愈了。即《内经》所言"通因通用"。在以通为补,寓补于通的基础上,遵循该补则补,当通则通,通补结合的原则,根据患者的具体症情,结合各自不同情况采用温肾通关、滋肾通关、化瘀通关、解郁通关、化湿清热等具体方法,自会获得显效。

(七)以平为期

正常人体的生命活动,始终处在阴阳相对平衡的状态,《内经》称之为"平人",只有"阴平阳秘,精神乃治"。若阴阳平衡失调则为病,治疗的基本原则就是"谨察阴阳所在而调之,以平为期"(《素问·至真要大论》),"损其有余,补其不足","必先度其形之肥瘦,以调其气之虚实,实则泻之,虚则补之,必先去其血脉而后调之,无问其病,以平为期"(《素问·三部九候论》),达到补偏救弊、平衡阴阳的目的。要注意"毋使过之,伤其正也"。

从临床看疾病所表现的种种症状,都是由内在病变形成的一组"证候",通过"审证求机",就可抓住病变本质,以助机体达到新的阴阳平衡状态。

在临证中,有时对不同疾病,治以同一疗法,或同一疾病,治以不同疗法均可取得疗效,中医习称其为"异病同治""同病异治"。提示中医的辨证论治,还寓有现今所谓的"双向调节"作用。临证只要抓住以"证候"为中心的对应性治疗,就可显示这一优势。例如,周老应用凉血化瘀法,以犀角地黄汤为主体的配方治疗中风患者,开始用于脑出血患者,后来扩大应用到脑梗死患者,发现同样有效;周老用其治疗对血小板增多症有效,对血小板减少症亦有效。

(八) 久病治胃

脾胃属土,有长养万物之功,在人体生理功能中具有十分重要的作用,因此治病应以"胃气为本","得谷者昌,失谷者亡"。倘脾胃一败,则百药难施。唯有中央健,方能四旁如,因而凡遇疑难杂病久治不愈,在遍试各种治法均难以取效的情况下,应着重从调理脾胃入手。这就是"久病不愈从胃治,上下交损治其中"。

脾胃为后天之本,气血化生之源,疑难杂病年深日久,或他脏病变影响于脾,或其产生的湿浊痰瘀等病理产物困滞于胃,或长期服药损伤胃气,或饮食劳倦、兼感外邪等,"内伤脾胃,百病由生",使病机更趋复杂多变。当此之际,只有先调理脾胃,脾气健运则湿浊痰饮等病理产物易化,邪势孤单则难再猖獗为患;胃气得开则气血生化有源,正气来复则自能克敌制胜,所以古有"调理脾胃者,医家之王道也"的见解。正所谓直取不应,迂回取胜,在临床上屡试不爽,古往今来这类验案颇多。

历来对久病不愈,补脾补肾,各有见解,但总应以脾肾两者的主次缓急为依据,不能执一而论。

就脾与胃而言,升降、运纳各有所司,治脾与治胃也不尽相同。治脾不尽在补而在运,凡属湿热痰浊困遏脾气,脾实不运者,必先健运以畅脾神,骤投补脾益气,每致壅气满中,如有人食参芪后,反觉脘腹痞胀不欲饮食者。治胃也不尽养,而在于和降,六腑以通为补,以降为和,而其关键在于胃的通降,若胃气不降,腑气不通,湿浊内壅,胃气上逆,病情必致困顿,临证每见尿毒症、消化道肿瘤晚期,出现此类逆象危候,投苦辛通降法后吐平、痞开、痛缓、便畅,病情能暂获顿挫者,可知治胃与治脾不能混论,治胃当以通为用,治脾当以运为补,而有时还须参合并顾。

(九) 复法合方

治法是选方组药的依据,理应做到方随法定、药依证选,但因疑难杂病往往证候交叉复合,表里、寒热、虚实错杂,多脏传变并病。为此,处方常有寒热并投、升降合用、消补兼施的情况。在根据证候主流,确定处方基本大法后,以主方为基础,辨证配合相应的辅佐治疗方药,复合立法,解决病机的兼夹复合情况。如寒凉清泄的处方中,配以温热药;通降下沉的处方中,配以升散药;阴柔滋补的处方中,配以香燥药;疏泄宣散的处方中,配以收敛药,这样才能适应具体的病情,切中病机及各种病理因素,兼顾到虚实寒热的错杂和体质等各种情况,避免单一治法造成药性的偏颇。如周老自制的治疗阴虚胃痛验方"滋胃饮",就是在酸甘养阴药(乌梅、炒白芍、北沙参、大麦冬、金钗石斛)的基础上配丹参、玫瑰花、炙鸡内金、生麦芽,使其静中有动,补中兼消,行气活血,健胃消食,复法合方。他如治疗胃肠病,每需温清补泻复合施治以提高疗效。

在应用复法时,势必随之形成大方、多药。按一般通常要求,方药应该精练严谨,但在病绪多端,需要复合应用多法组方配药时,大方多药,又不应加以非议排斥,而以临床疗效为评价标准。大方为七方之首,药味多是其特点之一(还有药力猛、药量重等),适用于病有兼夹,尤其是如肿瘤等疑难杂病重病的患者。但必须做到组方有序,主辅分明,选药应各有所属,或一药可兼数功者,尽量组合好药物之间的相须、相使、相畏、相杀的关系,避免因用药过杂而降低或丧失原有药效。

即使单一的证,有时也需通过复合立法,以形成新的功效,如温下法、酸甘化阴法、苦辛通降法等。此外,还可借复法取得反佐从治,或监制缓和其副作用。实践证明,温与清的合用、通与补的兼施、气与血的并调、升与降的配伍等,确能进一步增强疗效,消除一法所致的弊端,如纯补滞气、寒热格拒等。如近年来运用麻杏石甘汤治疗严重急性呼吸综合征、甲型H1N1流感所取得的疗效,就彰显了寒温同治的优势。

从中医学理论体系扩大立法思路,多途径寻求治法,也可以看做是复合立法的另一种体现形式。如按阴阳气血的转化互根立法、五脏的相互资生制约立法、邪正虚实消长及其主次立法、疾病的动态演变立法等,如益气生血、行气活血、滋肾平肝、攻补兼施、肝病实脾、肺实通腑,以及所谓隔一、隔二治疗等。

方剂是中医不同治法的代表,复合立法常常需要不同方剂的复合并用,特别是小方。一般小方用药仅 1~4 味,但组合多很精当,经过长期的临床检验,疗效可靠,应用灵活。如治疗心悸,属心气不足而有气滞瘀阻见证者,可用生脉饮合丹参饮加味;湿热郁结,心肾失交,心神不宁者,用温胆汤合交泰丸等。至于大方,则应将主药突出,体现方的精神,以作为复合并用的根据。如小柴胡汤中的柴胡、黄芩,越婢汤中的麻黄、石膏,桂枝汤之桂枝、芍药都属方中的主药。临证组方首应针对基本病机病证,小方复合处理各个环节,然后灵活选择对药配伍,也十分重要。

常用对药,有性味相近,功能相同者,如桃红活血、硝黄通下、参芪益气;有性味相反,相互监制者,如黄连配肉桂或吴萸,白术合枳实;还有性味功能不同,经配合使用可加强效果的,如知母、贝母清热化痰,黄芪、防己益气利水,桔梗、枳实升降调气等。"对药"的运用既可汲取古方,也可以从前人医案及医疗经验记录中悟得,或是自身长期反复临床实践后的心得。

如痹证,湿热成毒者,用漏芦、功劳叶清热解毒;瘀血闭络者,用穿山甲、鬼箭羽活血开痹;阴虚血热者,用秦艽、生地、白薇养阴退热;湿滞关节者,用油松节、天仙藤利水消肿。治高血压、高脂血症,肾虚肝旺者,用首乌、白蒺藜益肾平肝;痰瘀痹阻者,用僵蚕、山楂化痰行瘀;正虚水停者,用楮实子、天仙藤益肾利水;虚风内动者,用龙骨、牡蛎、珍珠母等介类潜镇肝阳风;内风窜络者,用天麻、豨莶草祛风和络等。

从上可知,复法合方的有机配伍,既可从多环节起作用,联合增效,或产生新的功能,还可反佐监制其偏胜或毒副反应。

1. 温清并用　温清并用是将具有清热作用的寒凉药与具有温阳散寒作用的温热药配合使用,适用于寒热错杂、湿热蕴结、水热互结等证候。温清并用法不同于反佐法。反佐法是指"寒药中佐以热药以治热的病症,热药中佐以寒药以治寒的病症"的配伍反佐法,或"治热以寒,温而行之;治寒以热,凉而行之"的服药反佐法。周老常用此法治疗慢性肾炎、慢性肾衰竭、慢性胃炎、慢性肠炎、支气管哮喘、胆道蛔虫症、痢疾等病。周老也采用辛温与苦寒合法,治疗中焦脾胃疾病,按主次配伍,每能提高疗效。

曾经诊治一慢性肾炎患者,男,30 岁,于 2005 年 5 月因口中有氨味,到当地医院检查,发现血肌酐(SCr)、尿素氮(BUN)升高,诊断为慢性肾炎致慢性肾功能不全。治疗 2 个月余,未见明显好转。于 2005 年 8 月 6 日求周老诊治:患者自述口中氨味,口干苦,口腻,小便泡沫多,夜尿多(4 次),大便偏干,腰膝酸软,畏寒,耳鸣,舌质红苔黄腻,脉小弦滑。查尿常规:蛋白（++）、潜血（++）；肾功能：SCr 148mmmol/L，BUN 8.12mmmol/L。周老辨其为脾肾阳虚，湿热蕴毒之证。宜标本同治，温清并调。周老方用生黄芪、菟丝子、金毛狗脊、金樱子、覆盆子、煅牡蛎、炙刺猬皮等温补肾阳、固肾涩精，突出一个"温"字；用车前草、黄柏、知母、石韦、六月雪、雷公藤、地锦草等清化湿热、解毒排毒，有利于祛除病邪，降低 SCr、BUN，突出一个"清"字；因肾病日久，同时伴发血尿，加墨旱莲、大蓟、大黄炭、生地黄清热凉血止血。前后治疗 3 个月余，患者口中氨味等症控制，复查肾功能明显好转〔处方：生黄芪 25g，菟丝子 15g，狗脊 15g，金樱子 15g，覆盆子 15g，煅牡蛎（先煎）20g，炙刺猬皮 15g，车前草 15g，黄柏 10g，知母 10g，石韦 15g，六月雪 20g，雷公藤 6g，地锦草 15g，墨旱莲 15g，大蓟 15g，大黄炭 6g，生地黄 15g 〕。

2. 补泻兼施　补泻兼施是将补益药与祛邪药配合使用，适用于正气虚而邪气实的虚实夹杂证。《素问·三部九候论》曰："实则泻之，虚则补之。"虚实夹杂则补泻兼施。由于在病变过程中虚实往往互为因果，所以此法应用很广。周老常用此法治疗肿瘤、甲状腺功能亢进症、脂肪肝、肝硬化、高脂血症、肾病等疾病。周老认为，临床上正虚与邪实往往结伴而行，实久可致虚，虚久可致实，所以初病未必纯实，久病未必纯虚，而是虚实错杂者多，尤其是患有疑难杂病者更是如此。在具体应用时，还要分清虚实的主次、轻重，做到"扶正而不留邪，祛邪而不伤正"。曾治陈某，男，14 岁。患者1994 年 11 月因头晕头痛，经磁共振（MRI）检查诊断为四叠体肿瘤，接受伽马刀治疗半年，病情未能控制，复查 MRI 肿瘤体积增大，于 1995 年 5 月手术治疗，但 1 个月后复 MRI 提示有 80% 肿瘤被切除，但临床症状始终未见改善，前来求治。刻诊：头晕头痛，两眼睑下垂，上抬无力，复视，耳鸣，听力明显下降，时有恶心，口干，饥饿多食，形体肥胖，大便欠实，日行 2 次。舌质黯红、苔薄腻，脉细滑数。辨证属肝肾亏虚，气阴不足，痰瘀上蒙，清阳不展。治宜滋补肝肾，益气养阴，化痰祛瘀。处方：生黄芪 15g，煨葛根 15g，天门冬 12g，枸杞子 10g，石斛 12g，天花粉 12g，炙僵蚕 10g，胆南星 10g，生牡蛎（先煎）25g，炙蜈蚣 2 条，炮穿山甲（先煎）10g，山慈菇 10g，海藻 10g，露蜂房 10g，漏芦 12g，白花蛇舌草 25g。水煎服。另用炙马钱子粉每次 0.25g，每日 2 次，吞服。上方加减服用 1 年余，诸症控制，恢复学业，于 1996 年 7 月 11 日、1998 年 3 月 11 日 MRI 复查结果均提示：脑实质形态、大小正常，未见异常强化影，四叠体术后改变，无肿瘤复发征象。本例药用天冬、枸杞子、石斛、天花粉以滋养肝肾,用生黄芪、葛根益气升清,共为补虚;用炙僵蚕、胆南星、生牡蛎、炙蜈蚣、炮穿山甲化痰祛风,祛瘀活络,用山慈菇、海藻、露蜂房、漏芦、白花蛇舌草、炙马钱子以解毒抗癌,共为泻实。周老治疗脑瘤擅用炙僵蚕、炙马钱子。炙僵蚕善治上窍头部之风痰,且能息风止痉。由于脑瘤多是癌毒结于脑部,藏匿较深,治疗非攻不可,当以有毒之品克有毒之疾,故用炙马钱子取其性峻力猛、通络止痛、散结消肿之功,冀达以毒攻毒之目的。周老应用此药一般是每日 0.5~1g,装胶囊分服,强调不可过量,注意观察疗效和药后反应,若有嚼肌、颈肌抽动,吞咽困难,舌麻等不良反应,则当立即停止服用。

3. 升降相合　升降并用是将具有升提气机作用的药物与具有平降逆气作用的药物配合使用,适用于气机升降失常的病证。升降失常是脏腑气机升降运行与其正常生理趋势相反,亦即当升不升而反下陷、应降不降而反上逆。治疗非单纯升清或降逆所能适应,宜升降并用斡旋气机、调整气机升降紊乱、恢复脏腑气机的升降功能。周老常用此法治疗哮喘、慢性肾衰竭、胃痞等疾病。曾治刘某,女,60 岁,憋气、呼吸困难 2 年,疲劳明显,厌食、懒言、咽喉有痰,不咳,晨起腹痛,大便不实。辨证属中气不足,肾虚不纳。治疗采用补中益气,补肾纳气,升降并用之法。处方:柴胡 6g,党参12g,生黄芪 15g,当归 10g,焦白术 10g,陈皮 6g,炒枳壳 10g,桔梗 4g,沉香(后下)3g,山茱萸 10g,五味子 6g,山药 12g,炙甘草 3g,炒苏子 10g,法半夏10g。水煎服。上方加减服用 35 剂,呼吸顺畅,喘息自平。

4. 化瘀止血　化瘀止血是将具有通畅血行、消散瘀血作用的药物与制止出血作用的药物配合使用,适用于瘀血内阻、血不循经而出血的病证。此种出血是因瘀血内阻,血不循经而外溢出血,所以单纯止血则瘀血不去,血不归经,出血难止;而单纯化瘀则又易耗血动血,加重出血,故应化瘀止血。周老常用此法治疗紫癜、血尿、吐血、咳血、跌打损伤等疾病。曾治马某,女,50 岁。经潮量多、下肢紫癜反复出现 10 余年。长期服用泼尼松(强的松),但仍经潮量多,下肢紫癜,心慌,恶心,头昏,目干,舌质黯、苔黄薄腻,脉细数。辨证为血热妄行,瘀热阻络,血虚阴伤。处方:水牛角(先煎)12g,生地黄 12g,赤芍 10g,牡丹皮 10g,栀子 10g,阿胶(烊冲)10g,墨旱莲15g,血余炭 10g,紫珠草 15g,大黄炭 4g,龟甲(先煎)15g,仙鹤草 15g,茜草炭 10g。水煎服。上方加减服用 3 个月余,经量中等,精神转佳,面色红润,食纳正常。强的松由每日 60mg 减至 2.5mg。案中用水牛角、生地黄、赤芍、牡丹皮、紫珠草清热凉血化瘀;用栀子、阿胶、墨旱莲、血余炭、大黄炭、龟甲、仙鹤草、茜草炭以凉血养阴止血。周老认为,有些祛瘀止血药有损伤气血之嫌,所以对药物的选择、剂量的大小均应适度。当然如果瘀血明显而又无大出血倾向、经用祛瘀止血法少效者,亦可选加活血、行血、破血一类的药物,以冀瘀去血止。但临床切须谨慎权衡。

5. 敛散相伍　敛散相伍是将具有疏散气滞与酸涩收敛或发散外邪与收敛固涩作用的药物配合使用,适用于脘腹隐痛,肺虚寒饮之咳嗽、哮喘,营卫不和之自汗等病证。散与敛作用是相对的,配伍使用会受到一定程度的制约,但配伍使用另有其统一的一面。如疏散气滞药大多辛温香燥易耗气伤阴,与酸涩收敛药同用既可缓急止痛,又能防止疏散气滞药疏散太过耗气伤阴。周老常用此法治疗萎缩性胃炎、浅表性胃炎、慢性气管炎、支气管哮喘、肺气肿以及杂病自汗等。曾治张某,女,61 岁。胃痞 10 年,加重半年,胃脘隐痛,服药少效,且有口腔溃疡多年,平素性情急躁。多次胃镜检查确诊为慢性萎缩性胃炎伴肠上皮化生。辨证:胃弱气滞,气阴两伤。处方:太子参 10g,麦冬 10g,石斛 10g,白芍 10g,山药 10g,北沙参 10g,枸杞子10g,乌梅 6g,佛手花 3g,川楝子 10g,玫瑰花 6g,丹参 10g,炒谷芽 12g。服用 28 剂后,胃中灼热感明显减轻,诸症渐次缓解,口腔溃疡亦愈。3 个月后随访,症平未作。

(十) 毒药攻坚法

毒药悍猛易伤正气是其弊,然直捣病所,攻坚溃邪又是其长,非一般常药所能替代,如临床治疗关格引起的呕吐,用姜半夏、法半夏均不能止,非生半夏莫效。可见有些药的毒性具有治疗作用,去除了毒性也就可能丧失了治疗作用。在临床一些疑难杂病中,如积水、顽痰、癥块、寒积、顽痛则往往非毒药不能效,因而,可以说欲治疑难病必须学会擅用毒药。

疑难杂病使用毒药的适应证是邪气盛且盘踞顽固,正气又不太亏。使用上首先应注意的是,既要大胆,又要心细;其次选药针对性要强,勿伐无辜;其三,用时由小渐增,不可浪投;其四,中病即止。周老曾受邀会诊一癌症腹腔转移的中年男性病人,病人腹胀满痛,叩之有腹水,会诊前曾用过厚朴三物汤、小承气汤、大承气汤,药后仅下少量黄水,腹满不减,病人烦躁欲死,病情危急,遂投以赭遂攻结汤,甘遂粉量用至 5g,1 剂水尽除,继以他药调养得以好转。疑难杂病使用毒药正如兵家夺关、救危,敌溃则应迅速恢复民力,富国强兵,以防贼寇再犯。

在疑难杂病治疗中还应注意毒性猛药的应用,包括大毒药、金石药及具有搜风化痰、逐瘀攻毒作用的虫类药。《素问·五常政大论》说:"大毒治病,十去其六;常毒治病,十去其七;小毒治病,十去其八;无毒治病,十去其九。"说明古代医家已认识到药物有大毒、常毒、小毒、无毒之分,而制方用药应该是有一定的尺度,必须注意做到"无使过之,伤其正也"。凡药皆毒,即使参芪之类,用之不当,亦可误疾。临床对毒性药物的应用,要注意将毒性控制在安全用量范围之内;把握个体对药物的差异,如耐受性、敏感性,了解有无蓄积作用,重视药物的配伍,力求既能减毒,又能增效。

随着现代中药药理、药化研究的进展,以及从现代药化知识对中药的再认识,有关中药毒性的报道也时有所见,这原本是一件好事,它可促使我们更好地从药物的品种、炮制、用量、用法、疗程、药物配伍以及成药生产工艺等多环节进行研究探讨,以利于掌握应用。值得省思的是,当前对某些单味药的毒性,基本仅凭药理药化实验加以评价,既没有同时对临床应用效果及毒副反应加以客观分析,更没有考虑以上多因素的关系,这是不够全面的,其结果必然是因噎废食。特别是金石药治疗顽症奇疾,是中医药的一大优势和特色,周老在多年从医生涯中,先后用半硫丸、更衣丸治疗便秘;黑锡丹治虚喘、耳鸣耳聋、肾阳虚寒证;紫金丹治哮;雄黄治癌、白血病;朱砂治心悸、呕吐(胃神经症)、噎膈等。只要辨证得当,胆大心细,应用适度,每可收奇效而愈顽疾。若指斥这类重金属毒药的不安全性,一概摒弃,不予深入研究,未免失之偏颇。如当前已由美国接受用砷制剂(砒霜)治疗白血病、肿瘤,并在我国进行临床试验的事例,颇能促发我们的再思考、再认识。回顾传统"三宝"急症名方及红灵丹之类,其中即有朱砂、雄黄等药,例如六神丸中之用蟾酥、雄黄,梅花点舌丹中之中用雄黄、蟾酥、朱砂等,临床使用频率较高之川乌、草乌、细辛、白附子、番木鳖、雷公藤等,其毒又何尝不烈,但只要炮制得当,用量符合常规,辨证准确,疗效也十分显著。周老在临床常用万年青根治疗心力衰竭、斑蝥治疗噎膈(食管癌)等,效亦殊佳。周老认为关键在于对这类毒药的正确驾驭。

近年来关于中药的肝损伤问题屡见报道,甚至成为一些别有用心的人否定中医药的"根据"。其实,对于中药的毒性要一分为二地看待。对于一些确实有毒的中药在肝病中要谨慎使用,而对于传统记载并无毒性的中药现在成了"毒药"就要引起重视和研究了。如常见的何首乌的肝损害问题,传统记载生首乌有毒,制首乌无毒,故生首乌临床一般仅用于习惯性便秘患者,而制首乌按照李时珍《本草纲目》中炮制要求是与黑豆拌匀后"九蒸九晒",而现在的首乌恐怕鲜有这般"烦琐"炮制的了。推而广之,对其他中药的毒性一定要深入调查其"毒"在哪里,是炮制不科学,还是重金属或农药污染,抑或是用硫黄熏制保存等,不能将人为的毒性"冤枉"了"良药"。

总之,对疑难杂病的治疗策略,贵在因人制宜,治有主次,机圆法活,胆大心细,发于机先,知常达变,顺势利导,以平为期,精选方药,则思过半矣。

(十一)重病轻取法

疑难杂病的共同特点之一是病情笃重,按病重则药重、病轻则药轻的常法,治当投以重剂,然而其效果却往往不佳,正气亏虚,脾胃薄弱者,尤其如此。有时病情不仅不减,且见加剧,若改以轻剂则反可取效。轻剂是指药味少,剂量轻,药性平和,或药味稍多,剂量较轻。

举例而言,疑难杂病中属于瘀血证者颇多,其表现不仅脉细涩明显且舌质黯紫,舌背青筋紫黑,唇、面、颊、目眶青黯,症状上或见癥块,或有疼痛。像这样的血瘀重证,若按证投以抵当汤、血府逐瘀汤或类似逐瘀峻剂,则不仅无效,且多增不适,改用桃红四物之类,轻其量投之则证反见减;痰饮病也往往如此,逐痰祛饮,用于新病体实者当可取效于一时,用于病程久的疑难病,则多罔效,若以苓桂术甘汤之类方轻其剂而投之,其效虽小,然积久则可收全功。前人云"轻可去实",然后世多将"轻"片面理解为用质地轻、气味轻扬的解表药,这就比较狭隘,其实轻剂除上述含义外,还应包括用药剂量轻、性味平和等。周老曾治一毕姓肝硬化腹水病人,腹胀大如抱瓮,前医曾投以呋塞米(速尿),初尿量多,腹宽松,继则尿量渐少,终至滴沥难出,病人口干,然饮水后尿不出,转为口干惧入水,胃纳亦极差,神委,此乃速尿攻伐太过致脾肾气亏,遂处以玉米须、鲜茅根、生姜皮煎水,冲以肉桂粉 3g,车前子 20g 炒后嚼服而取效。在治疗肝纤维化时,我们发现如果在辨证论治的基础上,加大地鳖虫的用量至每日 10g,1~2 周即可显著降低血清肝纤维化指标,但同时会出现患者肝功能指标恶化的情况,而用小剂量地鳖虫虽然肝纤维化指标下降比较慢,但不会出现肝功能指标变差的情况,这正是中医所强调的"宜和血不宜破血"的意义所在。

（十二）单方验方

民间有"偏方气死名医"之谓，徐灵胎说"一病必有一主方，一方必有一主药"，这是徐氏临床心悟，医家不传之秘。单方验方、专病专方，要取得人们的认可，一般都经过在众多方药中去粗取精、不断筛选、反复实践、肯定疗效的过程，这类方药有收效快、药味少、价格低廉、用法比较简便，即廉、便、验的优点。《伤寒论》各篇皆标明"病脉证治"，有病始有证，辨证方能识病，谈病然后可以施治。六经皆有主证，如桂枝证、柴胡证、白虎证、承气证等，有是证即用是药，辨方证是辨证论治体系的轴心，这种辨证论治和专方专药相结合的治疗方法，正是中医治疗学的特色之一。

历代名医对民间流传的效验方颇为重视。岳美中老中医于临证组方中，常施民间单验方，取效甚捷。如治小儿伤食，鼻下人中两旁垂两条如韭叶之红线等，用黑、白牵牛子各等分，炒熟，碾筛取头末，以一小撮合红糖少许服下，大便微见溏，红线立消。另如治鹤膝风，膝关节红肿疼痛，步履维艰，投《验方新编》四神煎恒效，药用生黄芪240g、川牛膝90g、远志肉90g、石斛120g，先煎四味，用水1 500ml，煎取300ml，再入金银花30g，煎至150ml，顿服，多获良效。并告诫后学："为医者欲使医业精进，还须在专病专方上认真下功夫。"

周仲瑛教授临证虽很少用单方单药治病，但在辨证治疗基础上每喜用一些临床有特别疗效的单药。如治疗遗精时，每喜用刺猬皮。曾诊治高淳一近七旬老翁频繁遗精，在前医滋肾清湿基础上，佐入刺猬皮15g，服药即效，且不复发。又如治疗特发性水肿时，每喜用天仙藤配合鸡血藤药对，效若桴鼓，屡用屡效。治疗1例顽固性呕吐症，用朱砂吞服而取效。治疗乳糜尿，用向日葵杆内囊煮水而获效。

（十三）守方缓图

吴鞠通曾说："治内伤如相，坐镇从容，神机默运，无功可言，无德可见，而人登寿域。"近人岳美中名老中医也说："治慢性病要有方有守。"他认为慢性病的形成，往往是由微香的不显露的量变而达质变，则其消失也需要经过量变方能达到质变。对慢性病有方有守的治疗，能起到辅助机体慢慢产生抵抗力以战胜疾病的作用。名医岳美中治疗一例慢性肾炎用防己黄芪汤持续服200多剂而愈（黄芪每剂不少于30g）；治3例小儿慢性肾炎俱用玉米须一味，日用干者60g，连服6个月而愈。

治慢性病不能守方的原因,有的是患者求愈心切,不能很好地与医生配合;另一种原因是医生对病情认识不足,心中无数,见数剂不效,即盲目地改弦易辙。对前者,我们要对患者做好思想说服工作,使患者能自觉地与医生配合。对后者要求医生要掌握疾病的发展规律,做到心中有数,守之有法。当然守方一定要根据证候有无变化而定,证候有了变化,治疗立法用药当然也应随之而变。

就久病、顽疾、怪症而言,气血虚损更为多见。在病机表现中,虚证主要表现为伤阴或伤阳两个方面,即阳气虚、阴血虚。简而言之,从虚考虑是以补益气血为主的施治措施。如治疗中风常用的补阳还五汤重用黄芪补气活血,是治疗气虚血瘀证的代表方。肝硬化合并腹水患者中医辨证多为气虚为主,虚实夹杂,气虚兼血瘀、气滞、饮停等,扶止祛邪是最基本治则。气虚者以人参、黄芪、白术补气,佐以活血、软坚、利水、消散之品,攻补兼施。

临床应用的难点在于用补的时机、多少,补药的选择、剂量,攻补的比例,峻补、小补、温补、清补、补消结合、阴阳双补、气血双补等方法的选择,这些与疗效密切相关。

"有胃气则生,无胃气则死。"《本草纲目》中说:"安谷则昌,绝谷则亡。"因此,固护脾胃法在疑难杂病的防治中有着重要作用。因为脾胃虚弱不但会直接影响饮食营养的消化与吸收,还会影响药物有效成分的吸收与转输。一切恢复脾胃功能的治法,均属中医固护理脾胃的范畴,如益气、温中、清热、消积、健脾、升陷、降逆、祛痰、芳化、养阴生津、泻下固涩等。

治虚之中,补肾法也极为常用。元气为人体一身之气之根本,五脏之伤,穷必及肾。难病无着,可于肾中求之。疑难杂病的治疗中早佐补肾之品,可起"先安未受邪之地"之妙;补肾为主,缓图治本,兼顾他邪,虚实共治,振废起颓,恢复机体自身调复能力,可获殊功。在浩如烟海的补肾方药中,临证需权衡病情,仔细斟酌。除危急重证需大剂峻补外,疑难杂病一般以慢性病、虚损性疾病居多,选药多侧重药力缓、非过于温凉之中庸之品。如山萸肉、枸杞子、补骨脂、杜仲、桑寄生、牛膝、覆盆子、沙苑子等。组方遣药时不忘阴阳水火互济,阴中求阳,或阳中求阴,常用基本方有大补阴丸、杞菊地黄丸、金匮肾气丸、济生肾气丸等。

（十四）内外合治

内治法通过脾胃之运化而输布全身,外治法直达病所或通过肌肤、筋脉发挥疗效。常用的外治法有灸、熏洗、敷、兜肚、药枕等。在吴师机的《理瀹骈文》中,外治法有数种,用方达数千首之多,遍及内、外、妇、儿、五官各科,有待进一步提高和挖掘。外治法是中医治疗疾病颇具特色的重要方法之一。近年来被广泛用于临床各科,并发展了应用范围。周仲瑛教授治疗腹部包块性疾病时,也常嘱患者用大黄粉、芒硝粉等量和匀后,用醋调制外敷局部,有软坚散结作用。颜德馨教授在治疗血液病中应用外治法,多受其益,用消痞粉(水红花子、皮硝各 30g,三棱、王不留行、白芥子、生川草乌各 15g,生白附子、元胡各 9g,共研细末,以醋蜜调匀,加麝香 1g、梅片 3g)外敷脾区,治疗慢性粒细胞白血病,对改善血象、缩小脾脏有一定效果。白血病后期,由于白细胞广泛浸润,引起患者四肢肌肤肿胀,灼热作痛,用雄黄料调凡士林调敷患处,一日一换,有一定疗效。外治法具有丰富的内容,应用时可根据病情,结合穴位敷贴、按摩推拿、浴疗、蜡疗等外治法应用特点及治疗范围,取其所长,选择应用。

（十五）情志疗法

人有"喜、怒、忧、思、悲、恐、惊"七种情志,当这七种情志活动失调,超出人体能够承受的程度时则转变为致病因素。中医同时认为,五脏分主五志,即喜属心、怒属肝、思属脾、悲(忧)属肺、恐(惊)属肾。按照五行相克规律,可以推出五志相胜的理论,从而形成五志相胜疗法。明代医家张子和,对五志相胜理论有着精辟的见解,并创立了相关治法用于临床。他指出:"凡此五者,必诡诈谲怪,无所不至。然后可以动人耳目,易人视听。"

情志疗法作为传统中医疗法的重要组成部分,是中医心理治疗的一大特色,具有十分重要的临床意义。周老指出,情志疗法是根据不同情志之间存在的相互制约关系,运用新的情志来抑制过盛的情志,从而达到治愈心理疾病的效果。特别像癫狂、郁证、瘿病、高血压、冠心病、癌症、奔豚气等疾病,情志影响尤为显著,因此精神疗法是重要的辅助治疗手段。临床上要详细观察和了解患者的精神状况,通过语言、表情、态度、行为的影响,改变病人的感受、认识、情绪和行为,从而减轻或消除其痛苦。

1. 激怒疗法　战国时期的齐闵王患了忧郁症,请宋国名医文挚来诊治。文挚详细诊断后对太子说:"齐王的病只有用激怒的方法来治疗才能好,如果我激怒了齐王,他肯定要把我杀死的。"太子听了恳求道:"只要能治好父王的病,我和母后一定保证你的生命安全。"文挚推辞不过,只得应允。当即与齐王约好看病的时间,结果第一次文挚没有来,又约第二次,二次没来又约第三次,第三次同样失约。齐王见文挚恭请不到,连续三次失约,非常恼怒,痛骂不止。过了几天文挚突然来了,连礼也不见,鞋也不脱,就上到齐王的床铺上问疾看病,并且用粗话野话激怒齐王,齐王实在忍耐不住了,便起身大骂文挚,一怒一骂,郁闷一泻,齐王的忧郁症也好了。文挚根据中医情志治病的"怒胜思"的原则,采用激怒病人的治疗手段,治好了齐王的忧郁症,给我国医案史上留下了一个情志疗法的典型范例。

2. 逗笑疗法 清代有一位巡按大人,患有忧郁症,终日愁眉不展,闷闷不乐,几经治疗,终不见效,病情一天天严重起来。经人举荐,一位老中医前往诊治。老中医望闻问切后,对巡按大人说:"你得的是月经不调症,调养调养就好了。"巡按听了捧腹大笑,感到这是个糊涂医生怎么连男女都分不清。此后,每想起此事,仍不禁暗自发笑,久而久之,抑郁症竟好了。一年之后,老中医又与巡按大人相遇,这才对他说:"君昔日所患之病是'郁则气结',并无良药,但如果心情愉快,笑口常开,气则疏结通达,便能不治而愈。你的病就是在一次次开怀欢笑中不药而治的。"巡按这才恍然大悟,连忙道谢。

3. 痛苦疗法 明代有个农家子弟叫李大谏,自幼勤奋好学,头一年考上了秀才,第二年又中了举人,第三年又进士及第,喜讯连年不断传来,务农的父亲,逢人便夸,每夸必笑,每笑便大笑不止,久而久之,不能自主,成了狂笑病,请了许多医生诊治,都没有效果。李大谏不得已请某御医治疗。御医思考良久,才对李说:"病可以治,不过有失敬之处,还请多加原谅。"李说:"谨遵医命,不敢有违。"御医随即派人到李大谏的家乡报丧,对他父亲说:"你的儿子因患急病,不幸去世了。"李大谏的父亲听到噩耗后,顿时哭得死去活来,由于悲痛过度,狂笑的症状也就止住了。不久,御医又派人告诉李的父亲说:"你儿死后,幸遇太医妙手回春,起死回生被救活了。"李的父亲听了又止住了悲痛。就这样,历时十年之久的狂笑病竟然好了。

4. 怡悦疗法 明代一个名叫项关令的人来求诊张子和,说他夫人得了一种怪病,只知道腹中饥饿,却不想饮食饭菜,整天大喊大叫,怒骂无常,吃了许多药,都无济于事。张子和听后,认为此病服药难以奏效,告诉病人家属,找来两名妇女,装扮成演戏的丑角,故作姿态,扭扭捏捏地做出许多滑稽动作,果然令病人心情愉悦。病人一高兴,病就减轻了。接着,张子和又叫病人家属请来两位食欲旺盛的妇女,在病人面前狼吞虎咽地吃东西,病人看着看着,也跟着不知不觉地吃起来。就这样,利用怡悦引导之法,使心情逐渐平和稳定,最后终于不药而愈。

5. 羞耻疗法　羞耻是人的本能,中医利用人的这一本能,治疗一些疑难怪症,都收到了意外效果。一女因打哈欠,双臂上举再也不能下来,吃药治疗皆无效果。一医生利用女子害羞的心理,突然起身向前要解开这位女子的腰带,扬言要为她做针灸治疗,女子被这突如其来的动作惊呆了,不自觉地急忙用双手掩护下身,急则生变,双手顺势自然下垂复原。这是中医采取"围魏救赵"计谋的情志疗法,收到了立竿见影的效果。

第七章　疑难杂病处方用药经验

(一) 处方大势

处方大势是针对证候需要而产生的概念。即升降浮沉、寒热温凉、消补通涩等。但临床证候错综复杂，处方常有寒热并投、升降互用、消补兼施的情况，在根据证候主流，确定处方基本大法后，以主方为基础，辨证配合相应的辅助治疗方药，解决病机的复合情况，可有助于增强疗效。如寒凉清泄的处方中配以温热药；通降下沉的处方中，配以升散药；阴柔滋补的处方中，配以香燥药；疏泄宣散的处方中，配以收敛药。这样才能适应具体的病情，切中病机及各种病理因素，兼顾到虚实寒热的错杂和体质等各种情况，避免单一治法造成药性的偏颇，如周仲瑛教授自制的治疗阴虚胃痛之验方"滋胃饮"，就是在酸甘养阴药（乌梅、炒白药、北沙参、大麦冬、金钗石斛）的基础上配丹参、玫瑰花、炙鸡内金、生麦芽，使其静中有动，补中兼消，行气活血，健胃消食。

(二) 小方复合

一般小方用药仅一至四味，但其组合多很精当，经过长期的临床检验，疗效可靠，应用灵活。如治疗心悸，属心气不足而有气滞瘀阻见证者，可用生脉散合丹参饮加味；有湿热郁结，心肾失交、心神不宁者，用温胆汤合交泰丸等。还有如左金丸、四君子汤、二陈汤、枳术丸、四物汤、金铃子散、沙参麦冬汤等均为临床常用的小方。至于使用大方，则应将主药突出，体现方的精神，如桂枝汤之桂芍、小柴胡汤之柴芩半夏、承气汤之硝黄等。

(三) 药随证转

疑难杂病病机复杂，邪实正虚，极易变化，因此临证时更要注意药随证转，随证治之。

一般而言，外感疾病相对于内伤杂病证候病机的病势变化更大，因此，"在卫汗之可也，到气才宜清气。乍入营，犹可透热，仍转气分而解……至入于血……直须凉血散血"(《温热论》)等"药随证转"的情况十分普遍。内伤杂病证候病机较外感疾病的稳定性大,虽然作出"效不更方"决策的情况比外感疾病普遍,但很多时候是和"药随证转"相辅相成,即基本治法方药不变,但随着辨症求机思维对证候病机把握的进一步深入准确,常常会对某些药物进行随机性调整,以提高"随证治之"的准确性。

另一方面,从医者的角度讲,随着临床资料的完善丰富和对过去治疗效果的分析,对证候病机的判断会有所修正,"随证治之"的决策也会有所变化。所以在整个的处方用药过程,既有方药稳定的一方面,又有随机加减变化的一方面。例如《伤寒论》209条根据服小承气汤后是否出现"矢气"的反应,作出是否守方、更方的决策。在没有服小承气汤之前,只是"恐有燥屎",是可能性的判断,不能孟浪从事,仅仅依据可能性判断就用大承气汤攻下是不妥的,因此先试探性地用小承气汤,如果有"矢气",则肯定腹中有燥屎,"可攻之",就应该用大承气汤;没有"转矢气者",就不是可攻之证,论治的法、方、药都根据病人的实际反应来决定。

(四)单药对症

俗话说:"头痛用川芎,腰痛用杜仲。"这本是批评医家不辨证而"头痛医头,脚痛医脚"的简单治法。但是,在临床上,川芎是治疗头痛的常用药物,杜仲是治疗腰痛的常用药物,用与不用疗效是明显不一样的。随证用药是在辨证的基础上的变通处理,仍然具有辨证用药的含意在内,临床如能恰当运用,有助提高疗效。如头痛,偏寒者用吴茱萸、川芎、白芷;偏热者用菊花、桑叶;偏后脑痛者用羌活、麻黄、葛根;偏前额痛者用白芷、蔓荆子;偏两侧痛者用黄芩、川芎、白蒺藜;偏巅顶痛者用藁本、吴茱萸;顽固性头痛者用白附子、白僵蚕、全蝎。

在选药思路上,还可把现代研究知识,纳入传统的辨证范畴,以实践经验为依据,有机地结合运用。如治疗心悸,对有热象者用黄连、苦参,就是根据黄连、苦参具有抗心律失常作用的研究。治肺心病咳喘用苏木、葶苈子,既基于肺朝百脉,苏木治肺通络,助肺气宣通血脉,葶苈子泻肺祛痰利气的理论;另一方面也是结合了苏木能平喘、葶苈可强心的药理作用。

他如见症多端者,尤当利用一药多能的长处,充分发挥各种药物的多向效应,才能使组方配药精纯而不杂。如麻黄有宣肺止咳、发汗平喘、利尿消肿等多重作用,结合其祛风、抗过敏作用,可治疗过敏性鼻炎、皮肤瘙痒症。结合其通阳、兴奋神经作用,可治疗忧郁症、阳痿等。

(五)对药组合

临床在处方大势确定以后,灵活选择对药配伍,十分重要。常用对药有性味相近、功能协同者,如桃红活血、硝黄通下、参芪益气;有性味相反,相互牵制者,如黄连配肉桂或吴萸、白术合枳实;还有性味功能不同,经配合使用可加强效果的,如知母、贝母清热化痰,黄芪、防己益气利水,桔梗、枳实升降调气,桂枝、芍药调和营卫等。"对药"的运用既可汲取古方,也可以从前人医案及医疗经验记录中悟得,或是自身长期反复临床实践后的体会。如痹证,对湿热成毒者,用漏芦、功劳叶解毒清热;瘀血闭络者,用穿山甲、鬼箭羽活血开痹;阴虚血热者,用秦艽、生地、白薇养阴退热;湿滞关节者,用油松节、天仙藤利水消肿。治高血压、高脂血症,对肾亏肝旺者,用首乌、白蒺藜益肾平肝;痰瘀痹阻者,用僵蚕、山楂化痰行瘀;肾虚水停者,用楮实子、天仙藤益肾利水;对虚风内动者,用牡蛎、珍珠母介类潜镇;内风窜络者,用天麻、豨莶草祛风和络等。

(六)拓展药效

中药的基本特点是多组分的复合物,且其主要成分未必就是唯一的有效成分,但由于中药具有多种组分,因而其功效也是多向性的。前人实践的积累,虽已认识到每味药的主要功效,但尚有未被发现的效用,须在临床应用中探索,结合现代药理研究手段和方法,寻求新的药效。兹举例如下:

漏芦:苦,寒。主用于乳病及疔疮肿毒,可治产后乳汁不下,善于通络活血、解毒消痈。周老据此先后使用于骨巨细胞瘤、乳腺癌等多种肿瘤有热毒征象者,具有良好的解毒抗癌、散结消肿作用。

鬼箭羽:苦,寒。功能破血通经,散瘀止痛。习用于闭经、产后瘀滞腹痛及风湿痛等症。周老据此试用于癫狂、类风湿、慢性肾炎、狼疮、糖尿病等,具有血瘀特征者,颇能增效。

泽漆:苦,微寒,有小毒。功能泻肺化痰、止咳降气、利水消肿。现代多用于慢性支气管炎咳喘、肺结核等病。周老据其化痰利水、散结解毒之功,用于慢性咽炎、心源性咳喘、水肿、肺部肿瘤等,确有良效。

天仙藤:苦,温。行气活血,通络利水。《妇人大全良方》载有天仙藤散治子肿,乃据此扩大应用于功能性水肿、特发性水肿,并配鸡血藤治疗高血压的"气血失调证",颇有效验。

金毛狗脊:辛、苦,温。功能祛风湿,利关节,补肝肾,壮筋骨。习用于风湿痹痛、腰脊酸疼、腿膝软弱,对肾虚不固的尿频、带下清稀者,有固涩作用。

土茯苓甘淡平,解毒,除湿,利关节,《本草正义》中载其"利湿去热,能入络,搜剔湿热之蕴毒。其解水银、轻粉毒者,彼以升提收毒上行,而此以渗利下导为务,故专治杨梅疮,深入百络,关节疼痛,甚至腐烂,又毒火上行,咽喉痛溃,一切恶疮"。周老常用土茯苓的清利湿热作用来治疗痛风性关节炎,可以促进尿酸的排泄,疗效明显,但剂量一般要在30g以上。

（陈四清　整理）

下篇　各　论

【概述】

甲型 H1N1 流感为急性呼吸道传染病,其病原体是一种新型的甲型 H1N1 流感病毒,在人群中传播。与以往或目前的季节性流感病毒不同,该病毒毒株包含有猪流感、禽流感和人流感 3 种流感病毒的基因片段。人群对甲型 H1N1 流感病毒普遍易感,并可以人传染人。人感染甲型 H1N1 流感病毒后的早期症状与普通流感相似,包括发热、咳嗽、喉痛、身体疼痛、头痛、发冷和疲劳等,有些还会出现腹泻或呕吐、肌肉痛或疲倦、眼睛发红等。2009 年开始,甲型 H1N1 流感在全球范围内大规模流行。2010 年 8 月,世界卫生组织宣布甲型 H1N1 流感大流行期已经结束。

甲型 H1N1 流感的潜伏期,较流感、禽流感潜伏期长,潜伏期时长 1~7 天,多为 1~3 天。部分患者病情可迅速发展,来势凶猛、突然高热、体温超过 38℃,甚至继发严重肺炎、急性呼吸窘迫综合征、肺出血、胸腔积液、全身血细胞减少、肾衰竭、败血症、休克及瑞氏(Reye)综合征、呼吸衰竭及多器官损伤,导致死亡。患者原有的基础疾病亦可加重。甲型 H1N1 流感归属于中医"时行感冒""杂感""温疫""风温"等病范畴,时行疫毒感染是其根本原因,而非普通的风寒、风热之邪。积极而慎重地研究治疗甲型 H1N1 流感的有效中药,是大众卫生保健的需要,也是我国特有的优势。

【临证要点】

1. 时行疫毒感染是根本病因　疫毒指是较六淫病邪损害更强,具有强烈传染性的一类病邪,又称非时之气、疠气、杂气等。疫毒致病的两大特征是传染性强、临床表现相似。《甲型 H1N1 流感诊疗方案(2009 年第 3

版)》中指出:"人群普遍易感……通常表现为流感样症状,包括发热、咽痛、流涕、鼻塞、咳嗽、咯痰、头痛、全身酸痛、乏力。部分病例出现呕吐和(或)腹泻……少数病例病情进展迅速,出现呼吸衰竭、多脏器功能不全或衰竭。可诱发原有基础疾病的加重,呈现相应的临床表现。病情严重者可以导致死亡。"由此不难看出,甲型 H1N1 流感的临床表现符合疫毒致病的两大特征,不同于普通的感冒,应归属于中医"时行感冒""杂感""温疫""风温"等病范畴,时行疫毒感染是其根本原因,而非普通的风寒、风热之邪。

2. 时邪疫毒沿三焦传变,热毒壅肺,肺失宣肃是主要病理环节 本病初始,外邪束表,卫阳被遏,与邪相争故发热、微恶寒、流涕、鼻塞、喷嚏、全身肌肉酸痛;但"温邪上受,首先犯肺","温邪则热变最速",时邪疫毒感染每易入肺,热毒壅肺致肺失宣肃,升降失常,出现高热、咽痛、咳嗽、气喘、咯痰之症。时邪疫毒顺传中焦阳明,则现肺胃热盛,湿浊内蕴。临床可表现为壮热不已,或起伏不定,干咳,少痰,或痰中带血,舌质红,舌苔黄腻,脉滑数等症;邪毒伤正,可传变为重症,每表现为肺热腑实,表现为发热或高热,热势较甚,喘促气促,痰涎壅盛,呛咳,面红烦躁,汗出,口渴欲饮,胸满腹胀,大便秘结,舌苔黄腻,舌质红,脉滑数等。痰浊瘀阻,热毒炽盛,亦可逆传心包,甚则邪陷正脱而致内闭外脱,或气阴、阳气外脱,临床表现为高热持续,咳逆,气急,喉中痰鸣,痰中带血,烦躁不安,时有谵语,甚至昏迷,口舌干燥,或体温骤降,额出冷汗,面色苍白,唇青肢冷,呼吸短促,咳而无力,喉中痰声如鼾,神志模糊或躁烦,甚至昏迷,舌质红绛,脉细数无力、细微欲绝等。病之后期,则耗劫下焦肝肾阴液,患者神志昏愦、尿少肢肿、呼吸微弱,更属危笃重症。

在甲型 H1N1 流感病程中,热毒壅肺、肺失宣肃是主要病理环节。与普通感冒迥异,被甲型 H1N1 流感病毒感染后,患者中毒症状往往较重、较显,除高热用一般退热药难降、肌肉酸楚疼痛明显、头痛较甚之外,一般都会出现咽痛、咳嗽、咯痰等热毒壅肺、肺失宣肃症状。大部分患者,在此阶段经正气奋力抗邪,或经用药治疗,可邪退正安。但亦有一部分患者,或因未及时治疗,或因年幼体弱,或因久病体虚,或因妊娠等,正不胜邪,致病邪沿三焦经进一步传变,病情加重,表现逆传、内陷等重症。

3. 清热解毒,宣肃肺气是甲型 H1N1 型流感治疗大法 热毒壅肺、肺失宣肃确是甲型 H1N1 流感的主要病理环节,贯穿在甲型 H1N1 流感整个病程之中,是病情向顺逆两方面转变的关键期。因此,我们认为如能紧扣热毒壅肺、肺失宣肃之病理特点,及时尽早地应用清热解毒、宣肃肺气药物,不但可令邪去正安,而且可以防止病邪进一步演变为重症的危险,对减少重症患者的发生,降低甲型 H1N1 流感的死亡率,对我国防治甲型 H1N1 流感有重要的现实意义。因此,清热解毒、宣肃肺气是甲型 H1N1 流感的治疗大法。在临床上,可采用麻杏石甘汤合加减泻白散为基本方加减来治疗甲型 H1N1 流感患者,常用的药物有:炙麻黄、杏仁、生石膏、桔梗、生甘草、桑白皮、地骨皮、黄芩、肿节风、蚤休、鱼腥草、金荞麦、法半夏、陈皮、大贝母。其中,炙麻黄辛甘温,宣肺解表而平喘;石膏辛甘大寒,清泄肺胃之热以生津,两药相配,既能宣肺,又能泄热,共为君药。石膏倍于麻黄,不失为辛凉之剂,麻黄得石膏,则宣肺平喘而不助热;石膏得麻黄,清解肺热而不凉遏,相制为用。杏仁苦降,利肺气平咳喘,既助石膏沉降下行,又助麻黄泻肺热,为臣药。生甘草清热解毒,顾护胃气,防石膏之大寒伤胃,调和麻黄、石膏之寒温,是为佐使。加用宣肺利咽解毒之桔梗、清热解毒、泻肺化痰之桑白皮、黄芩、肿节风、蚤休、鱼腥草、金荞麦等,以奏速功。

4. 甲型 H1N1 流感辨证论治方案

(1)温毒(热)犯肺证

主症:恶寒,高热,有汗或无汗,鼻塞,流涕,头疼,咽痛,咳嗽,气急,舌苔薄腻、色微黄,脉浮数。

治法:解表清肺。

代表方:银翘散、麻杏石甘汤加减。

主药:麻黄,苦杏仁,石膏,黄芩,金银花,连翘,桔梗,牛蒡子,甘草等。

(2)湿热中阻证

主症:身热不扬、汗出不畅、热势缠绵,伴见恶心、呕吐、腹痛、腹泻稀水样便、纳呆、疲乏、周身酸疼,口干不欲饮,舌苔黄腻,脉濡数。

治法:化湿和中。

代表方:藿香正气散、王氏连朴饮加减。

主药:藿香,紫苏叶,连翘,茯苓,法半夏,厚朴,黄芩,苦杏仁,白蔻仁(后下)。

(3)温热夹湿证

主症:高热、咳嗽、少痰难咯,胸痛,憋气喘促,汗出热难退,恶心,腹痛,腹泻稀水样,纳呆,疲乏,口干不欲饮,舌苔黄腻,舌质红,脉濡滑数。

治法:清宣肺气,芳化湿浊。

代表方:银翘白虎汤、藿朴夏苓汤加减。

主药:金银花,连翘,桔梗,苦杏仁,石膏,藿香,茯苓,法半夏,青蒿(后下),厚朴,黄芩。

(4)疫毒内陷证

主症:身热肢厥,烦躁不安,神昧不清,呼吸气粗,咳喘息促,喉中痰鸣,尿黄量少,舌苔黄燥少津,舌质红,脉细数。

治法:清热解毒,开闭固脱。

代表方:黄连解毒汤、生脉散、牛黄清心丸加减。

主药:黄连,黄芩,连翘,丹参,麦冬,沙参,郁金,远志,石菖蒲,莲子心。

加减:阴伤明显,加玉竹;气阴两虚,加西洋参、五味子;汗多明显,加煅龙牡;喘促明显,加桑皮、葶苈子。另服猴枣散0.6g,每日2次。

若出现昏迷,可选用清开灵、醒脑静注射液;出现厥脱,选用生脉散、参附汤加山茱萸;喘脱多为虚实夹杂证,既有正气外脱,又有邪热闭肺,当开闭与固脱并用。若患者出现其他特殊危急证候,除辨证施救外,还应注意针灸、放血、刮痧等中医其他综合救治措施的发挥。

【验案精选】

马某,男,37岁,2009年12月7日12:30收住入院。

患者7天前受凉后出现咽痛,3天前开始发高热,咳嗽,咯黄脓痰,CT示"两下肺炎症",12月9日出现Ⅰ型呼衰,咽拭子查甲型H1N1流感病毒核酸阳性。西医治疗继予胺培南西司他丁联合万古霉素抗感染,白蛋白、丙种球蛋白、吸氧等支持治疗,患者病情继续加重,呼吸困难,胸闷,疲倦,不思饮食。

证属时邪疫毒侵袭,热毒壅肺,肺失宣肃。

处方:炙麻黄5g,生石膏(先煎)20g,甘草5g,杏仁10g,浙贝母15g,连翘8g,鱼腥草20g,肿节风20g,黄芩15g,桑白皮25g,蚤休15g,桔梗6g,野荞麦根20g,南沙参15g,麦冬15g,瓜蒌皮10g。

患者当日白天服药,晚间即觉精神好转,体温下降至37.8℃,咳嗽、咯吐黄色脓痰好转,痰血消失。服 2 剂后体温即正常,胸闷减轻。18 日复查甲型 H1N1 流感病毒核酸阴性,予转入呼吸科继续治疗。

按语:患者发热、咳嗽、咯黄脓痰、呼吸困难,均属于热毒壅肺、肺失宣肃之症,不难识别。故治以清热解毒、宣肃肺气,方用麻杏石甘汤合加减泻白散为基本方加减治疗而获效。

（陈四清　整理）

第二章 病毒感染性高热辨治经验

【概述】

病毒感染性高热属中医学外感热病范畴,种类多,主要见于流行性出血热、流行性乙型脑炎、流行性腮腺炎、传染性非典型性肺炎、甲型H1N1流感等。其发病率高,为病重者可因心、脑、肾受到严重损害而危及生命。目前国内外尚无有效、理想的抗病毒药物,周仲瑛教授认为,这类疾病热毒深重,卫气营血传变过程迅速,一般均有气热传营、气营两燔,甚至营血热盛的病理改变,故宜在中医理论指导下结合辨病,及早应用清气凉营法治疗,以截断病传、减轻病情,减少危逆变证的发生。周仲瑛遵循异病同治原则,以清气泄热、凉营化瘀为法研制成"清气凉营注射液"和"清瘟口服液",治疗流行性出血热、流行性乙型脑炎、流行性腮腺炎及腮腺炎脑炎、重症感冒等616例,并与西药治疗组402例对照。结果表明,治疗组在疗效、体温下降时间、主要症状体征改善情况、免疫功能状况、对流行性出血热肾功能的影响等方面均明显优于对照组,提示清气凉营剂对病毒感染性高热有较满意疗效。

【临证要点】

1. 气营炽热是病毒性高热的基本病理特征　温邪是温热病的致病主因,有风热、暑热、湿热、燥热等不同。不同温邪侵犯人体,在卫气分阶段往往有各自不同的表现,但当病情发展到气营两燔证阶段,则不论初起感受何种病邪,均见气热炽盛,灼伤营阴,心神被扰现象。从病邪角度而言,气营两燔证阶段,风、暑、湿、燥的特性均已不甚显著,而均以火毒内炽、充斥气营为特征。这与温热病始动因素为六淫温邪化火成毒,火毒外炽气分,内逼营分有关。

至于温邪是否化火,及其化火速度的快慢,一方面取决于温邪本身的特性及其毒力的强弱,如风热、暑热之邪易于化火,且速度较快,致病易出现气营两燔证;另一方面则取决于患者正气的强弱。事实上六淫温邪是病邪作用于人体后邪正相争反应的理论概括,属于发病学概念。结合现代医学发病学,外感高热重症的致病原因多为具有强烈传染性、火热性的疫毒之邪。

2. 气热传营是外感高热重症的病理演变趋势　传变,是外感温病普遍的规律。一般温病病情轻浅,如治疗得当,邪热往往于卫、气分而解。而外感高热重症发病急骤,来势凶猛,卫气营血传变迅速,往往兼夹并见,界限不清。临证所见,初起以单纯卫分证出现者少见,而往往呈卫气同病,或直接发自气分。某些重症病例初起卫气同病之时,邪热即可涉及营分,出现心烦不安、肌肤黏膜隐隐见疹点等,表明易于发生气营传变,常多表现为气营同病。其所以传变迅速,难以中止在卫气分阶段而易入营分,全责之热毒具有较强的侵袭力,具体而言,与热毒化火入里,及化火后腑实、阴伤、血瘀等病理变化密切相关。

(1) 热毒化火入里是导致气热传营的主要病理机制:当病情发展到气营阶段,突出地表现为营热炽盛,心神被扰,叶天士说:"火邪劫营""热毒乘心",指出外邪传入心营者,多已转化为火毒,形成内逼之势。从现代医学而言,传变的速度,病情的轻重,与病原微生物的种类、毒力的强弱及致病特性有关。由于热毒乖戾,致病力强,使机体处于高度应激状态,邪正交争尤为剧烈,产热过程加快、程度加剧,故导致热势亢盛、充斥内外。高度应激产生的一系列功能亢进和全身变化,又可成为损伤因素,如体温过高,抑制免疫功能,加重消化紊乱,消耗物质、水分和氧气,使病变由脏器功能的障碍发展到实质的损害,表现为邪热由卫气传入营血。

(2) 腑实、阴伤、血瘀是气热传营的重要病理环节:热毒化火入里,蕴积阳明,与肠中糟粕结成燥屎,导致热结腑实。临床所见外感高热重症病例多见大便干结、腹部痞满胀痛。燥屎既成,壅遏邪气,气机被阻,气为火之舟楫,邪热无由外泄,必致腑实愈结、邪热愈炽,相得益彰。热毒壅结肠腑,又可加重机体的中毒。腑热上冲,热扰心神,导致昏谵、发狂,虽与热陷心包有别,但与热传心营不无关系。足见腑实热壅可以加重火热炽盛之势,成为气热传营的促发因素。

阴伤是温热病的共同特征,外感高热重症邪热鸱张,必然重灼阴津。邪在卫分,以肺胃津伤为主,邪入气分,伤津尤甚,加之汗、吐、泻、饮食减少等原因,耗津竭液,必然会涉及营阴。营阴亏损,一方面使脏腑组织缺乏足够的濡养,造成功能活动的严重损害,正气抗病能力大大下降;另一方面,脏腑组织生化津液、血液的功能受到影响,导致阴伤程度加剧,阴亏不涵阳火,令火热之势更炽,进一步耗伤营阴,造成火热与阴伤的恶性循环。当营阴亏虚达到正不敌邪的程度,热毒便乘虚而入,导致气热传营的发生。

由于邪毒猖獗,怫郁气机,血行不畅;火热煎熬,耗伤津液,血液稠浊;热伤血络,迫血妄行,血出留瘀。故外感高热重症多有瘀血的病理因素存在,且瘀血形成的速度和程度,对病情转化影响甚大,往往是病情恶化,邪热内陷营血的一个不可忽视的内在因素。热与血搏,瘀热可以化火;瘀阻则气滞血郁,火热更炽。瘀热交结,互为因果,同时阴血停而为瘀,体内生理性阴血相对减少,必然加重阴伤。

(3)热毒累及重要器官是气热传营的病理关键:外感高热重症易于发生热传心营的病理变化,主要在于其致病邪毒累及人体重要器官心、脑、肾等脏器,导致其功能障碍或实质损害,从而出现心神被扰或窜扰血络现象。"头为诸阳之会","脑为元神之府",故脏腑热毒炽盛,心脑受邪,神机失用,则可见不同程度的神志障碍。这与现代医学认为神经细胞较为敏感,许多外感高热重症的致病原与中枢神经有特殊的亲和力,易受微生物毒素影响而产生脑组织的变性坏死;也常因小血管发生病变,渗出加剧,脑组织肿胀,导致颅内压升高,继而累及神经细胞产生功能紊乱,有相类似之处。如流行性乙型脑炎、中枢神经型流感等。另一方面,肝肾同在下焦,过高、过久的发热,热盛伤阴,阴虚血热,又可导致动风动血,其中包括肝肾等实质细胞的变性,或因中枢神经的过度兴奋或抑制,加重其损害。如出血热可于早期发生热扰血络见症,而神志改变却出现较迟。

3. 气营热炽的3种亚型 火热内逼、腑实壅盛、阴伤、血瘀等病理因素互为因果,综合作用于病体,使气分邪热炽盛,并迅速内传营分。根据邪热由气及营的先后及轻重程度,可把气营热炽证再细分为3个不同的亚型:

(1)气分热盛,波及营分:多见于气热传营的初期,主要表现为邪热充斥气分,可见内传营分之趋势或波及营分之先兆症状,如壮热,体温骤升,心烦躁扰、神识昏糊,疹点隐隐等。

(2)气热传营,气营两燔:热毒由气分传入营分,营分热毒已盛,气分邪热仍炽。临床所见既有气分热炽见症,又具热扰心营表现,它是"气热波及营分"的深入。

(3)气热转营,营热炽盛:为气营热炽的更深层次。气分热毒进一步内传营分,病变之重心由气转营,突出地表现为营分热炽、营阴耗伤、心神被扰的病理变化,但气分邪热未尽,因而有别于单纯的营分证。

4. 清气凉营是根本治疗大法 周仲瑛教授认为,清气凉营法即清气、清营合法,既具有清热解毒,又具有凉营化瘀作用,它是针对气营热炽基本病理特征而确立的治疗大法,对各种外感高热重症有较好的治疗功效。

(1)气营两清,解除气营热炽之状态:外感高热重症以气营同病为基本病理,其治疗如单清气热则犹如隔靴搔痒,药力不及,营热不除;如偏清营热则气热仍炽,火热由气内逼营分之势不减,徒清无益,故须气营两清。

(2)药先于证,拦截气热传营之趋势:叶天士说:"在卫汗之可也,到气才可清气。"揭示温病的治疗应区别邪热所处的卫气营血不同层次和病程的不同阶段,采用相应的治疗方法,如邪在卫表即用寒凉清里,或邪尚在气分即投凉营之品,则有引邪入里、凉遏冰伏之弊。但就病毒感染性高热而言,由于卫气营血传变过程极为迅速,在气分阶段甚至卫分阶段,邪热多已波及营分。为此,到气就可气营两清,只要见到面红目赤,或肌肤黏膜隐有疹点,舌红,少津,口渴等症,就主张在清气的同时,加入凉营泄热之品,以防止病邪进一步内陷营血。另一方面须注意的是,即使邪热内传入营,亦应在清营药中参以透泄,分消其邪,使营分之热转出气分而解,此即叶天士所言的"入营犹可透热转气"。

现代研究表明,温病卫气与营血阶段的病变有质的差异。卫气阶段主要为脏腑功能的障碍,病变是可逆的;病入营血则脏器损害严重,正气渐衰,重症迭起。可见由气及营是一个重要转折,而病邪的传变尤以气分当枢纽,如能于卫气分阶段即行及时、有效的治疗,逐邪外出,则能防止病邪的深入,阻止热毒由气传营之进程。

如何才能有效地防止气热传营,周仲瑛经验有两条:一是使用重剂清气泄热解毒之品,二是及时参入凉营化瘀药,药先于证,后者尤为重要。叶天士说温病治疗"务在先安未受邪之地",外感高热重症病程中蕴藏着某种潜在的转变因素和趋势,且卫气营血传变极为迅速,为此,到气就可气营两清,亦如严苍山说"在卫应兼清气,在气须顾凉血",于热毒传营之前,病势渐而未深,病情微而未甚之时采取果断措施,在清气同时,参入凉营化瘀之品,则可控制气热传营之趋势;即使不能完全拦截热毒之深入,也可减轻热毒传入营分后的病理损伤,减少危逆变证的发生,为争取时间进一步治疗创造条件。

5. 气营两清代表方药 清气凉营药物众多,功用主治互有差异,气营同病亦有偏胜,因而正确、合理地选用清气凉营药是提高疗效的重要因素。

温邪初入气分,未有传营之势时,应积极清气,杜其化火传营之机,用白虎汤辛寒清气,达热出表;或用黄连解毒汤苦寒坚阴,直清里热;或用承气汤苦寒攻下,通涤肠腑。如气分热炽,且有传营之势,则当及时参入凉营药物。如气营两燔,则气营两清,方选吴鞠通化斑汤、加减玉女煎。两方清热解毒之力似嫌不足,对于热毒较盛者,应加金银花、大青叶等清解之品;如气血两燔,三焦火盛,毒淫于内,则选用清瘟败毒饮。如由气转营,营分热炽,则重在清泄营热,方如清营汤,方中连翘、竹叶等清气药旨在透转,并非气营两清。如气热不除,渐传入营,则主以清热凉血解毒,撤去气药,方选犀角地黄汤。

周仲瑛在中医学"异病同治"原则指导下,创制清气凉营注射液、清瘟口服液,用以治疗多种外感高热重症气营同病者,取得较好疗效。其中清气凉营注射液由大青叶、大黄、知母、淡竹叶组成,具有气营两清、化瘀解毒之功。每剂药制成 20ml,每 1ml 含生药 7.2g;清瘟口服液由生石膏、知母、金银花、大青叶、大黄、赤芍、丹皮、白茅根、鸭跖草组成,具有气营两清、化瘀解毒之功。每剂药制成 20ml,每 1ml 含生药 8g。阴伤明显,加鲜生地、鲜石斛、芦根,养阴托邪;热极动风,配伍凉肝息风药,如羚羊角、钩藤、菊花;神昏谵语,加用清心开窍药,如温病"三宝"等。

【验案精选】

沈某,男,12岁,学生。1988 年 8 月 2 日入院。

2 天前突然发热(体温 39.2℃)、头痛,伴呕吐,继则出现抽搐、神志不清,呼吸急促,诊断为流行性乙型脑炎重型极期,收治入院。体检:体温 38.6℃,呼吸 22 次/min,血压 110/75mmHg(15/10kPa),神志不清,面部发绀,瞳孔等大,对光反射迟钝,颈项弧直,两肺(-),心率 110 次/min,律齐,未闻及杂音,肝脾未触及,腹壁反射消失,提睾反射未引出,克氏征和布氏征均阳性,舌质鲜红、苔黄腻。血检:白细胞计数 12×10⁹/L,中性粒细胞 0.840。脑脊液检查:白细胞 300×10⁶/L。

中医辨证为暑温气营两燔证,治予清气凉营法,药用清气凉营注射液,每次 30ml,每日 2 次,静脉滴注,同时配合西药补液,纠正呼衰、脱水等对症治疗。药后 2 小时额上出微汗,体温逐渐下降,32 小时后体温降至正常,随之神志转清,能进流汁,5 天后症状基本消失,颈软,四肢活动自如,神经系统检查(-),复查血常规:白细胞计数 7.6×10⁹/L,中性粒细胞 0.70,以清暑益气汤调养 1 周后,于 8 月 18 日出院。

案2

李某,男,34 岁。1984 年 11 月 20 日入院。4 天前突起畏寒、发热(体温最高时达 39.8℃)、头痛、眼眶痛、腰痛、周身骨节酸痛,神疲乏力,口干口渴,恶心呕吐频作,食欲不振,腹胀腹痛,大便 2 日未解,诊断为流行性出血热发热期而收治入院。体检:体温 39.2℃,呼吸 24 次/min,血压 135/90mmHg(18/12kPa),神志清,精神萎靡,面色潮红,球结膜充血水肿,"V"字胸,口腔黏膜及腋下出血点密集,两肺未闻及干湿啰音,心率 96 次/min,律齐,各瓣膜区未闻及杂音,肝脾未触及,全腹压痛明显,肾区有触痛、叩击痛(+),四肢无浮肿,神经系统阴性。舌质红绛、苔黄干燥,脉细滑数。血常规:血红蛋白 120g/L,白细胞计数 10.5×10⁹/L,中性粒细胞 0.73,淋巴细胞 0.27(异淋巴细胞 0.03),血小板计数 60×10⁹/L。

证属气营同病,热毒炽盛,阳明腑实,阴液耗损;治予清气泄热,凉营解毒;药用大青叶、金银花、白茅根各 30g,生石膏 50g,知母、赤芍各 15g,生大黄(后下)10g,日 1 剂。药后 2 小时身出微汗,体温开始下降,解稀便 3 次,26 小时后体温降至正常,服药 5 剂,恶心呕吐消失,食欲渐增,尚有口干口渴,尿量增多,继以养阴清余热之剂调治。1 周后诸症均除。复查血白细胞计数 7.2×10⁹/L,中性粒细胞 0.68,淋巴细胞 0.32,血小板计数 120×10⁹/L,

12月5日痊愈出院。

按语：以上两则病案一为流行性乙型脑炎重型极期、一为流行性出血热发热期，但俱属中医外感高热范畴（病毒感染性高热重症）。周仲瑛教授按照"异病同治"原则，应用清气凉营剂治疗均获得较满意疗效，提示清气凉营法在治疗病毒感染性高热中的重要作用。临床研究表明，清气凉营剂具有明显退热和解毒作用。其降温特点为身热渐降，少量出汗，无反跳现象，用口服液多见大便日行2~3次，便后自觉畅快，研究还认为"清气凉营注射液"和"清瘟口服液"通过不同途径而降温：前者邪从表解，热随汗降；后者邪从下泄，热随利减。其降温效果不属对症效应，而是由于药物的解毒作用，在早期抑制了病毒，从而减轻病毒对机体的损害，故临证必须早期应用，才能迅速阻止其病理演变。

（陈四清　整理）

第三章　重型肝炎辨治经验

【概述】

重型肝炎是由病毒引起的大量肝细胞、库普弗细胞坏死导致的临床综合征,具有发病急、病情进展快、病势重、变症多、治疗棘手、死亡率高等特点。临床表现主要为骤然起病、身目发黄迅速加深、尿色深黄量少、乏力、纳差、恶心、呕吐、口中臭秽、出血、身热、烦躁、谵语、昏迷、腹水等症。周仲瑛教授认为,重型肝炎属于中医的"急黄""疫黄"范畴,在湿热疫毒深入营血的极期,血热与血瘀互为因果,表现出瘀热相搏的一系列证候特征,如瘀热发黄、瘀热血溢、瘀热水结、瘀热阻窍等。因此,凉血化瘀是重型肝炎的治疗大法,临床应用效果显著,不但可缩短病程,改善症状,而且可有效降低病死率,减少各种并发症的发生。

【临证要点】

1. 湿热疫毒侵袭为重型肝炎主要病因　湿热疫毒侵袭是导致重型肝炎发病的重要原因,湿热疫毒既可经皮毛、血液而入,亦可由饮食经口而入。

湿热疫毒经皮毛、血液而入,郁而不解,内蕴中焦,影响脾胃运化,或湿热熏蒸肝胆,疏泄失常,湿热壅遏,外不得疏解,内不能通泄,使胆汁外溢,浸渍面目,溢于肌肤,形成黄疸。若感受湿热之邪深重,尤其是与"毒"相合,侵犯人体,即可导致"急黄"重症的发生。

饮食不节,嗜食甘肥油腻或辛辣炙煿之品,郁遏脾胃,积湿生热;或耽饮醇酒,酒热伤肝伐胃,以致脏腑火热偏盛,中焦湿热蕴结,肝脾疏泄失司。或复加外感湿热之邪,内外相引,常使病情加重。饮食不节,特别是摄入被嗜肝病毒污染的不洁之物,湿热与毒邪互结,直犯中焦,更易化火入血,酿成急黄。

2. 瘀热相搏是重型肝炎的基本病理状态 重型病毒性肝炎初起可见邪在卫分、气分之证,如恶寒、发热、头痛、恶心呕吐、纳呆、腹痛腹泻等。但由于感受的是湿热疫毒之邪,"疫毒"多具火热之性。余师愚云:"疫既曰毒,其为火也明矣,火之为病,其害甚大。"因此,病邪每从气分迅速内传营血,形成瘀热相搏的病理状态。

瘀热相搏的形成主要见于湿热疫毒深入营血的极期,由于热毒化火,火热炽盛,热蕴营血,煎熬熏蒸,热与血搏,而致血液稠浊,血涩不畅,形成瘀血,血瘀又可郁酿化热,而致血热愈炽,血热与血瘀互为因果,从而表现出瘀热相搏的一系列证候特征。

(1)瘀热发黄:病在血分,黄疸亦进入高峰或极期。一方面,由于火热壅盛,气血郁滞,瘀毒互结,使湿热无以外泄,更加熏蒸肝胆,阻碍胆汁从胆道排泄;另一方面,肝为藏血之脏,热毒瘀结于肝,必致疏泄失司,使胆汁不循常道,上下横溢,泛于肌肤,出现全身皮肤、目睛色黄如金,黄疸持续不解,甚至进行性加重,标志病情的恶化。

(2)瘀热血溢:热毒瘀结,病在血分,极易耗血动血。此种出血,不仅是由于热盛而迫血妄行,且与瘀热相搏或瘀毒搏结,络伤血溢有关,表现为瘀热型血证。火热由气及血,血热内壅,遂致热与血搏,瘀热互结,血络受伤,进而出血,故火热毒邪是引起血瘀继而导致出血的始动因素。火毒、血瘀、出血常互为因果,火毒戕伤血络,则逼血外溢;败血瘀滞脉道,则血不循经;热瘀互结,又往往使邪热稽留不退,瘀血久踞不散,所谓"热附血而愈觉缠绵,血得热而愈形胶固"。瘀热相互为患,阻滞搏结,脉络损伤,血溢于外,发生各个部位的出血。

(3)瘀热水停:热毒瘀结、瘀热相搏,阻滞气机,经隧不通,湿浊潴留,可导致鼓胀之变,患者短期内腹水急剧增长,腹部膨胀如鼓、尿少。重型肝炎出现腹水,往往来势较猛,除一般"气血水互结"外,临床还有以下特点:一是"瘀热"明显,因毒热瘀于肝脏,可见腹部青筋显现,舌红绛,有瘀斑瘀点等;二是湿热偏盛,多兼发热,黄疸加深,口苦,尿少,舌苔黄腻;三是病情迅速恶化,瘀热水毒凌心蒙窍,很快陷入昏迷。

(4)瘀热阻窍:热毒瘀结,深入营血,弥漫三焦,充斥上下,除动血滞气外,甚则内陷心包,化火动风,上扰神窍,可见神昏、痉厥之变,即肝性脑病之并发症。进入肝性脑病之前,一般先有头目昏胀、烦躁不安等肝火上炎之象。"内风多从火出",热甚化火动风,风火相扇,则出现躁扰妄动、抽搐、扑翼样震颤,所谓"肝经淫热……木动风摇"。口中肝臭是一种带有刺激性的水果腐烂气味,为肝性脑病者所特有,古人称为"口秽喷人",亦是火热毒邪内炽于肝经之象,如余师愚云:"口中臭气,令人难近,非毒火侵炙于内,何以臭气喷人"。进一步发展,可见四肢抽搐,甚则僵硬、强直,则与瘀热火毒耗伤阴血,筋脉失养有关。如热毒过盛而内陷,郁闭气机,瘀滞血脉,阴阳之气不相顺接,可以痉厥并见,四肢抽搐而厥冷,此时多有明显的神志障碍。

3. 凉血化瘀为重型肝炎的基本治疗大法　根据瘀热相搏的基本病理状态,周仲瑛教授指出凉血化瘀是治疗重型肝炎的基本治疗大法,犀角地黄汤、茵陈蒿汤为本病治疗的代表方,常用的药物为水牛角、生地、赤芍、丹皮、山栀、茵陈、大黄、煅人中白等。其中,水牛角、茵陈、大黄清热凉血、解毒化瘀,共为君药。水牛角"凉血解毒、止衄,治热病昏迷……吐血、衄血,血热溺赤",实验证明可使凝血时间缩短、血小板计数增加。大黄为"足太阳、手足阳明、手足厥阴五经血分药",能泻热毒、破积滞、行瘀血,"通利结毒","血分之结热,唯兹可以逐之"。治疗重型肝炎,主要作用是保肝利胆、解除微循环障碍,抗病原微生物和抗内毒素、止血、免疫调控,几乎可作用于其病理机转的各个环节。茵陈"除湿散热结","治通身发黄,小便不利",有利胆、保肝、解热、抗病毒和促进肝细胞生长等作用。生地、赤芍、山栀共为臣药,加强君药凉血散瘀止血功能。生地清热凉血生津,"能消瘀血,凉血补血有功","血热妄行,或吐血、或衄血、或下血,宜用之为主"。实验表明可降低血液黏稠度,改善微循环。赤芍能"行血破瘀血,散血块,以散血热",山栀清热泻火凉血,能利胆、抗肝损伤,与茵陈配合则作用更为明显。《本草思辨录》谓其"苦寒涤热,而所涤为瘀郁之热。……黄疸之热,热在表,其本在胃,栀子入胃涤热下行,更以走表利便之茵陈辅之,则瘀清热解而疸以愈"。丹皮、煅人中白加强凉血解毒,是为佐药。丹皮入肝经,清热凉血,和血消瘀。《滇南本草》谓其"破血行血,消癥瘕之疾、除血分之热",《本草经疏》则称其"味苦而微辛,辛以散结聚,苦寒除血热,入血分,凉血热之要药"。煅人中白咸寒而能清热除火消瘀,善解热毒。全方组成特点是:凉血而不凉遏,活血而不破血,解毒不妨正,止血不留瘀,具有清热、凉血、解毒、散瘀、止血、利胆、保肝、养阴等多重功效。

4. 凉血化瘀与其他治疗方药的配合运用 凉血化瘀虽为重型肝炎的治疗大法,但重型肝炎病势凶猛,证候多变,变证丛生,病程中尚可出现湿热蕴郁、腑实内壅、瘀热水结,及窍闭、阴伤等多种病理变化,临证需审其主次偏重,合理配合运用清化湿热、通腑导滞、泻下通瘀、芳香开窍、养阴益气等方药,方能提高临床疗效,降低死亡率。

(1)与清热利湿法的配合应用:"黄家所得,从湿得之。"湿热疫毒作为疾病的始动因素,贯穿于重型肝炎疾病过程的始终,配合运用清热利湿法具有重要意义。湿热蕴结中焦,病人常表现为胸闷脘痞、口苦口黏、舌苔黄腻等证。单用凉血化瘀解毒,湿热胶固难以尽祛;仅恃清化之法,则瘀热与湿相搏而结聚不散,故当凉血化瘀解毒与清热利湿合法并进,取《医学传灯》茵陈四苓汤之意,加入茯苓、猪苓、车前子、虎杖、垂盆草、田基黄、鸡骨草、蒲公英、金钱草、土茯苓、败酱草等,使湿热之邪从下而泄。至于邪气在气分留连,湿热交蒸时,重用清利,更有利迅速退黄,顿挫病势,免其内陷心肝营血。

(2)与通腑导滞法的配合应用:腑实壅结,既可阻滞气机、凝滞血行,又能留湿、留热,邪无出路,加重病情,故腑实也是重型肝炎的病理环节之一,多数患者存在腹满胀痛、大便干结。应在凉血化瘀解毒法中配合通腑泄下,能攻逐有形之邪,荡涤肠腑实热,同时和清利之法配合,尚有分消之功。可取仲景三承气汤之意,重用大黄、桃仁、芒硝、厚朴、枳实之品。实践证明,通腑泄热具有荡涤热毒、祛湿退黄、减少肠道有毒物质的吸收、保肝护肝、防止邪毒内陷、扭转危急之功,在重型肝炎的治疗中具有重要意义。

(3)与利水逐水药的配合应用:重型肝炎每易发生膨胀变证,因此须要预防或配合应用一些利水或逐水药物,同时利水又是祛湿退黄的又一重要途径。主要是要应用淡渗利湿方法,方用茵陈四苓汤加味,并配合应用宽中化湿理气药物,以助水行,如苍术、厚朴、青皮、大腹皮、砂仁、枳实、莱菔子等。若水湿潴留为臌,可酌用逐水缓急之剂,予己椒苈黄丸,酌配马鞭草、水红花子、商陆根、甘遂等逐水药物。

(4)与息风开窍法的配合应用:重型肝炎之昏迷,乃瘀热毒邪内闭清窍,神机失灵,非单用"三宝"所能开,若能在凉血化瘀解毒的基础上,配合息风开窍药物,自可更好地发挥其综合治疗效应,如远志、天麻、菖蒲、郁金、连翘心、白蒺藜、僵蚕、胆南星等。热毒深重可选安宫牛黄丸或醒脑静注射液;神昏痉厥者以紫雪丹为佳;若兼秽浊之气蒙窍,可用至宝丹为主方。

（5）与养阴益气法的配合应用:重型肝炎病情既重,复加病程较长,瘀热火毒极易伤阴耗气,凉血剂中虽有养阴生津之品,但其力尚嫌不足,必须配合养阴生津、益气扶正之法。其中尤当注意养阴生津,一则火热阳邪最易伤阴,二则滋阴养血,津液得充,血液自畅,可达"养阴而化瘀"之效。方选《温病条辨》增液汤,药用生地黄、玄参、麦冬、石斛等以甘寒清养为主。若兼气虚,加生脉饮益气养阴。但须注意养阴不可太腻,益气不可过壅,以免滞湿助热,反助病邪。后期或恢复期确属肝肾真阴衰竭,邪毒不显,方可配入滋养填补之法,如鳖甲、龟甲、五味子、熟地黄、山萸肉等。

【验案精选】

张某,女,15岁,学生。以发热伴上腹不适9天,面目肌肤发黄、尿黄3天于1996年2月27日入院。

入院后体温持续升高,波动在39.1~40.5℃,血象不高,经多联抗生素治疗无效。2周后恶心、呕吐、食纳不馨加重,第3周出现腰肾区压痛、腹水、少尿。胸片、骨穿、腰穿、血培养、超声心动图等检查未发现异常。查抗-HAV IgM两次阳性,抗-CMV两次阳性,HBV、HCV、HEV均阴性;肝功能损害明显:谷丙转氨酶（ALT）450U/L,谷草转氨酶（AST）274U/L,碱性磷酸酶（ALP）520U/L,总胆红素（TBIL）410.6μmol/L,结合胆红素（DBIL）281.1μmol/L,凝血酶原时间（PT）延长。诊断:亚急性重型肝炎(甲肝病毒与巨细胞病毒重叠感染)、胆道感染、原发性腹膜炎。予保肝、降酶、退黄、抗感染等治疗,收效不满意,特请会诊。症见高热不退,面、肤、目睛黄染,口干欲饮,气急腹胀,大便干结,尿色深黄,胁下胀痛,神倦思睡,舌苔黄薄腻,舌质红绛,中部偏干少津,脉来濡数。

病属疫黄,治当通利腑气、利湿退黄、清热解毒、凉血活血。

处方:柴胡6g,炒黄芩10g,茵陈20g,大黄（后下）9g,黑山栀10g,广郁金10g,白茅根20g,赤芍12g,丹皮10g,丹参10g,川石斛15g,鸡骨草15g,

垂盆草 15g,车前草 15g。每日 1 剂。

药后 5 天,体温渐降,尿量增多;半个月后体温完全正常,黄疸显减,腹水消退,复查肝功能示:ALT 94U/L,AST 114U/L,ALP 363U/L,γ-谷氨酰转移酶(GGT)90U/L,TBIL 291.9μmol/L,DBIL 94.2μmol/L,A/G=0.8。原方垂盆草加至 30g,继观。连服上方 70 剂,黄疸渐退,腹胀消除,唯食纳稍差。复查肝功能示:ALT 10U/L,AST 21U/L,ALP 170U/L,GGT 60U/L,TBIL 12.5μmol/L,A/G=1.76,PT 正常。遂于 5 月 14 日出院。

按语:本例患者,证系湿热疫毒壅盛,壅结阳明,腑实热结,热毒化火,势将入血,故选用大黄泻下通腑,大剂运用,长达 70 余天,配合他药,清热、利湿、退黄、凉血、化瘀并施,多法复合运用,使积滞得下、热毒得解、瘀热得清,有效地阻断了热毒由气入血,危重之疾,终于转危为安。

(陈四清 整理)

第四章 流行性出血热辨治经验

【概述】

流行性出血热又称肾综合征出血热,是由流行性出血热病毒引起的自然疫源性疾病,流行广,病情危急,病死率高,危害极大。

20世纪70年代末,欧亚大陆出血热病开始肆虐。由于没有可靠的控制办法,该病一度造成举国恐慌,人人谈之而色变。江浙一带也成为疫病流行的重灾区。周仲瑛教授临危受命,开始了流行性出血热的临床研究。周仲瑛坚信实践出真知,为攻克流行性出血热,他先跟着查房,共同研究分析、制订治疗方案,逐渐积累了感性认识。之后,他身先士卒,带领研究团队深入疫区,到疾病流行最为猖獗的地区,建立了临床研究基地。当地的生活条件异常艰苦,医护人员随时有被感染的危险,但周仲瑛和他的战友们不惧困难和危险,在防护设施极为有限的情况下,设门诊、管病床,在临床第一线救治患者。在掌握第一手临床资料之后,他总结出了流行性出血热的发病机理,提出区别各病期特点,分别采用清气凉营、开闭固脱、泻下通瘀、凉血化瘀、滋阴生津和补肾固摄等治法,使上千例流行性出血热患者获得了新生。统计表明,周仲瑛带领的团队治疗了1127例野鼠型流行性出血热患者,病死率仅1.11%,远远低于其他疗法的病死率7.66%。

【临证要点】

1. 瘟邪疫毒感染为致病之因   根据流行性出血热"以肾脏损害为特点,具有传染性的出血性热病"这一特点,周仲瑛教授首次将此病命名为"疫斑热",以表明其病的特异性。其病因是感受了温邪疫毒,有明显的流行性、季节性和地域性发病特点。

从我国各个不同地区的临床资料分析,瘟邪疫毒的性质有温热疫、伤寒疫、湿热疫三大类。其中,以温热疫毒为最多见,故其临床表现表现为温热病的传变过程;湿热疫毒为病多见于低洼潮湿、多雨地区,表现有湿热郁阻三焦的病理变化;伤寒疫毒为病多见于寒冷地区,表现有"伤寒"传变经过,故有人称为"伤寒型出血热",亦有因其发病高峰在冬季,而称为"冬温时疫"者,但伏寒化温,从表入里,仍具热病特点,故有必要统寒温于一体。据此,且可认为同一疾病既可因地而异证,同时也表明病毒每可随地区气候环境而变异,以致毒力减弱、毒性特点不一。伤人致病后,复加个体性的差异,因而病理传变、病情轻重、证候表现不尽相同。

2. 瘟邪疫毒化火,酿生热毒、瘀毒、水毒 流行性出血热的病理传变有卫气营血的全过程。病变涉及三焦所属脏腑肺、胃(肠)、心、肾,并可表现六经形证,当病邪入里化热后,又多殊途同归,如阳明气分证、少阴心肾证等。病理表现顺逆险变不一,每易出现证候重叠,虚实夹杂的局面。因此,在本病各期的传变中,应以临床表现为依据,从实际出发,以卫气营血为主导,结合三焦和六经辨证,破除门户之见,以适应复杂多变的病情。

流行性出血热的病理中心在"气营",卫分证极其短暂。病理特点是瘟邪疫毒化火,酿生"热毒",热与血搏,血热血瘀,形成"瘀毒",瘀热里结,水津不归正化,则"水毒"内停。邪热弥漫三焦,而致阴伤液耗,从而表现出"三实一虚"的特点。"三毒"贯穿于疾病的全过程,发热、低血压休克期以热毒、瘀毒为主,少尿期以瘀毒、水毒为主,多尿期则为正气亏虚,余毒不尽。

3. 清瘟解毒为治疗原则,区别病期特点,采用相应治法 本病的治疗当以清瘟解毒为基本原则。在临床实践的基础上,结合中药药理研究,在清瘟解毒类方药中,选用具有抗出血热病毒作用的特异性药物,以加强针对性,同时根据各个病期的不同病理特点,辨证采用相应的治疗大法,结合具体病情,有主次的综合应用。具体治法如下:

(1)清气凉营法:由于本病卫气营血传变过程极为迅速,在气分甚至卫分阶段,邪热多已波及营分,往往重叠兼夹,两证并见,而气营两燔证基本贯穿于发热、低休(低血压休克期)、少尿三期,表现为病理中心在气营,为此,治疗应针对这一病机特点,到气就可气营两清,只要见到面红目赤,肌肤黏膜隐有出血疹点,舌红等热传营分的先兆,即当在清气的同时加入凉营之品,先安未受邪之地,以防止热毒进一步内陷营血。实践证明,清气凉营法广泛适用于发热、低休、少尿三期,而以发热期为主,若用于发热早期,往往可以阻断病势的发展,使其越期而过。基本方药为:大青叶、金银花、青蒿、野菊花、鸭跖草各30g,知母15g,生石膏(先煎)60g,赤芍15g,大黄10g,白茅根30g。若湿热偏盛,内蕴中焦,脘痞呕恶,便溏,脉濡而数,苔腻色黄,则去大黄,酌加法半夏10g、藿香10g、苍术10g、厚朴6g、黄连5g。

(2)开闭固脱法:在本病发展过程中,因热毒过盛,阴津耗伤,阳气内郁,不能外达,可见热深厥深的厥证或闭证,进而正虚邪陷,阴伤气耗,内闭外脱,甚则由闭转脱,阴伤及阳,阳虚阴盛,阳不外达,成为寒厥、阳亡重证。在热厥闭证阶段,治当清热宣郁,理气开闭,药用柴胡、大黄、广郁金各10g,枳实、知母、鲜石菖蒲各15g,热盛加生石膏60g,黄连、连翘心各5g。表现"内闭"现象者,配用至宝丹或安宫牛黄丸。若邪热伤阴耗气,势已由厥转脱,表现气阴耗伤证者,当养阴益气固脱,药用西洋参或生晒参、麦冬、山萸肉、玉竹各10~15g,五味子5g,炙甘草5g,龙骨20g,牡蛎30g,石菖蒲10g。阴阳俱脱者复入四逆汤意以回阳救逆,加制附子、干姜各6~10g。同时必须注意厥脱虽证多分歧,但俱有气滞血瘀的病理表现,而行气活血实为重要的基础治法,故在辨证施治的同时,应酌配青皮、陈皮、丹参、赤芍、丹皮、川芎等。

(3)泻下通瘀法:热毒由气入营,热与血搏,血热血瘀,瘀热在里,三焦气化失宣,水毒相互为患,是从发热期发展至低休、少尿两期的病理基础。为此,泻下疗法可以较广泛的应用于出血热几个主要病期,发热早期用之可以减轻病情,阻断传变,低休期热厥证用之,通过清泄热毒,邪去则厥自复,少尿期用之,可以通利二便,改善肾脏功能,降低病死率,概言之有下热毒、下瘀毒、下水毒等多种综合作用。通瘀主要是针对"瘀热"里结阳明,下焦血结水阻而采取的措施,适用于少尿期蓄血、蓄水证,而泻下与通瘀的联合应用,其疗效尤为满意。因邪热从腑下泄,下焦壅结的瘀热得到疏通,则肾的气化功能也可相应的改善。药用生大黄、芒硝各10~15g,枳实、桃仁、怀牛膝各10g,木通3~5g;瘀热在下加丹皮、赤芍各10g,水邪犯肺加葶苈子、桑白皮各10g,热郁阴伤加生地30g、麦冬15g、元参15g、白茅根30g。

（4）凉血散血法：由于本病疫毒极易陷入营血，热毒炽盛则迫血妄行，火热煎熬又可导致血瘀，血热、血瘀、出血三者往往互为因果，贯穿于发热、低休、少尿三期，并见于弥散性血管内凝血（DIC）所致的出血。因此，当取凉血散血法，清血分之毒，散血分之热，化血中之瘀，止妄行之血，通过凉血散血，达到活血止血的目的。适用于血热妄行之多腔道出血及发斑，低休期之热厥夹瘀证，少尿期之下焦蓄血证等。药用水牛角片15g，丹皮、赤芍、黑山栀各12g，鲜生地60g，丹参10g，紫珠草15g，生大黄10g，煅人中白10g，白茅根30g等。结合各期病机特点及主要治法加减配药。

（5）滋阴生津法：温病顾阴，早有明训，留得一分津液，即有一分生机，出血热热毒炽盛，传变迅速，故尤易伤阴耗液。发热期气分热盛者，即应注意清热保津。从五期经过而言，发热期多为肺胃津伤，低休期热厥证多有心肾阴虚，津气耗伤，少尿期多为肾阴耗伤，热郁下焦。为此当分别采用养肺阴、增胃液、滋肾阴等不同方药以救阴。选用北沙参、麦冬各12g，金钗石斛15g，西洋参10g，生地30g，鲜芦根30g，龟甲、鳖甲各15~30g，玄参15g，阿胶10g等。本法虽为治疗出血热不可忽视的大法之一，可以起到重要的辅助支持作用，但不能作为特异性的治法。

（6）补肾固摄法：疫毒伤肾，气化失司，邪少虚多，病从少尿转入多尿期，肾关开多合少，固摄无权，治当补肾以培元，固摄以保津。多尿早期阴虚热郁者，滋阴固肾，兼以清利余毒；多尿后期肾气不固者，则当补肾复元，辨期阴阳施治。基本方用固肾缩泉汤，主药为地黄、山药、山萸肉各10g，炙黄芪15g，覆盆子、桑螵蛸各10g，五味子5g，茯苓、丹皮各10g，甘草5g。虚中夹实，下焦蕴热，酌加黄柏、知母、泽泻各10g；瘀毒不尽，加赤芍、赤小豆各10g，去桑螵蛸、五味子；肾阴虚甚，酌加阿胶、天冬、玄参各10g；气虚，加党参15g，炒白术10g；阳虚，加鹿角胶、益智仁、菟丝子各10g。

一般而言，多尿期虽已由险转夷，但仍应密切观察，慎加调治，防止发生某些并发症，再次循环障碍，肾实质损伤，导致第2次肾衰竭。至于少数病人，病程进行少尿期，尿量虽然正常，但有尿毒症症状者，则应考虑为多尿型尿毒症，当及时检验确诊，不得误认为越入多尿期而延误治疗。

此外，恢复期证见气阴两伤、脾虚湿蕴、肾阴亏虚者，当分别辨证施治。

【验案精选】

案1

陈某,男,52岁,1982年12月23日初诊。

患者5天前形寒发热,全身酸痛,继之身热加剧,高达40℃,头身疼痛,恶心呕吐。在地方医院拟诊为"流行性出血热",采用西药补液、纠酸、抗感染、激素等治疗。一天来热退神萎,腰痛明显,尿少,日400ml左右,小便短赤,口干口苦,渴而多饮,大便5日未行,舌苔焦黄,舌质红绛,脉细滑。因病情加重,而转至本院治疗。查体:体温36.9℃,心率80次/min,呼吸22次/min,血压134/96mmHg,呈急性病容,神委倦怠,颜面潮红,双睑轻度浮肿,球结膜下出血,胸、背、两侧腋下有散在出血点,两肺未闻及干湿啰音,心律齐,80次/min,心音稍低钝,无病理性杂音,腹部无压痛,肝脾(−),两肾区叩击痛(+),神经系统(−)。查血:白细胞计数58×10^9/L,中性粒细胞49%,淋巴细胞14%,异淋36%,血小板计数210×10^9/L,血红蛋白135g/L,尿素氮23.21mmol/L。尿检:色黄,蛋白(+++),脓细胞少,红细胞少。

证属热毒壅盛,弥漫三焦,血瘀水停,治予泻下通瘀。

处方:

生大黄(后下)30g,芒硝(分冲)24g,桃仁12g,怀牛膝12g,鲜生地60g,麦冬20g,猪苓30g,泽泻12g,白茅根30g。配合西药支持疗法。

药后大便日行六七次,小便随之增多,呃逆亦除。2天后原方去芒硝,加车前子15g,继服4天,小便日行5 600ml,渴喜冷饮,寐差多言,烦扰不宁,舌红少苔,脉细数。血压150/110mmHg;查血常规:白细胞计数16.9×10^9/L,中性粒细胞92%,淋巴细胞8%,血小板计数66×10^9/L,尿素氮33.92mmol/L。

热毒伤阴,心肾两伤,治予滋肾清心、养阴清热。

处方:北沙参15g,石斛15g,生地30g,玉竹12g,怀山药12g,山萸肉12g,丹皮10g,知母10g,龙骨30g,覆盆子15g,莲心3g,白茅根30g。

服上药4天后烦渴解,神静,尿量递减至每日2 206ml,尿检(−)。查血常规:红细胞计数6.2×10^{12}/L,中性粒细胞60%,淋巴细胞40%,尿素氮9.9mmol/L。转予滋阴固肾善后。

按语:泻下通瘀法主要是针对出血热少尿期而设的,周仲瑛教授认为此期符合中医"瘀热水结证"的表现,它以"瘀热互结,阳明腑实,水毒潴留,阴津耗伤,气化失司"为基本病机;以邪气壅实,正气已伤,邪正激争,虚实并见(邪实为主)为临床特点;以小溲赤涩量少,或尿闭、少腹胀满拒按,大便秘结,舌质红绛而干,脉滑数为主要临床表现的综合性病理反应状态。

泻下通瘀法是以攻下祛瘀的药物为主,佐以滋阴利水之品,以达到泻下热毒,攻逐腑实,凉血祛瘀,通利小水,滋阴生津的目的。本案患者正处于"少尿期",热毒壅盛,弥漫三焦,血瘀水停,周老施以泻下通瘀大法,药用生大黄、芒硝、桃仁、怀牛膝、鲜生地、麦冬、猪苓、泽泻、白茅根泻下邪热,荡涤腑实,通瘀散结,攻逐水毒,急下存阴。故效若桴鼓,用药仅2剂后即大便得通而尿量渐增,呃逆亦除,再续以北沙参、石斛、生地、玉竹、怀山药、山萸肉、丹皮、知母等药滋阴固肾,诸症霍然而愈。

全案理法分明,环环相扣,步步为营,读来令人拍案叫绝矣!

案2

张某,女,40岁,1982年11月27日初诊。

患者4天前突起恶寒、发热,当晚寒罢,高热持续,头痛、眼眶痛、腰痛、烦渴,不思纳谷,大便干燥,小溲黄赤。诊断为流行性出血热发热期收入住院。查体温39℃,软腭、腋下有出血点,酒醉貌,"V"字胸,球结膜充血水肿,两肾区有重度叩击痛。尿检蛋白(+++),血查白细胞总数 17×10^9/L,中性0.85,淋巴0.14(其中异淋0.06),血小板计数 68×10^9/L,尿素氮12.32mmol/L。经用免疫抑制剂、能量、纠酸及水电解质紊乱等,体温有所下降(波动在37.5~38℃)。但斑疹显露,密集成片,舌质红绛,苔黄中剥,脉细数。病未静止,乃转中医治疗。

辨治经过:初从营血热盛治疗,投犀角地黄汤、清营汤加减,未效。斑色加深呈紫赤色,病至7天,口干不欲饮,舌绛无津,心烦不寐,按腹胀痛,大便秘结,小溲赤少,发热,少尿两期重叠。病入营血,阳明瘀热里结,转方凉血活血护阴,更加硝黄通腑,逐血分郁结之瘀热。

处方:生大黄(后下)30g,芒硝(分冲)15g,枳实10g,桃仁10g,丹皮10g,鲜生地60g,麦冬30g,怀牛膝10g,白茅根30g。

药后大便得解,色黑如羊矢,后为稀便,日行3次,腹胀痛消失,次日斑色转淡，原方去枳、硝，大黄改为 10g，并加玄参、竹叶各 15g，续服。斑疹渐退，小便增多，胃纳大增，舌质不复红绛，热退脉静。复查尿素氮 3.78mmol/L，尿蛋白阴性，血小板计数 90×10^9/L，白细胞计数 3.6×10^9/L，中性 0.74，淋巴 0.26，继以竹叶石膏汤加减调治获愈。

按语：本案初从营血热盛治疗，投犀角地黄汤、清营汤加减，未效。后转加大剂量生大黄、芒硝通腑，逐血分郁结之瘀热而获效，既证明了下瘀热的重要性，也证明了"六腑以通为用"的正确性。

（陈四清　整理）

第五章　哮喘辨治经验

【概述】

支气管哮喘是由多种炎症细胞、结构细胞及细胞组分参与的慢性气道炎症性疾患,以反复发作的喘息、胸闷、气急或咳嗽为主要症状。哮喘是世界范围内的常见病、多发病、难治病。由于其反复发作,缠绵难愈,治疗较为棘手。周仲瑛教授对于哮喘病擅长从风痰论治,独具匠心,在诊治过程中,不断思考总结,形成了以"发时未必全从标治,当治标顾本;平时亦未必全恃扶正,当治本顾标"为核心的辨治思想,用以指导临床取得了显著的疗效,使大部分患者病情得以控制,减轻、减少复发、甚至不再复发。

【临证要点】

1. 风痰阻肺是哮喘发作期的主要病机　哮喘是一种发作性的痰鸣喘咳疾患,其发作突然,起病多快、病情多变,常表现倏忽来去,时发时止,且多发作于秋春气候突变和花粉、尘螨较多的风气偏盛季节,发作前常有鼻痒、眼痒、鼻塞、喷嚏、流涕等先兆症状,或见肌肤风团疹块,具有风邪"善行数变"的特性,发作时喉中如吹哨笛,或痰涎壅盛,声如拽锯,辨证属风盛痰阻、风动痰升之征,风痰阻肺是哮喘发作期的主要病机。

风邪致病者,有外风和内风之异,外风与肺有关,称为肺风,为外风上受,触动伏痰,如感受寒凉,或吸入花粉、烟尘、异味气体、真菌、尘螨、动物毛屑等,表现有上呼吸道过敏症状。内风责之于肝和脾,肝风者由于肾虚肝旺,复加情志刺激,肝气郁结,化火生风,炼液为痰,上犯肺脏。脾风为痰生于脾,饮食不当触动,上逆干肺,多由进食鸡蛋、鱼虾、海鲜等发物引起,如《证治要诀·发丹》说:"有人一生不可食鸡肉及獐鱼动风等物,才食则丹随发,以此见得系是脾风。"饮食过敏所致的脾风既可引发瘾疹,亦可发为哮喘,临床常见到因过敏所致的皮肤湿疹引发哮喘者。

如见喘急痰涌、胸满不能平卧、咯痰黏腻、舌苔厚浊者,又属以痰为主。风邪袭肺,肺失宣发肃降,津液停聚为痰,如《临证指南医案》所言:"宿哮……寒入背腧,内合肺系,宿邪阻气生痰";若因饮食不当,进食油腻肥厚,脾运不健,积湿生痰,上逆干肺,如《医碥》所载:"哮者……得之食味酸咸太过,痰入结聚,一遇风寒,气郁痰壅即发";若因忧思、恼怒等情志刺激,以致肝气郁结,气郁化火,亦可炼液为痰,上犯肺脏。如痰多黏稠,咯吐不爽,则可见声高息涌,张口抬肩,目胀睛突,难以平卧,烦躁不安,此时若能将痰液畅利咳出,则胸闷渐减,呼吸困难渐平,喘促痰鸣亦可随之逐渐消失,病情遂可逐渐缓解。因此,痰是哮喘发作的重要病理因素。

2. 风痰内伏是哮喘反复发作的根本原因　哮喘反复发作难以根治,根本原因在于宿痰的长期存在,通过大量临床实践,周仲瑛教授深入探讨了哮喘病因"专主于痰"的"夙根"特点,哮喘病因多为宿痰伏肺,遇诱因或感邪引触,以致痰阻气道,肺失肃降,气道挛急而致哮喘发作。《症因脉治·哮病》说:"哮病之因,痰饮留伏,结成窠臼,潜伏于内,偶有七情之犯,饮食之伤,或外有时令之风寒,束其肌表,则哮喘之症作矣。"认为宿痰是哮喘发病的基本病理因素,而痰本身也是机体的病理产物。痰的产生与脏腑功能失调密切相关,其实质主要是指脏腑阴阳失调,素体偏盛偏虚,肺脾肾对津液的运化失常,水湿停聚,津液代谢障碍,则凝聚成痰。若痰伏藏于肺,则成为哮喘的潜在病因。因此,周老提出了"第二病因"之说。并且认为伏痰的性质主要为风痰,基于此,周老首倡哮喘"风痰夙根论",提出哮喘夙根为"风痰内伏",认为哮喘缓解期症虽不显,但其"风痰内伏"之夙根仍然存在,或因先天禀赋不足,或因外感内伤,或因久病致虚,导致肺肾两虚,肺虚不能主气,气不化津,津液停聚,易生痰浊,如感受六淫外邪,进一步损伤肺气,气不化津而成痰;肾虚者,主水之气难行,每遇劳累,更伤肾气,肾不主水,水停亦为痰饮。此"胶固之痰",伏而待发,即为"夙根"。现代医学研究亦发现,虽然多数非急性发作期患者没有明显的临床症状,几乎所有患者依然存在着慢性变应性气道炎症(allergic airway inflammation,AAI)和气道高反应性,另外,现代医学研究认为气道高反应性是哮喘的重要特征,而慢性气道变应性炎症是引发和加重气道高反应性的重要因素。所以 AAI

对于哮喘发作是一种"沃土",一旦受到适宜的刺激,包括有机过敏原或病毒感染等,就会引发或加重原有的气道高反应性,从而出现哮喘急性发作。因此,认为哮喘缓解期的基本病理环节是风痰伏邪,这一认识与现代医学关于哮喘缓解期仍存在气道慢性变应性炎症及气道高反应性是相一致的。

3. 肺肾两虚,风痰内伏是缓解期的主要病机　哮喘患者若长期反复发作,痰从寒化则可伤及脾肾之阳,痰从热化则可耗灼肺肾之阴,可进一步出现由实转虚或虚实夹杂的病理变化,在缓解期多见肺、脾、肾诸脏亏虚的征象。因哮喘的病位在肺,首先表现为肺脏的亏虚,如陈无择有"五脏皆有上气喘,但肺为五脏华盖,百脉取气于肺,喘即动气,故以肺为主"的论述。肺在体合皮毛,主一身之表,肺卫具有"温分肉""充皮肤""司开合"等功能,肺气充盛则肌肤得以煦泽和腠理得以固密,能起到抵御外邪的作用;若肺气亏虚则导致卫外不固、腠理疏松,外邪易趁机袭侵而入,故在哮喘缓解期,患者常常出现喷嚏、流涕、鼻塞、气短自汗、易于感冒等肺气虚弱、卫外不固的表现。现代研究表明,肺气虚弱者往往存在呼吸道防御功能的降低和结构的损伤,如纤毛运动功能的减弱及纤毛柱状上皮细胞的变性脱落,并可降低呼吸道局部的特异性或非特异性免疫功能。故临床可见许多哮喘患者因外感而诱发,尤其是在季节转换、气候变化之时更容易因感冒而诱发本病。

脾胃属中土为"后天之本""气血生化之源",为肺金之母。清代医家何梦瑶在《医碥》中有"饮食入于胃,脾为运行精英之气……肺先受其益,是为脾土生肺金,肺受脾之益,则气愈旺化水下降,泽及百脉"的论述,说明了肺脏的生理功能正常运转,有赖于后天脾胃的滋养。若脾胃不健,运化功能失职,水谷精微无以化生,肺脏失于滋养,则可导致肺气虚弱,卫外功能失司,极易感受外邪的侵袭而发病;脾虚水谷精微不能正常运化,反而聚湿生痰,上储于肺,又进一步影响到肺气的宣肃功能。

肾主纳气,人体的呼吸功能,虽由肺所主,但必须依赖于肾的摄纳作用,《东医宝鉴》有"夫肾虚为病,不能纳诸气以归元,故气逆而上"的论述。肾的纳气功能正常,则呼吸均匀调和,若哮喘发作日久,耗伤肾气,导致摄纳无权,气不归元,则临床上可出现呼多吸少,动辄气喘等症状,严重者可出现喘脱危象。

由此可见,哮喘缓解期症虽不显著,但"风痰内伏"之夙根并未解除,且由于肺、脾、肾三脏亏虚的病理本质仍然存在,仍易生痰等而引发夙根。如肺虚致使气不化津,则痰壅气道,肃降无权,又可因腠理不固,更易感受外邪的侵袭;由于脾虚则不能运化水谷精微,上输养肺,反而因湿滞成痰,上储于肺,加重肺气升降的失常;由于肾虚精气亏乏,清气失于摄纳,水液失于蒸化,泛而成痰,上干于肺,导致哮喘反复发作,迁延难愈。

4. 祛风化痰治法贯穿于哮喘治疗全过程

（1）发作期的治疗当以祛风化痰为主:哮喘的急性发作,皆是因风痰内伏于肺,风邪引动伏痰,风痰搏结,风盛痰阻,导致气道壅塞,肺管狭窄,通畅不利,宣肃失常,以致痰鸣如吼,气粗息涌,发为哮喘。因此发作期的治疗当以祛风化痰为主,通过祛风,可使风邪外达,肺气得以宣发,清肃之令得行,气道通利,则哮喘缓解。常用的祛风药,有麻黄、苏叶、防风、苍耳草等,尤其是麻黄既善于宣通肺气,又长于降逆平喘,故为宣肺平喘的首选药物,其所含麻黄碱能兴奋 β- 受体,活化腺苷酸环化酶,使环磷酸腺苷含量增加,进而松弛支气管平滑肌,减轻支气管黏膜水肿和充血,对哮喘有较好的治疗作用。苏叶,《滇南本草》记载:"消痰利肺,和血理中,止痛定喘。"现代有关研究发现,苏叶能平喘,抗过敏,抑制Ⅳ型变态反应,调节免疫功能,并且能促进干扰素产生和促进吞噬细胞的吞噬作用,对多种细菌和病毒均有抑制和杀灭作用。苏叶尚能解鱼虾蟹毒,对饮食过敏者尤为适宜。防风味辛甘、性温,能解表祛风胜湿,为"风药中之润剂"。药理实验研究表明,防风具有抗炎、抗过敏、增强机体非特异性免疫功能的作用。苍耳草味辛、苦,性小寒,有小毒,归肺、肝经,有祛风、清热、解毒等作用,治"一切风毒"(《备急千金要方》)、"一切风气"(孟诜《食疗本草》);现代药理研究证实具有抗炎、免疫抑制、抗氧化等作用。

若以痰为重者,则宜化痰,祛痰。治疗时根据痰的性质分别采用温化寒痰、清化痰热、燥湿化痰、涤除顽痰等法。若属寒痰者症见喉中哮鸣如水鸡声,喘憋气逆,胸膈满闷如塞,咳不甚,痰涎稀薄而色白多沫,咯出不爽,伴有形寒肢冷,舌苔白滑,脉弦紧或浮紧,可选用杏仁、白前、细辛、干姜等以温化寒痰;若属热痰者,症见喉中痰鸣如吼,胸高胁胀,气粗息涌,痰液色黄,胶黏稠厚成块,或如脓状,不易咯出,身热面赤,腹胀便秘,舌苔黄厚,质红,脉弦滑,可选用金荞麦、鱼腥草、天竺黄、竹沥、化橘红、浙贝母、瓜蒌皮、黄芩以清化热痰;若痰湿壅滞所致喘息胸闷,痰多色白如藕粉,稠浊成块,量多,滑而易出,每在早晨或食后咯出,并伴有脾虚湿盛之候,苔腻、脉滑者可选用法半夏、陈皮、苍术、厚朴、紫菀、款冬以燥湿化痰；若无明显寒热倾向之痰浊壅盛，则用三子养亲汤加前胡、浙贝母、半夏等。哮喘久发的病例，一方面由于病程较久，痰邪愈益深伏，另一方面哮病反复发作，极易耗气伤津，遂使痰液更加黏稠，胶固难出，即所谓"胶固之痰"，此时，用一般的化痰之药，往往无济于事，周老加用厚朴、杏仁、葶苈子、猪牙皂等，每能收到良效。甚者用礞石滚痰丸。

（2）缓解期治以补益肺肾、祛风化痰，标本兼顾：传统中医认为，哮喘发时以邪实为主，平时以正虚为本。对于哮喘缓解期的治疗，以往采取的方法大多重在治本，以扶正补虚为主。早在金元时期，朱丹溪即提出哮喘"未发宜扶正气为主，既发以攻邪气为急"的治疗原则，"发时治标、平时治本"为中医治疗哮喘的准则，一直沿用至今。哮喘由于反复发作，正气耗伤，在缓解期主要表现为肺、脾、肾亏虚的证候，以往治疗根据脏腑病变的不同，重在治肺，或肺脾同治，或肺肾同治，或肺肝同治，或肺肠同治，或肺脾肾同治等，这些治本的方法虽有一定的效果，但尚不理想。

如上所述，哮喘缓解期虽以正虚为主，但可兼有标实之象，风痰留伏之夙根依然存在，一遇外感风邪（过敏性抗原颗粒等）即可诱发，补益肺脾肾的方法虽能补益正气，以制生痰之源，但证之临床，往往收效甚微，胶固之风痰，难以祛除。故治疗当标本兼顾，在扶正固本的同时，应参入祛风化痰之品，以清除内伏之顽痰，方能减少复发。据现代实验所见，缓解期患者依然存在气道高反应性，而气道反应性的轻重与发作频度、程度呈正相关，提示平时适当兼顾祛邪有其必要性。

治疗一方面通过调补肺脾肾三脏，恢复脏腑功能，正气强盛，则邪不易侵，气机升降归于正常，同时亦可达治痰的作用。治肺者，通过补肺益气养阴，肺旺则津液归于正化；在脾者，补脾以杜生痰之源；在肾者，补肾以导其归藏，元气强而痰自不生。在此基础上，再配合化痰祛痰之品。根据患者体质之差异临床有寒痰、热痰、风痰、湿痰之分，临证可以温化、清化、疏风、燥湿等法治之。

因夙根的性质属风痰为患，故在涤痰的同时配用祛风药，周师常在补益肺脾肾的基础上加用僵蚕、蝉衣、地龙、露蜂房等虫类祛风药，此类药善走窜入络，搜剔逐邪，可祛肺经伏邪，增强平喘降逆之功，且能祛风解痉，活血化瘀，疏通气道壅塞和血脉瘀痹，经药理研究证实，大多具有抗过敏、调节免疫功能作用,对缓解支气管痉挛,改善缺氧现象有显著疗效。

根据以上认识,对哮喘的治疗周老不拘泥于"发时治标,平时治本"的通则,提出哮喘"发时未必皆实,故不尽攻邪,当治标顾本;平时未必皆虚,亦非全恃扶正,当治本顾标"的辨治思想。并且认为风痰阻肺之病机贯穿于哮喘病的全过程,祛风化痰是哮喘各期的基本治法。

【验案精选】

 案1

曹某,女,32岁,工人。1988年9月17日初诊。

素有"过敏性鼻炎"病史。5年前剖腹产后发生哮喘,迁延经年不愈。近来每日夜晚均发。发时胸闷气塞,气逆作喘,喉中哮鸣,不得安枕,吸气尤难。伴有烦热多汗,口干,痰稠色黄味咸。脉来沉细滑数,苔淡黄腻中灰,舌质黯红。

辨证:肾元下虚,痰热蕴肺,肺气上逆,升降失司。

治法:补肾纳气,清肺化痰。

处方:南北沙参各10g,当归10g,生地10g,知母10g,天花粉10g,桑白皮10g,竹沥半夏10g,炒苏子10g,炙僵蚕10g,诃子肉3g,沉香(后下)3g,坎脐2条。

二诊:1988年9月24日。

药后哮喘旋即控制,唯咳频痰稠,汗出量多。苔淡黄灰腻,脉细滑。

证属肺实肾虚,治守原意观察。

原方去诃子肉,加五味子3g、山萸肉6g。

续服7剂,诸症悉平。观察半年,未见复发。

按语:患者哮喘起于产后,妊娠时精血聚以养胎,肝肾相对不足,复有"过敏性鼻炎"病史,当属体虚哮喘。近来发作频繁,喉中哮鸣,吸气尤难,可知病位在于肺肾两脏,肺为气之主,肾为气之根也。结合痰、脉、苔,为痰热蕴肺证,虚实夹杂,当肺肾同调。方拟沙参甘寒养阴,清肺化痰;生地、坎脐滋养肝肾,肺肾双补,清养并施。知母、竹沥半夏、天花粉清肺化痰。桑白皮、沉香纳气定喘,诃子肉收涩定喘,一走肺,一走肾。佐以僵蚕祛风通络化痰,当归补血活血散瘀。药后诸症缓解,去诃子肉,"气虚人忌多服"(《品汇精要》),加五味子、山萸肉增强补肺肾、止汗之功。

诊疗过程中,金水之脏并举,温清并用,时刻不忘祛风化痰,以断宿根。

案2

刘某,女,32岁。2000年6月21日初诊。

哮喘起于幼年,虽迭进治疗,但难以全部控制,发时喘哮痰鸣,咳嗽,喷嚏,多涕,胸闷,口干,恶心,时有烦热,面部痤疮密集,常有脓头,皮肤瘙痒时作,二便正常,苔黄质红,脉细滑。

辨证为风痰伏肺,肺热内蕴。

处方:蜜炙麻黄5g,杏仁10g,炙射干10g,桑白皮10g,炒芩10g,炙僵蚕10g,蝉衣5g,广地龙10g,苍耳草10g,法夏10g,知母10g,南沙参12g,苦参10g。

服药7剂,哮喘发作减轻,但未绝对稳定控制,遇空气混浊环境则胸闷,面部痤疮有所消退,痰白,口干,舌红苔薄黄,脉细滑。风痰伏肺,肺热内蕴,兼有肺热阴伤之象,在原方基础上加炒苏子10g、天花粉10g进治。

继服7剂后哮喘基本控制,胸闷不著,痰黏色白量少,夜晚偶有感冒症状,鼻塞流涕,苔黄薄腻质红,脉细滑。治守前法巩固。

处方:炙麻黄5g,杏仁10g,炙草3g,南北沙参各12g,桑白皮10g,苍耳子10g,射干10g,炒苏子10g,僵蚕10g,蝉衣5g,知母10g,炒芩10g。

按语:本案患者哮喘起于幼年,虽经治疗,但仍反复发作,究其因为有"痰浊伏肺"之夙根,此次因风邪引触,痰随气升,肺气壅实,升降失司,而致哮喘发作,痰从热化,痰热蕴肺,肺失清肃,故见喘哮痰鸣,咳嗽,胸闷,苔黄质红,脉细滑;口干,烦热表明已有化热阴伤之趋;鼻塞,嚏喷,多涕,遇空气混浊环境则胸闷,夜晚常有感冒症状,皮肤瘙痒时作则风邪(过敏)症状明显。此乃风痰伏肺,遇感引触之征。方取定喘汤之意清热宣肺,化痰平喘,配射干清热肃肺,伍苦参清热利湿止痒;知母、天花粉清热化痰滋阴;南北沙参清肺火而益肺阴;同时运用炙僵蚕、蝉衣、广地龙、苍耳草等一派祛风化痰药。因药证相合,故病势得以缓解。

（王志英　整理）

第六章　咳嗽辨治经验

【概述】

咳嗽是指肺气上逆作声,咯吐痰液而言。一方面咳嗽是一种保护性反射,有效清除呼吸道刺激因子如分泌物或进入气道内的异物,对保持机体健康有重要影响。但咳嗽持续时间过长,过于频剧的咳嗽则给机体带来不适,甚至对机体有害,诱发心血管、神经、消化道、呼吸等多个系统的并发症。咳嗽为肺系疾病主症之一,涉及病种广泛。由于咳嗽病情比较复杂,辨证较为不易,古人认为"百病惟咳嗽难医"。在咳嗽的治疗方面古今医家均在不懈地探索有效的方法。国医大师周仲瑛教授在长期的医疗实践中积累了丰富的临床经验,对咳嗽的辨治亦有较好疗效,现将其经验整理如下。

【临证要点】

1. 外感咳嗽以风为先导,有夹寒、夹热、夹燥之分　风为六淫之首,故外感咳嗽,常以风为先导,或夹寒、或夹热、或夹燥。

风寒咳嗽之病机为风寒束肺,肺失宣肃。其证候特点:①咳嗽时作,白天多于夜间,咳而急剧,声重,痰稀色白;②外见外感风寒诸症,头痛、恶寒、发热,无汗,舌苔薄白,脉浮或浮紧等。

风热咳嗽病机为风热壅肺,肺失宣降。表现:①咳嗽,咽痒或痛,痰稠而黄,咳痰不爽,口渴,咽痛;②兼见外感风热表证,如头痛,身热,恶风,汗出,舌红,苔薄黄,脉浮数。

临证应注意寒热二者的相关性。如风寒客肺,未能及时宣散,郁而化热,而表寒未解,或肺有蕴(痰)热而外感风寒,均可表现"外寒内热证";肺热亦可蒸液成痰,而成痰热郁肺。

夹燥有温凉之异。"燥胜则干"。燥热灼津,肺失清润,为其病理特点,一般以属热者为多,表现为燥邪与风热并见,如:①干咳无痰,或咳痰不利,或见咳引胸痛,痰中带血;②并见燥热伤津之证,如鼻燥咽干、舌红、苔薄黄而干,脉细略数;③同时兼见燥热客表征象,如恶风、发热、头痛,临床称为"温燥",多发于初秋。另一方面,又当理解"燥病属凉,谓之次寒,病与感寒同类"(《温病条辨》),临床称为"凉燥",表现为燥证与风寒并见,多发于深秋、初冬,表现:①干咳少痰或无痰,鼻咽干燥;②兼有恶寒、发热,头痛无汗,舌苔薄白而干。

燥有内外之分。两者病因虽异,但又总属肺燥咳嗽,故"外燥"久延,耗伤肺阴,亦可转为"内燥",表现"肺阴亏耗证"。

2. 内伤咳嗽由脏腑功能失调、内邪干肺所致　可分其他脏腑病变涉及于肺和肺脏自病两端。

他脏及肺由于饮食不调者,可因嗜烟好酒,烟酒辛温燥烈,熏灼肺胃;或因过食肥甘辛辣炙煿,酿湿生痰;或因平素脾运不健,饮食精微不归正化,变生痰浊,肺脉连胃,痰邪上干,乃生咳嗽。或由情志不遂,郁怒伤肝,肝失条达,气机不畅,日久气郁化火,因肝脉布胁而上注于肺,故气火循经犯肺,发为咳嗽。

肺脏自病者,常因肺系疾病迁延不愈,阴伤气耗,肺的主气功能失常,以致肃降无权,肺气上逆作咳。

3. 病机总属肺气宣肃失常　肺为清肃之脏,主气、司呼吸、外合皮毛,内为五脏华盖,其气贯百脉而通他脏,不耐寒热,称为娇脏,易受内外之邪侵袭而致宣肃失司。清代程国彭《医学心悟》形象地指出:"肺体属金譬若钟然,钟非叩不鸣。风寒暑湿燥火,六淫之邪,自外击之则鸣……"《医学三字经·咳嗽》:"肺为脏腑之华盖,呼之则虚,吸之则满,只受得本脏之正气,受不得外来之客气,客气干之则呛而咳矣;只受得脏腑之清气,受不得脏腑之病气,病气干之亦呛而咳矣。"提示咳嗽是因于内外病邪犯肺,肺气壅遏不畅,肺脏为了改变这种病理现象,祛除病邪外达,而致气逆作咳。

4. 宣通肺气为外感咳嗽基本要法　咳嗽虽有外感、内伤两类,但总属痰邪阻肺,肺气不得宣通,肃降无权,上逆为咳。且外感咳嗽之中,尤以风寒袭肺为多见。如张景岳说:"六气皆令人咳,风寒为主。"程国彭亦说:"咳嗽之因,属风寒者十居其九。"故治疗总以宣通为第一要着,肺气宣则病邪外达,肺气畅则肃降有权。临证只要排除外感燥热,内伤气火、阴虚,皆可治以宣通。寒热偏向不显者,可予辛平轻宣肺气,寒邪重者则当辛散宣通、温开肺气,若属外寒内热,肺气不利,又当温清宣肃并施。

治疗咳嗽当以宣肺为第一要着,而宣肺用药首选麻黄,本品辛散苦泄,温通宣畅,入肺经,外能发散风寒,内能开宣肺气,有良好的宣肺止咳平喘之功。《神农本草经》谓其能"发表出汗,去邪热气,止咳逆上气……"《本草纲目》中有"麻黄乃肺经专药,故治肺病多用之"。现代药理证实,麻黄能够舒张支气管平滑肌,具有平喘、止咳、祛痰、抗炎,抑菌作用。

宣肺止咳的代表方,临床常用的是三拗汤,这是以麻黄为主药的治疗咳嗽方,使用时常以此为基础,结合辨证配用各种药物方能增效。药如表寒配苏叶、荆芥;肺热内郁配生石膏、知母;痰热蕴肺配黄芩、鱼腥草;痰白量多配紫菀、款冬;咳逆气急痰壅配苏子、葶苈子;痰湿偏重,痰稠量多胸闷加法半夏、厚朴、陈皮等,重在止咳则配桔梗、白前、前胡、佛耳草、枇杷叶等。

若因治疗不当,过早敛涩;或因苦寒凉润太过;或素体肺气不强、脾阳虚弱,以致陈寒伏肺,更非温散宣通不解。因外感咳嗽,受寒深重,寒伏肺腧,往往逾年不瘥,此种情况虽不同于外感咳嗽初期,起病急、病程短的一般表现,但审证观舌,仍具客寒伏肺的特点,如痰白质稀,咳而不爽,鼻塞有涕、背寒怕冷、口不渴,舌白、质淡等,治当温散伏寒、宣通肺气,寒邪外达,则咳嗽自平。方取小青龙汤,总能取得良好效果。咳平后肺虚卫弱者,可用玉屏风散合苓甘五味姜辛半夏汤。

总之,不宜以咳嗽新久来分辨外感内伤、虚证实证。有些患者咳嗽虽日久不愈,但咳嗽声音重浊不扬,咽喉作痒,痒必阵咳,痒息咳止,此为肺系受邪,外邪未尽,肺气失宣之征,治疗仍宜宣肺散邪。

5. 内伤咳嗽治在"痰"与"火" 痰与火是内伤咳嗽的主要病理因素,故治痰与火是其重要法则之一。

痰既是病邪犯肺的病理产物,同时又是肺气上逆的致病因素,由于痰液留滞气道,感觉胸闷如堵,或咽喉有痰滞感,需咳嗽才能排出于外,往往随着痰液的咯出,咳嗽得以缓解,因此治痰是治疗咳嗽的重要环节之一。

因痰有寒痰、湿痰、热痰、燥痰之别,当根据痰之属性而采用相应的化痰药物。周老治疗肺病痰证常以二陈汤为主方,随其邪正虚实,病因及病位,配伍相应药物,如寒痰加桂枝、干姜;热痰加石膏、鱼腥草、贝母、竹沥;湿痰加苍术、川朴、苡仁;燥痰加瓜蒌、杏仁、紫菀;老痰加海浮石、海蛤壳,顽痰加白芥子、皂角刺或猪牙皂;风痰加僵蚕、蝉衣、苍耳草。同时注意治气,朱丹溪曰:"善治痰者,不治痰而治气,气顺则一身之津液,亦随气而顺。"周老常配用枳壳、厚朴、苏子、葶苈子、降香之品,一是宣通,一是降逆,通过宣通肺气,以恢复其肃降功能,宣肃正常,则津液自能正常输布,二则已成之痰,亦能畅利排出。

治火者当分清虚实。因火致咳,有虚实两端。实火为肝气郁而化火,上逆冲肺,咳逆阵作,气急胸憋,临床可见"咳厥"。治当清肺泻肝,顺气降火,用黛蛤散、加减泻白散。酌配丹皮、山栀、枳壳、降香、郁金、瓜蒌皮、枇杷叶等。虚火为肺阴亏耗,虚热内灼,肺失润降,治当滋阴润肺,宁嗽止咳。方用二冬二母汤、百合地黄汤。酌配沙参、玄参、桔梗、杏仁、百部等。

6. 慎防病情演变转化　外感咳嗽虽然病程较短,恢复相对较快,但如治疗不当,或迁延失治,同样可发生变证。其中之因于热壅肺气者,每易进而变喘,因火性上炎,热迫肺气,气逆不降,则每易奔迫致喘,周老认为这种情况常见于风热犯肺,或肺有蕴(痰)热、或风寒客表之外寒内热证,即"火咳易成喘"之意。治当清宣肺气、化痰平喘,方用麻杏甘膏汤、越婢加半夏汤等。

六淫皆可致咳,其中燥、湿二邪较为缠绵,因燥伤肺津,久则可致肺燥阴伤的内燥证,故前人有"燥咳每成痨"之说;湿邪伤脾,久延脾虚积湿生痰,又可转为内伤痰湿咳嗽。治当分别给予滋阴润肺或健脾化痰。

内伤咳嗽中的痰湿蕴肺证,是最为多见的基础证候,而又演变转化多歧,若遇急性发作,每易痰湿化热,成为痰热郁肺证,部分久病年老的患者,肺脾两伤,可以出现两方面的转归,一因气不化津,痰从寒化,停而为饮,成为痰饮、咳喘,表现"寒饮伏肺"之证;或因肺脾气虚,久病入肾,成为"肺气虚寒"的慢性咳喘。两者一是偏于标实,一是偏于本虚,但又互有联系,在发作时以标实为主,稳定时以本虚为主。前者治当温肺化饮,用小青龙汤;后者则应温肺益气,用温肺汤。

7. 注意审证求因,切勿见咳止咳　咳嗽是人体祛邪外达的一种病理反应,故必须辨别不同的病因及证候分别处理。忌单纯的见咳止咳,因外邪犯肺,壅遏肺气,宣肃失常,必须宣肃肺气,疏散外邪,因势利导,邪祛则正安。忌用苦寒润降及敛肺止咳药,误投反致肺气郁遏不得宣畅,不能达邪外出,邪恋不去,久咳伤正,变生他病。特别是收涩镇咳药如罂粟壳等最要慎用,以免留邪。

由于咳嗽病因复杂,有时不同的病表现共同的证,如肺炎初期、肺结核、支气管肺癌等,都可以咳嗽为主症,必须辨证结合辨病治疗,以免贻误病情。

另外,跌仆损伤或劳力伤重,肺络不和所致的瘀血咳嗽,表现闷咳、胸痛,治疗当以清瘀肃肺为主,常用旋覆花汤加减。可用旋覆花、降香降气消结通络,桃仁、紫菀止咳化痰。同时须排除粪毒(钩虫、蛔虫)攻肺,肺气不利,干咳或咳嗽、咽痒、声音嘶哑之虫咳和药源性咳嗽。

一般而言,咳嗽的轻重,可以反映病邪的微甚,但在某些特殊情况下,因正虚肺气耗竭,或痰邪壅肺,肺气闭塞,均可导致肺气不能祛邪外达,咳虽轻微,而病情却重,应加警惕。

【验案精选】

案1

王某,男,35岁。2003年1月14日初诊。

患者自1999年开始咳嗽,迁延至今不愈,X线胸片示慢性支气管炎,咽部炎症常见发作,目前咳嗽不畅,咯痰不多,质黏色白,舌苔淡黄,舌质黯红,脉细弦滑。

证属陈寒伏肺,肺气不宣。

处方:蜜炙麻黄5g,杏仁10g,桔梗3g,生甘草3g,法半夏10g,陈皮6g,大贝母10g,前胡10g,紫菀10g,款冬10g,佛耳草12g,泽漆12g,炙百部10g。7剂,常法煎服。

二诊:2003年1月21日。

咳嗽稍能舒畅,胸闷减轻,咳痰稍爽,色白,舌苔淡黄,脉小滑兼数。

原方改蜜炙麻黄6g,桔梗5g,加挂金灯5g、炒苏子10g。14剂,常法煎服。

三诊:2003 年 2 月 11 日。

咳嗽减不能平,迁延不愈,咽痒,咯痰黏白,喷嚏不多,怕冷,口不干,疲劳,苔薄,脉细滑。守前意增其制,仿小青龙汤意。

处方:蜜炙麻黄 6g,炙桂枝 10g,法半夏 10g,细辛 3g,五味子 3g,炒白芍 10g,淡干姜 3g,泽漆 10g,炙紫菀 10g,炙款冬 10g,炒苏子 10g,炙僵蚕 10g,炙甘草 3g,厚朴 5g,广杏仁 10g。7 剂,常法煎服。

四诊:2003 年 2 月 18 日。

咳嗽基本缓解,跑路较急时稍有咳喘,胸不闷,咯痰较利,痰白,微有怕冷,舌苔淡黄,脉细弦兼滑。

2 月 11 日方改炙麻黄 9g,加桔梗 5g、陈皮 6g。14 剂,常法煎服。

五诊:2003 年 3 月 11 日。

咳嗽基本向愈,晨起有一二声咳嗽,痰不多,微有形寒,二便正常,舌苔淡黄薄腻,脉弦兼滑。

2 月 11 日方改炙麻黄 9g,加桔梗 6g、陈皮 6g、茯苓 10g 以善后。7 剂,常法煎服。

六诊:2003 年 3 月 18 日。

咳嗽稳定,痰白量少不多,舌苔淡黄,脉小弦滑。

2 月 11 日方改炙麻黄 9g,去泽漆,加潞党参 10g、焦白术 10g、桔梗 5g、陈皮 6g、茯苓 10g,以培土生金,补脾温肺而治本。

案 2

杨某,男,75 岁。2003 年 4 月 22 日初诊。

去夏因热当风贪凉,诱发咳喘痰鸣,经抗菌消炎治疗咳喘好转,但仍痰多,稍有受凉则咳嗽咯痰,用头孢呋辛消炎反见加重,血液流变学检查示全血黏度高,最近住院 1 个月,咳虽有减,但难控制。目前时有咳嗽,遇寒加重,咯痰色白多沫,咯吐尚可,畏寒怕冷,胸背尤甚,二便尚可,舌苔薄黄微腻、舌质黯紫,脉细滑,间有不调。既往有冠心病、慢性房颤、高血压、甲亢手术史。常服复方罗布麻片控制血压,测血压 126/80mmHg。

陈寒伏饮,肺失宣畅。治当温化寒饮,宣畅肺气。以小青龙汤化裁。

处方:蜜炙麻黄 4g,炙桂枝 6g,淡干姜 3g,细辛 3g,法半夏 10g,炒白芍 10g,五味子 3g,炙甘草 3g,炙紫菀 10g,炙款冬 10g,炒苏子 10g,佛耳草

15g,桔梗 5g。7 剂,常法煎服。

二诊:2003 年 4 月 29 日。

服药 7 剂,胸背冷感有减,患者甚喜,诉前服他药从未获此殊效,求再施药。症见痰黏色白起沫,胸背怕冷,夜晚口干,二便尚调,舌苔薄黄、舌质黯有裂,脉小滑。治守原义观察。

处方:蜜炙麻黄 5g,炙桂枝 10g,五味子 4g,炒白芍 12g,炙甘草 3g,炙紫菀 10g,炙款冬 10g,淡干姜 3g,细辛 3g,法半夏 10g,炒苏子 12g,桔梗 5g。14 剂,常法煎服。

三诊:2003 年 5 月 20 日。

温肺化饮,助阳破阴,背冷十减其五,自觉气道有痰,阵咳,但痰量减少,稍觉口干,大便偏干,舌苔薄黄,舌质黯,脉细滑。

4 月 29 日方加泽漆 12g,改五味子 5g。14 剂,常法煎服。

四诊:2003 年 5 月 27 日。

胸背冷感缓解,大便日行 1 次,口干减轻,偶有微咳,有痰不多,食纳知味,舌苔黄薄腻,舌质黯红多裂,脉细。

4 月 29 日方加生黄芪 10g、生白术 10g、防风 6g。

服 1 个月后随访已如常人,嘱保暖避寒,续予玉屏风散加味煎服以固本。

按语:小青龙汤出自《伤寒论》,"治伤寒表不解,心下有水气,干呕而咳,或渴或利等证。……因内有水气而表不解,然水气不除,肺气壅遏,营卫不通,虽发表,何由得汗,故用麻黄、桂枝解其表,必以细辛、干姜、半夏等辛辣之品,散其胸中之水,使之随汗而解……水饮内蓄,肺气逆而上行,而见喘促上气等证,肺苦气上逆,急食酸以收之,故以芍药、五味子、甘草三味,一以防其肺气耗散,一则缓麻黄姜辛之刚猛也"(《成方便读》)。于此可知小青龙汤是治疗"外寒内饮、饮邪犯肺"之主方。肺主气,司呼吸,以宣发肃降为顺,治肺不远温,过投苦寒清肺之剂,反以遏邪。尤其对于久咳、顽咳,更要细识寒热,凡有寒象或热象不重者,均可灵活运用温肺散寒之剂,或单用,或与清热药伍用。小青龙汤中麻黄生用是取其解表散寒之用,如炙用则专于温肺散寒、止咳平喘,故对于肺寒久咳患者,每须用蜜炙麻黄,以防生麻黄发汗耗气之弊。

案 1　王某咳嗽迁延 4 年未愈,痰白不爽,胸闷形寒为肺有寒饮(寒痰)

之征,案2杨某咳嗽遇寒加重,咯痰色白多沫,胸背怕冷,为典型有陈寒伏饮之象。故均施以小青龙汤加减化裁,以蜜炙麻黄散肺寒、驱邪气、宣肺气、平喘咳为君,桂枝、干姜、细辛、半夏温肺化饮降逆,紫菀、款冬化痰止咳,五味子、白芍收敛肺气,配以炒苏子、厚朴降气止嗽化痰,桔梗、甘草宣畅肺气。诸药合用,温肺散寒,宣利肺气,止咳化痰。因辨证准确,故效若桴鼓。尤其是案2杨某,有冠心病、高血压、心房颤动、甲状腺功能亢进症等病史,现代研究发现麻黄中的麻黄碱有收缩血管、升高血压、扰乱心律等作用,故临床遇有心脑血管病史患者即不敢贸然施用。古人云:"有斯症即用斯药。"据此针对主要矛盾果断施药,开始时以小剂量投石问路,服7剂后并无不适反应,反觉舒适,咳嗽形寒得减,更添用药信心,二诊即加大麻黄、桂枝用量,温肺化饮,助阳破阴,顽咳久咳竟得缓解。

　　脾为生痰之源,肺为贮痰之器,故案1久咳得缓后,伍以党参、白术、茯苓、甘草四君以补脾益气,固本善后;案2久咳得缓后,因咳伤气,转以玉屏风散补肺益气,以固藩篱。

（王志英　整理）

第七章　失眠辨治经验

【概述】

失眠为各种原因引起入睡困难、睡眠深度或频度过短、早醒及睡眠时间不足或质量差等，是一种常见病。失眠往往会给患者带来极大的痛苦和心理负担，又会因为滥用失眠药物而损伤身体等。古代医籍中又称"不寐""不得眠""不得卧""目不瞑"。中医认为人之寤寐，由心神控制，而营卫阴阳的正常运作是保证心神调节寤寐的基础。每因饮食不节、情志失常、劳倦、思虑过度及病后、年迈体虚等因素，导致心神不安，神不守舍，不能由动转静而影响心神，导致失眠。

临床上，失眠既是常见病证，也是较难获得稳固疗效的疑难杂病。

【临证要点】

1. 阳不交阴是基本病机　中医认为，人的寤寐由心神控制，有赖于营卫阴阳的和畅运行。正常情况下，昼日阳行于外则寤，入夜阳归于内则寐；阳气生长收藏的自然进行，是保证睡眠/觉醒正常节律的前提。这一自然进程一旦受到干扰，由阳入阴的途径受阻，则心神不能由动转静，从而引起失眠。因此，阳不交阴是失眠的基本病机。

2. 肝脾肾虚为本，郁火痰食瘀为标　《景岳全书·不寐》中将不寐病机概括为有邪、无邪两种类型。"不寐证虽病有不一，然唯知邪正二字则尽之矣。盖寐本乎阴，神其主也，神安则寐，神不安则不寐。其所以不安者，一由邪气之扰，一由营气不足耳。有邪者多实证，无邪者皆虚证。"在治疗上则提出："有邪而不寐者去其邪而神自安也。"明代李中梓结合自己的临床经验对不寐证的病因及治疗提出了卓有见识的论述："不寐之故，大约有五：一曰气虚，六君子汤加枣仁、黄芪；一曰阴虚，血少心烦，酸枣仁一两，生地黄五钱，米二合，煮粥食之；一曰痰滞，温胆汤加南星、酸枣仁、雄黄末；一曰水停，轻者六君子汤加菖蒲、远志、苍术，重者控涎丹；一曰胃不和，橘红、甘草、石斛、茯苓、半夏、神曲、山楂之类。大端虽五，虚实寒热，互有不齐，神而明之，存乎其人耳。"说明导致阳不交阴的因素很多，虚、实两方面均可导致失眠。周仲瑛教授认为，虚主要指肝脾肾虚，实指郁、火、痰、食、瘀五大因素，气行不畅则气郁，血脉不通则血瘀，津液不归正化则生痰，久郁不通则化火，饮食不节，胃失和降则扰心。

3. 治疗以补虚泻实，调整脏腑阴阳为原则

（1）补虚强调滋肾养肝，补益心脾：肝肾阴虚，心火独亢，心肾不交，神不守舍而不能成寐，即张景岳所谓"真阴精血不足，阴阳不交，而神不安其室耳"。症见心烦失眠、头晕耳鸣、口干津少、腰酸膝软、手足心热、舌质红、脉细数等。唯有滋肾养肝使肾水上承以济于心，心火得降，方能神安于舍。正如《陈良夫医案》说："心主一身之火，肾主一身之水，心与肾为对峙之脏，心火欲其下降，肾水欲其上升，斯寐寤常矣。"周老常选用酸枣仁汤合六味地黄汤或天王补心丹加减，常用：熟枣仁、知母、川芎、丹参、夜交藤、川百合、生地、合欢皮、大麦冬、玄参。如见烦躁，面赤，尿黄，舌尖红之心火亢盛者，加黄连、莲子心以清心泻火；便秘者，加全瓜蒌、枳实理气通腑；头痛，加苦丁茶清肝泻火；兼脾虚便溏者，加党参、焦白术、茯苓、炙甘草、怀山药益气健脾；肾督亏损腰腿痛者，酌配熟地、淫羊藿、川续断、金毛狗脊、千年健、桑寄生益肾强筋骨；阴虚阳亢头眩，面色潮红，目糊者，予炙鳖甲、牡蛎、石斛育阴潜阳，咸寒养阴，滋阴降火；耳鸣如蝉者，加灵磁石、五味子、路路通；痰瘀阻络，肢麻者，加木瓜、鸡血藤、炙僵蚕、炮山甲化痰祛瘀通络；手足心热，可加功劳叶、地骨皮滋阴清热；口舌生疮者，加白残花。

社会生活经历丰富，闲而多思，劳伤心神，血不养心，神无所依，亦常导致失眠。见多梦易醒，醒后难以入睡，心悸神疲，饮食无味，面色少华，舌淡，苔薄，脉细弱。即《景岳全书》曰："凡人以劳倦思虑太过者，必致血液耗亡，神魂无主，所以不寐。"周老认为此时宜补益心脾，养血安神。常选用归脾汤加减。常用药物如：潞党参、焦白术、生黄芪、当归、熟枣仁、茯神、远志、炙甘草。如见心悸，面色㿠白，舌淡脉细，心血不足者，加熟地、白芍、阿胶以养血；失眠较重，加合欢皮、夜交藤、龙骨、牡蛎以镇静安神；兼肝肾亏虚

头昏,加甘杞子、白蒺藜养肝息风;脘闷纳呆,苔腻,加制半夏、陈皮、茯苓、厚朴和胃化痰;伴血脂增高者,加生楂肉、制首乌;夜寐多汗,酌加瘪桃干、浮小麦、煅龙骨、煅牡蛎敛汗。

（2）泻实重在清肝泻火,化痰祛瘀:七情失节,肝气郁滞,郁而化火,扰乱心神,常伴随睡眠障碍。见寐差、多梦、早醒,口干,心烦,或有焦虑,心中燥热,大便偏干,或尿黄,舌红苔黄。治疗宜疏肝解郁,清肝泻火。多选用酸枣仁汤合丹栀逍遥散或龙胆泻肝汤加减,用药如熟枣仁、知母、夜交藤、川芎、茯神、黑山栀、珍珠母、牡蛎、夏枯草、大生地、大麦冬等。肝火炽盛,目赤口苦,烦躁不安之重者,加川黄连、龙胆草以清心泻肝,所谓"实则泻其子";阴虚肠燥,大便干结,加玄参、火麻仁滋阴润肠;兼阳虚怕冷,或足冷,心肾不交者,加黄连、肉桂交济心肾,使心火下蛰于肾,肾水上济于心。

某些人脏腑功能衰退,且活动量减少,脾虚运化功能不足,生痰酿湿,痰浊中阻或郁而化热,气机升降失调,心神不安而致不寐。故《张聿青医案》中说:"体丰多湿,湿土生痰,痰盛则水火之升降被阻,而为不寐也。"证见心烦不寐,胸闷脘痞,泛恶嗳气,头重,口苦,舌苔黄腻,脉滑数等。宜化痰清热。常选用黄连温胆汤加减。常用药物如:法半夏、川黄连、全瓜蒌、陈胆星、炒枳壳、茯苓、陈皮、竹茹。伴心悸易惊,惊则醒而难眠者,酌加熟枣仁、合欢皮、夜交藤、丹参、石菖蒲、远志以养心化痰宁神;失眠顽固者,加龙骨或龙齿、珍珠母重镇安神;兼口干阴伤者,加大麦冬、川百合养阴生津。若胃中嘈杂、噫气,可参入吴萸、制乌贼骨、制香附理气和胃;饮食停滞,嗳腐吞酸者,加神曲、焦山楂、莱菔子消食和中,正如《素问·逆调论》中所云"胃不和则卧不安"是也;若心血瘀阻,胸痛,舌紫或有瘀斑,加丹参、当归、赤芍、鸡血藤等活血化瘀以畅心脉,亦可加行气的川芎、延胡索等。

【验案精选】

案1

袁某,男,36岁。2010年4月30日初诊。

失眠严重3~4年,彻夜不寐,服安眠药亦仅睡2小时,白天可持续睡1

天,难以胜任工作,被诊断为"强迫症""抑郁症",多方治疗无效。口干欲饮,食量尚好,舌苔黄,舌质黯紫,脉沉细。

证属心肾两虚,火不归原。

处方:熟枣仁30g,知母10g,川芎10g,茯苓10g,炙甘草3g,黄连4g,肉桂(后下)2g,法半夏10g,夏枯草10g,川百合15g,丹参15g,石菖蒲9g,合欢皮15g,煅龙骨(先煎)20g,煅牡蛎(先煎)25g。14剂。

二诊:2010年5月21日。

失眠好转,入睡尚困难,可睡6~7小时,易醒,白天精神改善,食纳尚好,大便不实,苔黄薄腻,质黯,脉细滑。守方再进。

原方加夜交藤25g、炒麦芽12g。14剂。

按语:周老认为此案属于肝郁化火,心肾不交,阴阳失调。用酸枣仁汤、交泰丸加味。酸枣仁汤方出自汉代张仲景《金匮要略·血痹虚劳病脉证并治》,主治虚劳心烦、失眠、心悸、盗汗、头目眩晕、咽干口燥等症。方中酸枣仁为君药,性甘、酸、平,养心阴、益肝血而宁心安神,为滋养性安神药,还有一定的敛汗作用,配合茯苓、甘草以宁心安神,且酸枣仁味酸,与甘草相伍,酸甘化阴,使阳交于阴,阴自动而静,从而达到调摄阴阳的目的;知母性味苦寒,能清虚热,润燥滑肠,川芎辛温芳香,理血疏肝,与酸枣仁相伍,一敛一散,以养血调肝安神。实验证实,该方具有明显的镇静催眠作用。交泰丸方源自明代《韩氏医通》,名见清代王士雄《四科简要方》。方中肉桂辛温助肾阳,能上济于心;黄连苦寒助心阴归于肾,使心肾相交,有如天地交泰,阴阳平衡。张景岳有"寐本乎阴"之说,不寐无论虚实如何,当有阴阳之失调,水火之失济。因此,以交泰丸引火归原,交通心肾,使"心火欲其下降,肾水欲其上升,斯寤寐如常矣"。心与肾是水火二脏上下相济的关系。心位于上,肾位于下。《黄帝内经》云:"火曰炎上,水曰润下。"火随心阴下降,以交于肾水;肾水随真阳上升,以交于心火。水上火下,即谓水升火降,即为心肾相交,水火相济。反之,心肾不交,则出现心烦不寐,心悸健忘,头晕耳鸣,咽干口燥,五心烦热,腰膝酸软,梦遗,舌质红,脉细数等症状。半夏与夏枯草相配是周老喜用之对药,为平调阴阳之佳品。再佐以养血宁心通窍安神之百合、合欢皮、石菖蒲、龙牡等,补心肾之虚,疏肝胆之郁,泄虚浮之火,宁不安之魂。

案2

某女,34 岁,2001 年 11 月 3 日初诊。

长期思虑、忧郁导致失眠,半年来加重,曾服多种中西药物无效。最近虽服较强安眠药,但仅勉强入睡 4~5 小时,睡眠不酣。伴烦躁、焦虑、胸闷憋气,经行不爽、量少,大便时秘,纳可,口干不重,舌苔淡黄腻,边黯红,脉细滑。

证属肝郁化火,痰热内蕴,血府血瘀,阴不涵阳,心肾失交。

处方:丹皮 10g,栀子 10g,熟酸枣仁 30g,丹参 10g,知母 10g,夏枯草 10g,法半夏 10g,醋柴胡 5g,炒延胡索 15g,桃仁 10g,红花 10g,川芎 10g,制香附 10g,川黄连 5g,肉桂(后下)2g,川百合 12g,生地黄 12g,合欢皮 15g,煅龙牡(先煎)各 25g。7 剂。

二诊:2001 年 11 月 10 日。

失眠略有好转,临晚有困倦感,夜寐约 5 小时,多梦、早醒,时好时差,焦虑减轻,脉细弦。苔黄质黯紫。

原方加麦冬 10g、龙胆草 6g、珍珠母(先煎)30g。7 剂。

三诊:2001 年 11 月 17 日。

睡眠基本正常,夜半醒来 1 次,有梦不多,烦躁已平,苔薄黄,质黯红,脉细。

再予清肝解郁,安神宁心。

11 月 10 日方加麦冬 10g、龙胆草 6g、珍珠母(先煎)30g、赤芍 12g。10 剂。

按语:女子以肝为先天,患者为年轻女性,思虑过度而致失眠,故肝郁气滞,日久化火,扰乱心神而致不寐之证。周老先丹栀逍遥散为主方,熔疏肝、养肝、清肝、泄肝、平肝、敛肝、镇肝为一炉,组方全面,药繁而不杂,因此取效迅捷。

案3

王某,女,37 岁。2001 年 7 月 13 日初诊。

患者失眠将近 7 年,入睡困难,多梦,寐意不酣,心烦,口苦,咽干,食纳乏味,空腹时胃痛、胃胀、嗳气,月事 40 日一潮,舌苔薄黄,脉细弦。

辨证属肝血不足,湿热中阻,胆胃不和,心肾不交。

治拟养血安神,清胆和胃。

处方:黄连 5g,法半夏 10g,茯神 10g,炒枳壳 10g,橘皮 6g,竹茹 6g,丹参 15g,酸枣仁 25g,川百合 12g,知母 10g,川芎 10g,夜交藤 25g,佩兰 10g,炒谷麦芽各 10g,炒延胡索 12g,炒六曲 10g。常法煎服。

复诊:诉失眠好转,胃部不适缓解。但经期量少,舌苔中黄,脉细滑。

原方加枸杞子 10g、制首乌 10g、鸡血藤 15g。

后随访该患者,经过积极治疗后失眠情况明显改善,且胃部不适得到一并解除。

按语:患者失眠兼多梦伴月经周期延长、脉细弦推知其病在肝,是以肝血不足,阳无以入阴为根本。然阴虚则阳病,故其症亦见阳盛之症如心烦不寐、口苦咽干、胃痛嗳气、食纳无味,舌苔薄黄,均为湿热中阻、脾胃失运、土虚木乘之象。纵观此证,患者以肝血不足为本,湿热中阻、胆胃不和为标,虚中夹实,虚实交错,治当以养血安神以固其本,清胆和胃以解其标。方中以黄连温胆汤、酸枣仁汤、百合知母汤等方复合化裁,分治标本。一取酸枣仁汤之意治其本虚,用酸枣仁、知母、川芎,配以夜交藤、川百合、丹参,共奏养血安神、清热除烦之功;二取温胆汤之意治其标实,用法半夏、茯神、炒枳壳、橘皮、竹茹,配以炒谷麦芽、炒六曲,既可理气化痰又可清胆和胃;三则佐以佩兰化湿和中;宗"久病络瘀"的观点,又以丹参、延胡索行气活血,气血通畅、六脉调匀则阴阳自可交合。

案4

刘某,女,35 岁,于 2005 年 3 月 3 日初诊。

患者失眠 3 个月,服艾司唑仑(舒乐安定)可睡 2~3 小时,否则彻夜不眠,纳差,疲劳乏力,口干,饮不多,两下肢怕冷明显,10 天前腹泻 1 天已愈。舌质黯红,苔淡黄腻,脉细弦。

此乃心脾两虚,心肾不交。

处方:熟枣仁 30g,丹参 12g,夜交藤 25g,黄连 2.5g,法夏 10g,潞党参 10g,焦白术 10g,炙黄芪 10g,炙甘草 3g,茯神 10g,肉桂 2g,合欢皮 15g,龙骨 20g。

二诊:2005 年 3 月 14 日。

患者失眠有改善,睡眠短暂,但醒后仍能再睡,头胀,纳差,烦躁,服药期间大便腹泻 1 次。舌质黯红,苔淡黄腻,脉细弦。

处方:熟枣仁 30g,法夏 10g,夜交藤 25g,黄连 3g,丹参 12g,潞党参 10g,焦白术 10g,炙黄芪 10g,炙甘草 3g,茯神 10g,肉桂 2g,合欢皮 15g,龙骨 20g,橘皮 6g,炒麦芽 12g,怀山药 10g。

按语:患者主诉为失眠 3 个月,服用安定效果不佳,根据兼症,纳差,疲劳乏力,知其脾气虚弱,脾虚则健运失职,升降失司。脾主四肢为后天之本,四肢不充故下肢怕冷,疲劳乏力;健运失常则气血不生,无以上奉心藏之神,故心虚。《素问·灵兰秘典论》云:"心者,君主之官,神明出焉,主明则下安,主不明则十二官危。"心虚则相火妄动,心肾不交故不寐,所以周老以核心方与第二组核心方药随症加减治疗。本案以心脾两虚为主,故去知母、川芎、夏枯草,以熟枣仁、丹参大补心血,定志安神;以潞党参、茯神、炙黄芪、炙甘草、焦白术健脾益气,养心安神,取归脾汤之意;以夜交藤、黄连、肉桂交通心肾则相火安;以合欢皮调畅气机;以法夏和胃气而通阴阳;以龙骨收敛浮越之相火,镇心安魂,服后睡眠改善,初见成效,次诊守法续进。观其组方结构可知,周老以健脾养血之药以治本,以交通心肾之药为辅,少佐镇心安魂、调畅气机之药以治标,分清主次,方可收获良效。

案5

隋某,男,58 岁。2002 年 12 月 17 日初诊。

失眠 20 年,近年加重,辗转各处就诊,服中药百余剂,西药舒乐安定辅助安睡,然收效甚微。入睡困难,神思纷杂,烦躁不安,右足心热,右腿胀,腰痛,尿黄,口干,苔薄黄腻质黯,舌体稍胖,脉细滑。

证属君相火旺,阴不涵阳。

处方:生地 12g,炙龟甲(先煎)10g,黄柏 10g,知母 9g,黄连 5g,白芍 10g,阿胶(冲)10g,熟枣仁(打)30g,黑山栀 10g,炒延胡索 15g,法半夏 10g,丹参 12g,麦冬 10g,莲子心 10g,珍珠母(先煎)30g。

二诊:服药 14 剂,寐眠明显改善,烦躁减,右足心发热,时有痒感,但入睡仍有困难,口干不重,尿不黄,苔黄质黯紫,脉细弦。

初诊方加玄参 10g,改生地 15g。14 剂。

三诊:睡眠安好,平稳入睡。证治相符,原方继进。

按语:患者年近六旬,病久及肾,阴亏津少,水不济火,心阳独亢,心扰神明。正如《景岳全书·不寐》中所云:"真阴精血不足,阴阳不交,而神有不安其室耳。"本案为顽固性失眠，失眠史长达 20 载，查及病历，多以清肝、安神之治，难以奏效。周师从足心热、尿黄、腰痛、口干等症结合病史，断其为君相火旺，阴不涵阳。治选大补阴丸为主方，以炙龟甲、白芍育阴潜阳；知母、黄柏、生地、玄参滋阴泻火；阿胶、丹参、熟枣仁养血安神；炒延胡索、黑山栀清泻心肝之火；莲子心、珍珠母镇心安神。仅服药 14 剂，失眠即已有明显改善。

（陈列红　陈四清　整理）

第八章 高血压辨治经验

【概述】

　　高血压是一种常见病、多发病,是以动脉血压升高为特征,伴有心脏、血管、大脑和肾脏等器官出现生理或病理性异常的全身性疾病,对人类健康危害极大。高血压是最常见的心血管病,是脑卒中和冠心病发病的独立危险因素。尽管西医学已经研究出多类、数十种降血压药物,但仍然存在一些病人血压顽固难降或血压虽降正常,但心脑肾等靶器官并发症仍然发生、高血压引起的不适症状仍然存在等不争事实。因此,加强高血压的中医辨治思路与方法研究仍具有十分重要的意义。

　　周仲瑛教授认为中医学虽无高血压的名称,但对本病已早有认识,根据其临床症状,主要隶属于肝经病证项下,与眩晕、头痛、厥证、肝阳、肝火、肝风等关系甚为密切,并与心悸、中风有一定联系,是探讨其病理机制及辨证施治规律的依据。

【临证要点】

　　1. 发病机理　　本病可因情志刺激,五志过极,忧郁恼怒惊恐,思虑过度,持续性精神紧张,或饮食不节,嗜食肥甘辛辣,纵情饮酒,或劳欲过度,精气内伤,或体质禀赋偏盛、偏虚,如过瘦、过肥等多种因素及其相互作用所致,且总以内因为发病的基础。当其发病之后,由于素体及原始病因的不同,疾病先后阶段的演变发展,可以表现多种病理变化及不同证候。

　　(1)病理变化主要为肝、肾、心的阴阳失调而致阴虚阳亢:高血压的临床表现以肝经病候为主,但因内脏之间的整体关系,往往与肾、心密切相关。一般早期多以肝为主,以后常见与肾、心同病,且可涉及脾,但其间又有主次的不同。

由于脏腑阴阳的平衡失调,表现为阳亢与阴虚两个方面的病变。阳亢主要为心肝阳亢,但久延可致伤阴,发展为肝肾阴虚;而肝肾(心)阴虚,阴不制阳,又可导致心肝阳亢。两者之间互为联系、演变,故其病理中心以"阴虚阳亢"为主,表现"下虚上实"之候。少数患者,后期阴伤及阳,可致阴阳两虚。

从其病程经过而言,一般初起及中青年患者以阳亢居多,逐渐发展为阴虚阳亢,久病不愈又可见阴虚为主。阳亢为标,多属暂时性;阴虚是本,常为重要的后果。标实与本虚互为对立、影响联系。

脏腑阴阳的正常功能活动,是生化气血并主宰其运行的基础,脏腑阴阳失调也必然引起气血运行的反常,而气血运行的紊乱又会加重脏腑阴阳的失调,如《管见大全良方》在论述中风病时指出:"皆因阴阳不调,脏腑气偏,荣卫失度,气血错乱"。提示气血失调是高血压发展至中风的病理基础,是阴阳失调的具体表现。

部分女性患者在妊娠或围绝经期之际,出现高血压,究其因妊娠、多育或天癸将竭之际,阴阳乖逆,且可导致冲任失调。因冲任隶属肝肾,冲为血海,任主一身之阴,而肝藏血,肾藏阴精,故肝肾阴虚,则冲任失调而为病。

(2)病理因素为风、火、痰,三者可以相互转化与兼夹:在脏腑阴阳失调的基础上,不但阳亢与阴虚互为因果,且可导致化火、动风、生痰,三者又可相互转化、兼夹,表现"火动风生""风助火势""痰因火动""痰郁化火""风动痰升"等。唯在不同个体及病的不同阶段,又有主次、先后之分。

风、火、痰三者均有偏实、偏虚的不同。凡属阳亢而致心肝火盛,阳化内风,蒸液成痰者属实,久延伤阴,则由实转虚;因阴虚而致虚风内动,虚火上炎,灼津成痰(或气不化津)者属阴虚致实,表现本虚标实(虚中夹实)之证。

(3)久病气血逆乱,可见气升血逆及血瘀络痹的病理转归:如病延日久,或病情急剧发展,虚实向两极分化,阴虚于下,阳亢于上,肝风痰火升腾,冲激气血,气血逆乱,可见气升血逆,甚至阻塞窍络,突发昏厥卒中之变;或风痰入络,气血郁滞,血瘀络痹,而致肢体不遂,偏枯喎僻;或因心脉瘀阻而见胸痹、心痛。《素问·调经论》说:"血之与气,并走于上则为大厥,厥则暴死,气复返则生,不反则死。"即指高血压发展转归为中风的后果而言。

2. 证治六辨

（1）肝风有上冒和旁走之分、虚实之辨：肝风是由于肝阳亢盛所致，在病理反映上有两类情况：一是肝风上冒巅顶，表现为头部掣痛、眩晕，如坐舟车，耳鸣目花，甚则一时性厥仆，治当息风潜阳，用天麻、钩藤、白蒺藜、菊花、罗布麻叶、石决明、龙齿、牡蛎、珍珠母、羚羊角之类。另一是肝风旁走入络，表现为肢体麻木、抽搐、肌肉瞤动、项强、语謇，甚则瘫痪不遂，治当祛风和络，用豨莶草、地龙、蝎尾、僵蚕、臭梧桐等。

至于风阳亢盛，由于水不涵木、血不养肝而致者，虽有眩晕、肢麻等虚风内动之候，但必具肝肾阴虚之征，如头昏目涩、视糊、虚烦、颧红、腰膝酸软、舌质红、脉细弦等。在治疗上应以滋水涵木为主，以达到内风平息的目的，与阳亢风动，单纯用息风潜阳法的实证有所不同。具体言之，水不涵木者，当滋肾养肝，育阴潜阳，用生地、玄参、阿胶、女贞子、桑椹子、牡蛎、龟甲、炙鳖甲等品。若阴血不足，血不养肝者，又当养血柔肝以息风和络，用当归、地黄、白芍、枸杞子、首乌、黑芝麻等品。以上两类药物虽多交叉合用，但组方时应把握其主次比例，同时佐以息风或祛风之品。

（2）痰证当辨痰火、风痰、痰浊之异：痰盛者，一般多兼火象，上犯头目则头晕痛、目眩，内犯心神则神情异常、心烦易惊、呆钝、独语、喜哭无常，治当清火化痰，用黄连温胆汤、礞石滚痰丸、雪羹汤合胆星、天竺黄、竹沥、海藻、马兜铃、风化硝之类；若痰与风合，可表现风动痰升而见眩晕，又因风痰入络而致肢体麻木、重着不遂、舌强语謇，治应祛风化痰，取半夏天麻白术汤意配僵蚕、南星、白附子之类，或另吞指迷茯苓丸。

若表现为痰浊之候，而无明显火象者，其症形体多肥，面色黄滞，头昏重，胸闷气短，痰多黏白，咯吐不利，嗜睡，泛恶，口黏多涎，舌强不和，苔白腻，脉沉滑。治当燥湿化痰、泄浊开痹，可用二陈汤、瓜蒌薤白半夏汤等。气逆加旋覆花、苏子；嗜卧加南星、菖蒲、远志、矾郁金。这类证候，有的可进一步化火，但在本质上，每与脾气虚弱有关，若久延脾虚之症趋向明显者，当转予甘温补脾以治本。

（3）火盛者有清肝泻火与兼泄心肾之别：火盛主要由于肝旺，故治当苦寒泄降，清肝泻火。病势轻者清之即平，如丹皮、山栀、黄芩、夏枯草、槐花、车前子、泽泻之类；重者非泻不降，可用龙胆草、大黄、决明子等品。火起于郁者,还当注意佐以疏泄,酌配柴胡、白蒺藜、川楝子。另一方面,还当注意肝与心、肾的病理关系,若心烦易怒,寐差多梦,母令子实者,当本着"实则泻其子"的治法,配合泻心的黄连、木通、莲子心。同时因相火生于肾而寄于肝,如下焦相火偏亢,而致肝火上炎者,又当兼泄相火,配合知母、黄柏之类。

(4)注意辨别泻火与滋阴的作用:肝阳偏亢的实火,苦寒直折虽为正治,但肝火燔灼日久,终必耗伤肝肾之阴,肝火仅暂时性的标实,阴虚才是根本性的原因。因此,苦寒泻火之法,可暂而不可久,宜与甘寒滋阴药配合,而不宜单用。若久用、单用苦寒药物而不加佐治,则苦从燥化,反致伤阴;若病程已久,标实症状虽然比较突出,但泻之不应者,可能为虚中夹实,因标实掩盖了本虚的一面。如表现明显阴伤之证,更当以滋养肝肾为主,从"虚则补母"考虑,益其肾阴,用知柏地黄丸、大补阴丸之类,杞菊地黄丸、复方首乌丸亦可酌情选用。心阴虚的合补心丹,药如天冬、麦冬、玉竹、黄精、柏子仁、酸枣仁等。即使在实火明显的情况下,经用苦寒泻火药得效后,亦当滋养肝肾心阴,以谋巩固,否则仅能取效一时,而易于反复。张景岳《非风论》说:"火盛者宜专治其火,火微者宜兼补其阴。凡治火之法,但使火去六七即当调其本。"提示了治火当注意阴虚的一面。

(5)辨阴阳失调导致气血紊乱之治:唐容川说:"人之一身,不外阴阳,而阴阳二字即是水火,水火二字即是气血。"故脏腑阴阳失调,必然导致气血失调。因气为血帅,"气有一息之不运,则血有一息之不行",血行紊乱,又碍气机之升降,故调气与和血两相配伍,气调则血和,血和气亦顺。由于高血压病人多为阴虚阳亢之体,故调气应避免香燥辛散,和血多用凉润和平,忌破血。肝主疏泄,又主藏血,与气血关系最密,且为本病的主病之脏,故调气以平降、疏利肝气为要,和血亦多选入肝之品。由于气血失调是多种因素所导致的病理变化,且每与风阳痰火相因为患,故调气和血常与息风、潜阳、清火、化痰诸法配合使用,但须按其主次选方用药。病缘正虚者,又当与养血、益气等补益法配合。临床观察凡在病程某个阶段,风阳痰火不著,正气亦未大伤,表现气血失调之候者,采用调气和血为主的治法,疗效堪称满意。

如肝气郁结,胸胁苦闷痹痛,气不得展,或周身窜痛者,须理气解郁,仿丹栀逍遥意,用柴胡、青木香、白蒺藜、郁金、绿萼梅配合丹皮、山栀、黄芩等升散肝经郁结的气火。此法施之于有精神紧张症状者甚合。气血上逆,头重腿软,面赤,颞部筋脉跃起者,当顺降气血,诱导下行,用怀牛膝、茺蔚子、大小蓟、灵磁石、代赭石等药。血瘀络痹,四肢麻木者,当活血和络,用鸡血藤、天仙藤、归须、赤芍、红花、桑寄生之类。若心血瘀阻,胸膺闷痛,唇黯舌紫者,当化瘀通脉,用桃仁、红花、丹参、川芎、姜黄、乳香、失笑散、山楂等品,佐以青木香行气,如检查有高血压心脏病或冠脉硬化者可采用之。

(6)辨温补脾肾变法之应用:温阳补气法多为高血压后期,病程较久,阴伤及阳,导致阳虚变证的变治方法。此时血压虽高,但其全身症状,主要表现为阳气不足,因此,已非苦寒或单纯滋阴方法所能取效,误用反致伤害和抑遏阳气,必须从整体分析,防止单从高血压考虑。温补法的具体应用,则当区别脾虚和肾虚的不同,分别处理。脾气虚者,多见于肥胖之人,形盛气衰,"土不载木"而致风木自动,一方面积湿生痰停饮,而见标实之候,表现为"气虚痰盛";另一方面又见中气不足、脾阳衰弱的虚象,表现气短、倦怠、头眩、痰多、泛恶、食后不运、大便不实、舌淡苔白腻、脉软等症,其病程久延之后,则尤为明显。当标实为主时,固当化痰,但如虚象为主时,就必须用甘温补脾之法,予参、芪、苓、术之类,补气以杜痰源,兼以化痰治标,仿六君子汤意培土载木。若饮象明显,畏寒、心悸、呕吐痰涎、浮肿者,应合苓桂术甘汤以温阳化饮。这类证候可见于高血压心脏病伴有心衰之患者。

肾阳虚者多属肝肾阴虚后期进一步的发展,此时不但阴中之水虚,同时阴中之火亦虚,以致火不归宅,虚阳浮越于上。上则头目晕眩,下则足冷、夜尿频数、步履飘浮,舌质胖嫩、脉象沉细,男子阳痿、女子月经不调,治当温养肾气,潜纳虚阳,使虚火得归窟穴。同时由于阳生于阴,今因阴伤及阳,故当兼予补阴以配阳,可以金匮肾气丸为基础方,阴阳并补。方中附桂虽属辛温,但可藉其温阳之力以运动血脉之循行,附子功能强心,故对高血压后期心肾阳衰者,尤有较好的作用。若妇女因肝肾不足而冲任不调,月经失常者,可用二仙汤(仙茅、仙灵脾、当归、巴戟天、黄柏、知母)及杜仲、苁蓉、寄生、茺蔚之类。二仙汤对妇女围绝经期高血压见肾阳不振之证者,若用之得当,可以起到极为明显的疗效;临床试用于男性高血压证见肾阳虚者,对部分病例血压亦可获得较大幅度的下降。此即叶桂之温养肝肾法,但须注意去刚用柔。此外,在用大队补阳滋阴剂时,当少佐知、柏等苦寒泄降之品,以监制温药刚燥之性,避免助阳之过,反致伤阴;同时,还寓有"从治"之意,有利于诱导虚阳的潜降。

3. 临证要则 高血压是临床上常见的病证,极易反复波动,中医的辨证论治,整体调节,具有多向性效应。

(1)分证治疗必须注意病情的动态变化与个体差异:高血压从风阳上亢、痰火内盛、气血失调、肝肾阴虚、阴虚及阳五类证候辨治,可以适用于大多数病例,有助于诊治的规范化。但临证应当综合判断,辨证不必诸症悉具,只要从中找出主症特点,即可作为定证依据。同时必须重视证候的交叉错杂,兼顾并治;注意证型的相对稳定和演变转化的两重性,而药随证转是非常必要的。我们曾见少数病人因病证变化而前后服用过不同的处方,均获降压疗效,就说明了这一点。而在诊治常规的基础上,针对个体差异,相应变通组方配药,将更有利于疗效的提高。

(2)调整阴阳,可以降低血压,改善临床症状,延缓病情进展:血压升高是机体阴阳的动态平衡失调所致。临床采用各种治疗方法,调节阴阳归之于平,常见有效地降低血压,而且对巩固降压疗效起积极作用。临床所见,改善症状与降低血压的疗效并不完全一致,多数病例症状减轻而血压亦降,部分病人,特别是后期病例,经长期治疗虽自觉症状明显减轻或基本消失,但血压仍处在高于正常的状态,但症状改善却标志着阴阳平衡失调有所纠正,这对延缓或阻止病情的发展,是有一定作用的。

(3)标实与本虚每多错杂,治当酌情兼顾:本病有虚有实,标实可导致本虚,本虚又可产生标实,阴虚和阳亢是矛盾对立、互为影响的两个方面。因此,在治疗时原则上应当标本兼顾。予以潜阳、滋阴,针对具体情况区别主次施治。一般病程不长,年壮体实,标症为急者,多以治标为主;久病本虚明显,年龄较大者,则以治本为主。同时当随着先后阶段病理的演变、虚实的转化相应处理。

引起标实的风、火、痰,三者既多错综并见,又易互为影响演变,因此,息风、清火、化痰常须综合使用。一旦标证缓解,或久延由实转虚,就应重点转向治本,不宜攻伐太过。至于本虚,虽有肝、肾、心等区别,但亦互为影响,兼夹并病。由于肝的阴血不足,阳亢火旺,而上炎于心,下病及肾,常表现肝肾、心肝、心肾同病,因此,柔肝、滋肾、养心,亦多兼顾并施。此外,肝脾、肝肺同病,表现土不载木,脾湿生痰,风木内动;或肝火犯肺,金不制木,风火上炎者,又当息风化痰、培土载木,或清金制木。

根据临床观察,高血压以阴虚阳亢居多,但病至后期,由于阴伤及阳,肾中之水火俱虚,火不归宅,虚阳浮越于上,可表现肾阳虚证。治疗若拘泥于苦寒清火或滋阴潜阳之法,则易抑遏或伤害阳气,反使病情加重。

4. 辨证用药

(1) 风阳上亢证

主症:头晕目眩,头胀头痛,或颠顶掣痛,面赤升火,头筋跃起,脑响耳鸣,烦躁,肢麻肉眮,口干口苦,苔薄黄,舌质红,脉弦数。

治疗:息风潜阳方。钩藤(后下)15g,天麻10g,决明子12g,野菊花10g,罗布麻叶15g,珍珠母(先煎)30g,玄参10g,车前草10g。

加减:肢麻不利,加臭梧桐、豨莶草;头晕痛甚,加白蒺藜、蝉衣;面红、目赤、鼻衄、便结,加龙胆草、黑山栀或大黄。

(2) 痰火内盛证

主症:头晕重痛,咯吐黏痰,胸闷,神烦善惊,形体多肥,身重肢麻,语謇多涎,口干苦或黏,舌苔黄腻、舌尖红,脉弦滑数。

治疗:清火化痰方。竹沥半夏10g,陈胆星6g,炒黄芩10g,夏枯草12g,炙僵蚕10g,牡蛎(先煎)30g,泽泻15g。

加减:心烦梦多,加黄连(或莲心)、茯神;神情异常,加郁金、天竺黄;胸闷、痰多、便秘,加瓜蒌、风化硝。

(3) 气血失调证

主证:头痛头胀,或痛处如针刺,面色黯红,时有烘热,胸部有紧压感,或胸痛如针刺,间又心悸,肢体窜痛或顽麻,妇女月经不调,口干,舌苔薄,舌质偏黯,或有紫斑、瘀斑,脉或细,或涩,或结代。

治疗:调气和血方。丹参12g,川芎10g,大(小)蓟15g,怀牛膝10g,天仙藤10g,生槐米10g,广地龙10,代赭石25g。

加减:头昏,加白蒺藜;颈项强急,加葛根;胸闷胸痛,加瓜蒌皮、片姜黄;肢麻不利,加鸡血藤、红花;胸胁满胀或窜痛,加柴胡、青木香;妇女月经不调,加茺蔚子。

(4) 肝肾阴虚证

主症:头昏晕痛,目涩视糊,耳鸣,肢麻,腰酸腿软,口干,舌红少苔,脉细弦或细数。

治疗:滋柔肝肾方。大生地15g,枸杞子10g,炙女贞子10g,制首乌

12g,桑寄生 12g,生石决明(先煎)30g,菊花 10g,白蒺藜 10g。

加减:头眩、面色潮红,加牡蛎、鳖甲;烦热,加知母、黄柏;肢麻,加白芍;失眠多梦,加酸枣仁、阿胶。

(5)阴虚及阳证

主症:头昏,目花,视糊,面白少华,间有烘热,神疲气短,腰酸腿软,肢清足冷,夜尿频数,舌淡红或淡白、质胖,脉沉细。

治疗:温养肝肾方。仙灵脾 10g,淡苁蓉 10g,当归 10g,大熟地 12g,枸杞子 10g,杜仲 12g,灵磁石 20g,黄柏 5g。

加减:头昏目花,加潼蒺藜;心悸气短,加生黄芪、五味子;大便不实,加党参、怀山药;怯寒、足肿,加白附子、白术。加减一般不超过 2 味。

【验案精选】

案 1

沈某,女,53 岁。2005 年 9 月 12 日初诊。

患高血压 2 年余,检查属原发性,每逢冬季加重,近半年来舒张压常在 100mmHg 左右,常服西药治疗,但效果不明显。

辨治经过:初诊时症见患者头昏胀痛,双手足清冷不温,冬季明显。双腿足酸软,足底酸痛,腰膝酸软,左侧肢体麻木、疼痛。今年上半年以来月经周期紊乱,起初 40~50 天 1 次,而后 2~3 个月来潮 1 次,月经量少色黯,同时伴有阵发性面部烘热潮红,汗出心慌,性情急躁,睡眠欠佳。舌苔薄、质淡白,脉细。测血压 170/100mmHg,心电图正常。

证属肝肾不足,阴虚及阳,气血失调。

处方:淫羊藿 10g,仙茅 10g,巴戟肉 10g,当归 10g,黄柏 10g,知母 10g,大生地 10g,桑寄生 15g,川芎 10g,葛根 10g,天麻 10g,白蒺藜 10g,怀牛膝 10g,珍珠母 30g。7 剂,每日 1 剂。

二诊:2005 年 9 月 19 日。

药后患者症状有明显好转,测血压 140/95mmHg,仍两下肢冷。

继守原法,上方加炒杜仲 15g、枸杞子 10g、鸡血藤 12g。

三诊:2005 年 10 月 12 日。

测血压 120/85mmHg,两足怕冷减轻,月经周期较前规律,40 天左右一潮,经色转红,量较前增多。

仍予温养肝肾,原方去大生地,加炒杜仲 15g、枸杞子 10g、鸡血藤 12g、天仙藤 12g、路路通 10g。药服 14 剂,血压稳定。

按语:本案体现了周仲瑛教授治疗妇女围绝经期高血压属于肾阳虚型以温养肝肾为主,参以温运气血、滋阴济阳、化痰祛瘀的学术思想。方以二仙汤加减。本方以仙茅、仙灵脾、巴戟天滋养肝肾二经,温阳祛寒,扶正培本;当归养血和血,温通经脉;并佐知母、黄柏苦泄之品以泻相火,并防温药过于辛燥助阳伤阴之弊,用其"从治"之意,诱导虚阳的潜降,尚寓阴中求阳之意。本案临床表现肝肾不足而冲任失调,月经失常,取二仙汤加大生地阴中求阳,滋阴济阳。头昏胀痛明显,加川芎;肢体麻木、疼痛,加鸡血藤、路路通;双腿足酸软,足底酸痛,腰膝酸软,加炒杜仲、桑寄生等。

案 2

马某,女,37 岁。2002 年 11 月 22 日初诊。

患者 1997 年妊娠时罹患"妊娠高血压症",当时未予药物治疗,产后血压自行恢复正常,亦无特殊不适反应。今年 4 月单位组织体检发现血压增高,排除症状性高血压可能,诊断为高血压,先后服用倍他乐克、复方罗布麻片等降压药,血压仍难有效控制,血压波动在 140~160/90~106mmHg。刻诊:间有头昏头痛,口干,饮水较多,手足不麻不胀,经潮正常,舌苔薄黄,舌质红,寸口脉细。有高血压家族史,其外祖母、母亲、姨娘、弟弟均罹患高血压。

证属肝肾阴虚,阴不涵阳,气血失调。治宜育阴潜阳,调气行血,阴阳互求。

处方:丹皮 10g,丹参 15g,川芎 10g,玄参 10g,白蒺藜 12g,仙灵脾 10g,野菊花 12g,炒杜仲 15g,桑寄生 15g,夏枯草 10g,大生地 12g,天麻 10g,钩藤(后下)15g,怀牛膝 10g。7 剂,常法煎服,每日 1 剂。

二诊:2002 年 11 月 29 日。

服药以来,血压似有下降,但舒张压仍高,测血压 130/104mmHg,血压高时头昏,口干,服药首日曾有腹泻,后则肠鸣矢气,舌苔薄黄,舌质红,脉细。

顽疾获效殊为不易,不可速求,当守方缓图。

原方加青木香6g、大蓟20g、珍珠母(先煎)30g。7剂。

三诊:2002年12月5日。

药后血压下降至正常范围,多次测血压均在常限之下,维持在115/85mmHg左右,但肠鸣、大便偏烂。上方再加生楂肉15g以降脂助运。12月10日复诊测血压120/80mmHg,无明显不适,嘱再服上方其后。

3个月后随访,感觉良好,血压维持正常,已停服中药2个月。

按语:肝肾阴虚,阴不涵阳,阴阳失调是高血压基本病机。阴虚于下,水不制火则肝阳化风,夹痰夹瘀上扰清空则致头晕头痛诸症发作。本案患者有肝肾阴虚之本虚表现,而肝风、痰火标证不著,但血压较高,提示患者有小动脉痉挛之基本病理改变,如不加以治疗,势必会出现心脑肾供血不足表现,故治疗除大生地、杜仲、桑寄生滋水以涵木,白蒺藜、天麻、钩藤、珍珠母息风,野菊花、夏枯草清肝火外,以丹参、丹皮、川芎、玄参、大蓟凉血活血,以青木香性味辛苦寒而调气,怀牛膝补肝肾并引血下行。诸药合用,共奏育阴潜阳,调气行血之功。

另外,本案中反佐仙灵脾一药也是匠心独运之笔,在诸育阴潜阳药中反佐一味温补肾阳之品,除有"阳中求阴",使阴得阳助而生化运行不息,"欲夺之,先予之",周身气血"升已而降,降已而升",有规律地运行不息,达到"阴平阳秘"的动态平衡之意外,更是叶桂温养肝肾法之巧妙应用,个中缘由,值得深思。

(韩 旭 整理)

第九章 冠心病辨治经验

【概述】

冠状动脉粥样硬化性心脏病简称或冠心病,有时又被称为冠状动脉病或缺血性心脏病,系指由于冠状动脉粥样硬化使管腔狭窄或阻塞导致心肌缺血、缺氧而引起的心脏病,为动脉粥样硬化导致器官病变的最常见类型。由于冠状动脉的完全阻塞常为血栓形成所致,近年又被称为冠状动脉粥样硬化血栓性心脏病。冠状动脉性心脏病或冠心病这一简称,目前虽被普遍应用,但它未表达出动脉粥样硬化这一病因,而有更广泛的含义。因为,可以导致心肌缺血、缺氧的冠状动脉病,除冠状动脉粥样硬化外,还有炎症(风湿性、梅毒性和血管闭塞性脉管炎等)、痉挛、栓塞、结缔组织疾病、创伤和先天性畸形等多种,冠状动脉粥样硬化性心脏病一词事实上应包括所有这些情况所引起的心脏病变。但由于绝大多数(95%~99%)由冠状动脉粥样硬化引起,因此用冠状动脉性心脏病或冠心病一词来代替冠状动脉粥样硬化性心脏病。

周仲瑛教授认为,冠心病归属为"胸痹""真心病""厥心痛"等范畴。中医认为本病病位在心,与脾、肾等脏关系密切。其病机为本虚标实,本虚者,因禀赋不足,年迈肾衰,营血虚少引起心之阴阳、气血虚损,特别是心气虚和心阴虚,并根源于脾肾;标实者,系膏粱厚味、七情过激、劳逸失度、壅瘀生热产生之气滞、血瘀、痰浊、寒凝、热结,特别是痰瘀互结,阻遏胸阳,闭塞心络,不通则痛,从而出现冠心病的一系列证候表现。其中,脏腑经络气血功能失调,人体阴平阳秘的平衡被破坏,是发病的内在原因。内因是发病的基础,外因是发病的条件。

【临证要点】

1. 痰瘀互结是冠心病的发病原因 周仲瑛教授认为痰瘀学说肇始于《黄帝内经》。在生理上，《灵枢·痈疽》谓"津液和调，变化而赤为血"，阐明了津血同源的相互关系；在病理上，《灵枢·百病始生》言"凝血蕴里而不散，津液涩渗，著而不去而积成矣"，体现了瘀血与痰浊的相关性。因"津血同源"，津液运化失司，停聚成痰；血不循经，滞于脉中或留于脉外，致血瘀停留或痰浊聚集；至痰瘀阻滞于经脉，痰瘀交阻而致胸痹心痛。津血同源，痰生于津，瘀生于血，痰和瘀既是病理产物又是致病因素，可相互转化，痰瘀交阻成为冠心病的重要病机。《继志堂医案》指出："胸痛彻背，是名胸痹……此病不惟痰浊，且有瘀血交阻膈间。"《症因脉治》谓："胸痹之因……痰凝血滞。"《素问·至真要大论》曰："民病饮积心痛。"明确表述冠心病的发病原因乃痰瘀为病，认识到胸痹与痰瘀相关性。

2. 痰瘀互结是冠心病发病中的基本病理环节 周仲瑛教授认为，痰瘀互结是冠心病发病的基本病理环节。随着对冠心病研究的发展，认为是气滞血流不畅，瘀血内生，瘀阻血脉，而发胸痹心痛。因此，冠心病的主要病机之一是心血瘀阻。曹仁伯在《继志堂医案·痹气门》中指出："胸痛彻背，是名胸痹……此病不惟痰浊，且有瘀血交阻膈间。"《古今医鉴》谓："心痹痛者，亦有顽痰死血。"

周仲瑛教授认为，高脂血证及动脉硬化与冠心病的产生直接相关，动脉粥样硬化和高脂血证的很多临床表现与中医血瘀证是一致的。临床按照瘀血证辨证对冠心病进行的治疗，予活血化瘀法疗效较满意，尤其是在改善心肌供血、扩张冠状动脉、减低血管阻力、降脂、调整纤溶活性、保护内皮细胞方面均有作用，证实冠心病与瘀血证是密切相关的。

《医宗必读·痰饮论》谓："惟脾土虚弱，清者难升，浊者难降，留中滞膈，瘀而成痰。"过食肥甘可助阳化气而化火灼津成痰，浊阴过盛亦可成痰，最易导致心脉闭阻而成该病，即在冠心病的发病机制中，痰与瘀有着密不可分的因果关系且同时并存。在冠心病中，痰瘀常常并见，并互相影响，结合冠心病多在劳累或情绪激动时发作，即气虚或气滞易使痰瘀阻络，患者突然出现胸部疼痛或窒闷的临床特点。因此，周仲瑛教授认为，痰瘀互结是冠心病的主要矛盾和病理基础。

3. 化痰祛瘀是冠心病的基本治法　周仲瑛教授从冠心病发病的基本病理结合自己多年的临床实践，认为化痰祛瘀是冠心病治疗的基本重要治则。冠心病多与高脂血症、痛风、糖尿病及肥胖等病相伴，且多为痰湿偏重之人，痰湿阻于脉络，致气血运行失畅，血液瘀滞，痰瘀互阻发为"胸痹"。《灵枢·五味》载有："心病者，宜食麦，羊肉，杏，薤。"这里的薤指薤白，是一味温通化痰，治冠心病的良药。唐宋时期从痰论治的方剂颇多，《太平圣惠方》中"胸痹疼痛痰逆心膈不利方"，以瓜蒌薤白半夏汤治之，为加强温化痰浊之力又加入生姜、枳实。《备急千金要方》中"胸中逆气，心痛彻背"用"前胡汤"化痰以前胡、半夏、生姜，温通以桂心，扶正以人参。《证治汇补》云："气郁痰火，忧恚则发，心膈大痛，次走胸背。"《杂病源流犀烛》云："痰饮积于心包，其自病心。"周仲瑛教授从治疗上除进一步强调从痰论治外，还主张伍用化瘀，采用了痰瘀同治法。痰瘀同治法治疗胸痹心痛在古文献中亦多有记载。东汉张仲景在《金匮要略·胸痹心痛短气病脉证治》中就以瓜蒌、薤白、白酒和瓜蒌、薤白、半夏为主方通阳宣痹，豁痰散结，其中白酒一味通阳宣痹，轻扬善行，开活血化瘀先河，可谓痰瘀同治最早方。北周姚僧垣《集验方》有以赤芍、桔梗、杏仁组成的活血化痰治心痛方。化痰祛瘀药有效成分和药理作用的研究，也为痰瘀同治法作为现代冠心病患者的首要治法提供了客观依据。药理研究表明：瓜蒌、薤白可降低血清总胆固醇，扩张冠脉，增加冠脉血流量；活血药如桃仁、红花、赤芍、川牛膝、当归等有扩张冠脉、降低心肌耗氧量、抗血小板聚集及抗血栓形成的作用。痰瘀同治能有效改变血液的高黏滞状态，血小板附着性下降，并保护动脉内膜，减少心肌损害。冠心病心绞痛患者血液多呈高凝、高黏状态，属于血瘀范畴，无论辨证属于何种证型，应用化痰祛瘀药均可获效。

周仲瑛教授认为，辨证治疗是侧重于疾病某阶段病情状态的治疗方法，辨病治疗是着眼于冠心病心绞痛自身的内在病理变化基本规律，辨证与辨病有机结合，就能有的放矢。

4. 诊治原则既以常规常法为基础，更须重视变证、变法　冠心病病位在心。因心为五脏六腑之大主，故从临床来看冠心病最多并病、合病。若他病患于先，冠心病继其后，则他病为本，冠心病为标；若冠心病发于前，他病继于后，则冠心病为本，他病为标。治疗总当标本兼顾，但治本顾标，或治标顾本，又当权衡处理，必要时更应重视急则治其标，如高血压所致者当注意平肝潜阳,高脂血症所致的应注意化痰祛痰,糖尿病所致的需注意生津润燥。同时还要根据并发病的症状特点和轻重缓急,分别给予兼治,如快速性心律失常者,应注意伍以镇心安神药;缓慢性心律失常者,适当加用辛温通阳药;心胃同病者,配以和胃理气药;胆(肝)心同病者,配疏利肝胆、清热利湿药;肺心同病者,宜宣肃肺气、化痰祛饮药;心肾同病者,当补益精气,济阴助阳。临证组方选药应选择一药多用之品,既能兼顾合、并病证,又免组方配药杂乱不纯,如黄精、玉竹补心阴,又可滋胃、肾之阴兼疗糖尿病消渴;丹参、川芎、赤芍可以活血止痛治胸痛心痛,亦能扩张冠状动脉、减少血黏度、防止血小板聚集,既辨证又辨病。特别是冠心病乃中老年疾患,病情多变,诊治原则既应以常规常法为基础,更须重视变证、变法,才能提高临床疗效。

【验案精选】

案1

余某,男,62岁,干部。1992年12月26日初诊。

冠心病胸痛1年余,加重3个月。3个月来,心胸疼痛阵作,日发10数次,发则疼痛难支,伴有汗出,多于活动后发生,痛后神疲乏力。不发时胸闷不舒,胸膺隐痛。脘痞噫气,纳谷欠馨,大便溏薄,日1或2次,面色偏黯,舌淡隐紫,苔淡黄浊腻,脉细滑。心电图为Ⅰ、Ⅱ、V_5 ST段下移0.05~0.1mV,T波倒置。

证属心胃同病,中阳不足,胸阳不振,血行瘀滞。

治宜标本兼顾,温理中焦,通阳宣痹,理气化瘀。

处方:潞党参10g,淡干姜5g,焦白术10g,炙甘草3g,炙桂枝6g,失笑散(包)10g,红花10g,丹参15g,三棱10g,莪术10g,炒延胡索10g,九香虫5g,甘松10g。7剂。

药后胸痛大减,仅快步行走时小有发作,无汗出,脘痞噫气基本消除,纳谷有增,便溏改善而仍欠实。守方继进,加重党参量为15g,淡干姜6g,炙桂枝10g。症状日见好转,此后原方稍事出入服用近2个月,胸痛诸症消失,大便成形,复查心电图Ⅰ、Ⅱ、V_5 ST段下移0.025~0.05mV,T波无异常。

按语:此乃以心为本、脾为标的心脾同病案,治本顾标系其治则。因足太阴脾经脉"其支者……注心中",故脾阳不足,胸阳亦随之不振;脾运失健,湿浊内生,循经上逆,痹阻胸阳,瘀滞心脉则胸痹心痛,药选桂枝人参汤温中散寒、通阳宣痹,辅以活血化瘀之品。因方药切中病机,故能收到良好的疗效。

案2

竺某,女,55岁,营业员。1992年9月16日初诊。

既往有子宫肌瘤手术史,4年来胸部常感阻塞不舒,伴有疼痛,与情志变化相关,平素性情抑郁。多次查心电图均为轻度异常,血脂、血流变学检查高于常值。西医诊断为冠心病心绞痛,服用过硝酸异山梨酯(消心痛)、硝苯地平(心痛定)、丹参片、麝香保心丸等药,收效不显。现胸闷、疼痛,牵及左臂疼痛,活动欠利,胁肋不适,头昏,易受惊吓。纳谷二便无明显异常,唇紫、舌下青筋显露,苔薄黄、脉细涩。

证属肝郁气滞,久病入络,心营失畅,血脉不和。

治宜疏肝解郁,理气宽胸,化瘀通络。方用血府逐瘀汤加减。

处方:醋柴胡5g,赤芍10g,川芎10g,片姜片10g,红花6g,桃仁10g,炮山甲(先煎)6g,丹参12g,鸡血藤10g,制香附10g,路路通10g,白蒺藜10g。

上方连服30剂,闷痛逐渐减轻而最终平复,余症亦失,复查心电图正常,追访半年未发。

按语:本案由于肝气郁滞,气血不行,血瘀胸络,痹阻心脉而成。治予心肝气血兼顾,用血府逐瘀汤化裁,疏肝理气,化瘀通络,通过"疏其血气",获得"令其条达,而致和平"之效,果如人意。

案3

赵某,女,68岁,退休工人。1993年1月3日初诊。

冠心病3年,胸部经常疼痛,伴有胸闷,呼吸不畅,心慌不宁,活动后明显,喜叹息,夜寐不实,口干,舌质偏红有裂纹、有紫气,苔薄黄,脉小弦滑。1992年12月6日在我院查心电图Ⅰ、Ⅱ、V_5 ST段下移0.05mV,Ⅰ、V_5 T波段低平,房性期前收缩。

此乃心之气阴两伤,心营失畅,心神失宁所致;治予益气养阴,行气活血,清心安神。

处方:太子参 15g,大麦冬 10g,炒玉竹 10g,丹参 15g,白檀香 3g,龙牡各(先煎)20g,黄连 3g,熟枣仁 12g,甘松 10g,娑罗子 10g,莲子心 3g。

上方略有增损连服 21 剂,诸症悉除。查心电图 ST-T 改善,期前收缩未见。随访至今,恙平未作。

按语:患者高龄,正气亏损,气虚运血无力,阴伤心营涩滞,火炎扰心。法当益气滋阴治其本,活血、清心顾其标,方选生脉散合丹参饮加减。组方貌似平淡,但因能与病机丝丝入扣,竟收全功。

案 4

丁某,女,61 岁,退休工人。1993 年 5 月 13 日初诊。

既往有高血压、冠心病病史,2 年来心房颤动经常反复频繁发作,平时亦见心律不齐,常苦胸闷隐痛,头昏目眩,颈项不和,活动加重,心房颤动多发于早、晚,日 1 次或 3 次,易汗,下肢清冷不温,常发头痛,牙痛,两目干涩,舌质黯紫,苔薄,脉细弦滑,参伍不调。

辨证为心肾两虚,阴阳失调,心营失畅,心神失养。

方选连附合桂甘龙牡汤、生脉散化裁。

处方:制附片 5g,川黄连 3g,炙桂枝 6g,炙甘草 5g,生龙牡(先煎)20g,大生地 10g,大麦冬 10g,仙灵脾 10g,丹参 15g,川芎 10g,葛根 15g,石菖蒲 10g,潞党参 15g,红花 10g。

药进 7 剂,心房颤动得止,胸闷痛稍减,呼吸欠畅,怕冷减轻,前方去生地、葛根,加砂仁(后下)3g、甘松 10g。后 2 周心房颤动复发 2 次而程度较以往为轻,因头昏加天麻 15g,腹部灼热增功劳叶 10g,乏力伍太子参 12g,并做相应删舍。续服 2 旬至 7 月 22 日复诊时,诉心房颤动控制近月,胸闷、心慌、疼痛能平,胃冷腹热、下肢怕冷消失,唯头昏眩晕减而未已,仍从心肾两虚、阴阳失调论治以资巩固。

处方:制附片 5g,川黄连 3g,炙桂枝 6g,炙甘草 5g,龙牡各(先煎)20g,大地生 10g,仙灵脾 10g,丹参 15g,天麻 10g,功劳叶 10g,甘松 10g,炙黄芪 15g,枸杞子 10g。7 剂。

按语:本例冠心病房颤,脉来结代,寒热杂见,虚实相混,病情复杂,临证时删繁就简,主从心肾亏虚……皆气血两虚,而经隧不通,阴阳不交之故。药选黄连、附子清心温肾,用桂枝、甘草温通血脉、平冲逆、制悸动、缓急迫,选龙骨、牡蛎以除烦、镇惊、止汗;桂甘龙牡同用,既调心之阴阳,亦兼及心肾阴阳,配仙灵脾、地黄以补元阴元阳。各药合用,可使寒热平调,阴阳相济,结合鉴证,佐使他药,与主药相辅相成,得收佳效。

（韩　旭　整理）

第十章 高脂血症辨治经验

【概述】

高脂血症是一种多发于中老年人的代谢性疾病,主要表现为血浆脂质含量高于正常水平,是导致动脉粥样硬化、心脑血管疾病的主要因素。高脂血症可分为原发性和继发性两类。原发性与先天性和遗传有关,是由于单基因缺陷或多基因缺陷,使参与脂蛋白转运和代谢的受体、酶或载脂蛋白异常所致,或由于环境因素(饮食、营养、药物)和通过未知的机制而致。继发性多发生于代谢性紊乱疾病(糖尿病、高血压、黏液性水肿、甲状腺功能低下、肥胖、肝肾疾病、肾上腺皮质功能亢进),或与年龄、性别、季节、饮酒、抽烟、饮食、体力活动、精神紧张、情绪活动等其他因素有关。高脂血症的临床表现主要是脂质在真皮内沉积所引起的黄色瘤和脂质在血管内皮沉积所引起的动脉硬化。高脂血症作为动脉粥样硬化的首要危险因素而备受重视,尽管近年来西医学对本病的研究取得了很大的进展,但临床治疗手段尚欠理想,特别是长期用药的副作用,仍然是高脂血症治疗中的一大难题。

中医药防治高脂血症,有较好的治疗效果,周仲瑛教授认为,高脂血症常多表现为形体肥胖,全身疲乏,沉重乏力头昏脑重,心胸痞闷或痛,心慌,肢体麻木,舌体胖大,舌质偏黯紫,脉弦滑或弦涩等,当属中医学"痰湿""浊阻""血瘀"范畴,辨治主要从肝肾亏虚、痰瘀阻络入手。

【临证要点】

1. 中医对血脂的认识　中医虽无血脂的概念,但对人体脂膏则早已有所认识,每常膏脂并称,或以膏概脂。《灵枢·五癃津液别》:"五谷之津液,和合而为膏者,内渗入于骨空,补益脑髓,而下流于阴股。"指出膏是人体的组成成分之一,由水谷所化生,并随津液的流行而敷布,有注骨空、补脑髓、润肌肤等作用,是人体化生阳气的基本物质之一。如《灵枢·卫气失常》云:"膏者多气,多气者热,热者耐寒。"若膏脂过多则有形体变化,《内经》称为"膏人""脂人",少则"体无膏泽"(《灵枢·经脉》)。于此可见,中医的脂膏与西医的脂质相类。至于脂膏与血的关系,张景岳曾说:"精液和合为膏,以填补骨空之中,则为脑为髓,为精为血。"(《类经》)认为膏可以化血,也可以说初步意识到血脂的存在。由此可知,膏与津液同一源流,膏是津液之稠浊者,是血的成分之一,源于水谷,与津液的其他成分可以互为转化。其正常生理须借脾的生化、肺的敷布、心的营运、肝的疏泄、肾的主宰。

2. **高脂血症的病因病机**　膏的病变主要在于过多为害,究其根由,常因恣食肥甘、久坐少动,或因体质禀赋、年届老龄等关系,导致内脏功能失调,转输失职,津液不归正化,形体常趋肥胖,浊脂生痰,表现"肥人多脂""肥人多痰"的病理变化,日久浸淫脉道,痹阻血络,终致痰阻络瘀。心脉痹阻则为胸痹、心痛;经络、脑脉痹阻则肢体麻木不遂,甚至发为中风。

(1) 肝肾亏虚为高脂血症之本:高脂血症属于中医之"痰浊""血瘀"的范畴已为众多学者所认同,而对于"痰浊""血瘀"之本却有不同的认识。因津液代谢主要涉及肺之通调、脾之运化、肝之疏泄及肾之蒸化,故目前"痰浊"之本的分歧主要责之于脾肾不足或肝肾亏虚。痰瘀的生成,虽然病涉多个脏器,但病变主脏在肾。因肾主津液,对津液的贮存、分布、利用及津、液、精、血之间的转化起主导作用。人在中年以后,阴气自半,肾元亏虚,精气渐衰,肾阴不足,虚火灼津,肾气虚弱,气不化津,则清从浊化,或因水不涵木,肝失疏泄,木不疏土,而致脂浊内聚,困遏脾运,津液脂膏愈益布化失调,变生浊痰,壅塞脉道,血滞成瘀,或酿而生热,或滞而为湿。故总属本虚标实之病。本虚为肝肾不足,标实为痰瘀阻滞,而其主次关系则因人而异。

周仲瑛教授认为,高脂血症之本为肝肾亏虚。因肾为先天之本,内寓真阴真阳。肾阳不足,虚火内生,灼津炼液,而成痰浊;若肾阳不足,不能蒸化津液、温煦脾阳,则津液内聚,清阳不升,浊阴不降,脂凝液积而致形体肥胖发为高脂血症。肾为元气之根,全身各脏腑功能活动有赖于肾气之推动和激发,反过来其他脏腑的功能失调也均能久病及肾,进而导致肾主水之功能失调,生浊聚痰。肝与肾"乙癸同源",如果肝或肾的阴精不足,不但可以互为影响,而且都能造成相火偏亢;再者,肝本为刚脏,肝失疏泄,势必直接影响气机的运行,而气为津液代谢的动力,又为血帅,如气机不利,痰浊、瘀血也会随之而生。

(2)痰瘀阻络为高脂血症之标:高脂血症常见的临床表现有形体肥胖,头脑昏重,心胸痞闷或痛,肢体麻木,舌苔厚腻或黄厚腻而干,舌质偏黯或紫黯,脉弦滑或弦涩等。周仲瑛教授认为"从症测机",临床表现似痰之"无处不到,变化多端"。即使部分高脂血症患者无症可辨,也可从病人之形态、舌脉、性情等认识到痰之存在。此外,痰可夹瘀、夹湿、夹气,出现化热、化火、化风等辨证,导致高脂血症变生多种疾病,也表明高脂血症以痰为主、为标的证候特点。

周仲瑛教授认为,"瘀"在临床上常表现为头晕或痛,心悸或胸痛,肢麻或痛,舌紫或黯,脉弦或涩等症。痰郁日久,必滞为瘀,痰瘀互结为患为高脂血症病之标。

3. 高脂血症的治疗

(1)治则治法:基于以上认识,说明高脂血症可以中医津液(主要是膏脂)学说、痰瘀学说为理论依据指导临床,按标实本虚两大证论治,以滋肾养肝治本,化痰祛瘀治标。治本可以调节脂质代谢,抗动脉硬化,延缓衰老;治标能抑制脂质合成,促使降解排泄,消除痰瘀病理产物。由于肝肾不足以阴虚热郁为多,阳气虚衰者少,故治当滋养阴津,浚其脉道,慎投温肾助阳,以免动火灼津。乙癸同源,滋肾有利于养肝,遂其生发、条达之性,疏土运脾之职;化痰祛瘀祛除病理产物,有利于津液气血的输化运行,且脂浊困脾,积湿生痰,脾实不运者,与脾虚不健,内生痰湿有别,故治不在补而在运,化痰祛浊有助于改善脾的运化功能,使水谷精微归于正化。

(2)辨证论治

1)痰瘀阻络证

症状:嗜食肥甘,形体肥胖,面有油光,头昏重胀,时吐痰涎、口苦、口黏,脘痞,胸闷或痛,芝麻沉重,舌苔厚腻,舌质隐紫,或有瘀斑,脉弦滑。

治法:化痰祛瘀,升清降浊。

基本方:法半夏10g,胆南星10g,昆布15g,僵蚕10g,瓜蒌皮10g,生山楂12g,丹参12g,虎杖12g。

加减:肢麻重,加片姜黄 10g;胸闷胸痛,加广郁金、蒲黄各 10g;食滞脘胀,加麦芽、六曲、炒莱菔子各 10g;湿热内蕴,加制大黄 5g。

2)肝肾亏虚证

症状:头昏晕痛,目涩视糊,耳鸣,健忘,心悸,失眠,腰酸,肢麻,口干,舌质偏红,脉细或数。

治法:滋肾养肝,化痰降浊。

基本方:制首乌 12g,枸杞子 12g,制黄精 12g,桑寄生 12g,泽泻 15g,金银花 10g,决明子 12g,荷叶 15g。

加减:眩晕,加天麻、白蒺藜各 10g;目涩、视力模糊,加炙女贞子、菊花各 10g。

以上基本方做成浸膏片,日服 3 次,每次 6 片,相当于生药一日 1 帖量。3 个月为 1 个疗程,可连续服用 2 个疗程,一般不少于 1 个疗程。如用汤药,每日 1 剂,煎服 2 次,疗程相同。

【验案精选】

案 1

沈某,男,48 岁。2002 年 1 月 21 日初诊。

患者形体肥胖,既往有高血压、高血脂、高血糖史。此次以腰酸乏力,目胀视糊就诊,苔黄质黯,脉细滑。测血压 135/90mmHg,甘油三酯(TG)5.16mmol/L,空腹血糖为 7.2mmol/L。

治从培补肝肾,息风化痰,祛瘀消脂入手。

处方:制首乌 12g,制黄精 10g,山萸肉 10g,大生地 15g,枸杞子 10g,玄参 12g,潼白蒺藜各 10g,生楂肉 15g,泽泻 15g,地骨皮 15g,决明子 15g,丹皮 10g,丹参 10g,夏枯草 10g,桑叶 15g,菊花 10g,苦丁茶 10g。

二诊:2002 年 3 月 7 日。

上药连服 1 个月余,TG 已降至 2.12mmol/L。自觉症状不显,体重稳定,视物转清,苔淡黄薄腻质黯,脉细滑。治疗有效,原法继进。

上方加天花粉 12g、知母 10g、桑寄生 15g,去山萸肉。

按语:腰为肾之府,肝开窍于目,因此从患者"腰酸乏力、目胀视糊"即可辨为肝肾阴虚之证。故方中用了制首乌、制黄精、山萸肉、大生地、枸杞子、玄参、潼蒺藜、地骨皮共8味滋养肝肾之药,以浚其脉道。再辅以白蒺藜、生楂肉化痰,桑叶、夏枯草、菊花、苦丁茶潜阳降火,丹参活血化瘀,泽泻利水消肿等。诸药合用,共奏滋养肝肾、化痰活血之功。

案2

王某,男,63岁。2002年7月30日初诊。

素喜饮酒,入夏以来困倦欲睡,头昏如蒙,巅顶压重,颈僵不和,后脑发麻,两目有火热感,心烦不宁,肝区不痛,腹部有不适感,二便正常,舌质黯红、苔中后部黄腻,脉小滑。查生化示:谷丙转氨酶(ALT)114U/L,谷草转氨酶(AST)67U/L,γ-谷氨酰转移酶(γ-GT)128U/L,胆固醇5.94μmol/L,甘油三酯7.48μmol/L。

证属肝肾不足,痰瘀阻络,上蒙清窍。治以滋养肝肾,息风化痰,活血通络。

处方:枸杞子10g,川石斛10g,广郁金10g,生山楂肉15g,丹皮10g,丹参10g,赤芍10g,泽兰15g,泽泻15g,夏枯草10g,葛根15g,黑山栀10g,炙鸡内金10g,鬼箭羽15g,片姜黄10g,柴胡5g,茵陈15g。7剂,常法煎服。

二诊:2002年8月6日。

服上药后自觉腹部轻松,但头脑仍有昏蒙,视糊有火热感,大便正常,纳谷一般,舌苔薄黄腻,脉小弦滑。

原方加川芎10g、石菖蒲10g、炙僵蚕10g、炙水蛭5g。14剂。

三诊:2002年8月22日。

头昏如蒙显著好转,颈僵亦减,但两目仍有火热感,舌苔薄黄腻,脉小弦滑。

7月30日原方加龙胆草5g、野菊花10g、垂盆草30g。

继服上药60剂后,诸症基本消失,头清目爽,颈和不僵,舌质黯有裂纹、苔薄黄,脉细。复查肝功能及血脂全部在正常范围。

7月30日处方加川芎10g、白蒺藜10g、炙僵蚕10g、野菊花12g、炙水蛭3g。14剂,以善其后。

按语:本案以"困倦欲睡、头昏如蒙、后脑发麻"为苦,故痰瘀上蒙之证确凿,"两目有火热感"提示有肝郁化火之象,本虚标实,以实为主。因此,周老在以杞子、石斛滋养肝肾基础上,主要投以息风化痰、活血通络之品,如郁金、生山楂肉、丹参、赤芍、鬼箭羽、片姜黄、僵蚕、川芎、白蒺藜、水蛭、石菖蒲、泽泻等。因有肝郁化火之象,故施以龙胆草、野菊花、夏枯草、黑山栀清泻肝火。柴胡、茵陈、垂盆草有疏肝解郁、清利湿热及保肝降酶作用。由于辨证准确,用药精当,故而不但标证(症状)很快改善,而且本证(肝功能及血脂化验等)亦归于正常,故说中医药治病可标本兼治,实非虚言。

(韩　旭　整理)

第十一章　动脉粥样硬化辨治经验

【概述】

动脉粥样硬化是一组动脉硬化的血管病中常见的最重要的一种，其特点是受累动脉病变从内膜开始。一般先有脂质和复合糖类积聚、出血及血栓形成，纤维组织增生及钙质沉着，并有动脉中层的逐渐蜕变和钙化，病变常累及弹性及大中等肌性动脉，一旦发展到阻塞动脉腔，则该动脉所供应的组织或器官将缺血或坏死。由于在动脉内膜积聚的脂质外观呈黄色粥样，因此称为动脉粥样硬化。

高血压是促进动脉粥样硬化发生、发展的重要因子，而动脉因粥样硬化所致的狭窄又可引起继发性高血压。因此这二者之间互相影响，互相促进。高血压促进动脉粥样硬化，多发生于大、中动脉，包括心脏的冠状动脉、头部的脑动脉等。高血压致使血液冲击血管内膜，导致管壁增厚、管腔变细。管壁内膜受损后易为胆固醇、脂质沉积，加重了动脉粥样斑块的形成。因此，高血压是动脉粥样硬化的危险因子。

动脉粥样硬化是动脉硬化的一种，大、中动脉内膜出现含胆固醇、类脂肪等的黄色物质，多由脂肪代谢紊乱，神经血管功能失调引起。常导致血栓形成、供血障碍等，也叫粥样硬化。

动脉粥样硬化的症状主要决定于血管病变及受累器官的缺血程度。主动脉粥样硬化常无症状。冠状动脉粥样硬化者，若管径狭窄达75%以上，则可发生心绞痛、心肌梗死、心律失常，甚至猝死。脑动脉硬化可引起脑缺血、脑萎缩，或造成脑血管破裂出血。肾动脉粥样硬化常引起夜尿、顽固性高血压，严重者可有肾功能不全。肠系膜动脉粥样硬化可表现为饱餐后腹痛便血等症状。下肢动脉粥样硬化引起血管腔严重狭窄者，可出现间歇性跛行、足背动脉搏动消失，严重者甚至可发生坏疽。

周仲瑛教授认为,动脉粥样硬化涉及中医学"眩晕""头痛""健忘""痴呆""中风""胸痹""真心痛""脉痹""脱疽"等病证,这是从中医理论认识本病,研究其防治规律,提高临床疗效的依据。治疗则强调痰瘀同治。

【临证要点】

1. 病在血脉,根在脏腑　动脉粥样硬化是动脉管壁发生的一种特异性病变,表现为管壁的增厚、管腔的狭窄内壁糜粥样变、破裂、出血、坏死、血栓附壁,甚至管腔完全阻塞,故微观辨证,当为病在血脉;但究其发病机理,则根在脏腑,由于在多种病因(年老体衰、饮食失调、情怀失畅、久坐少动、禀赋不足等)作用下,脏腑功能失调,气、血、津液运行、代谢发生障碍,产生痰、瘀等内生之邪,痹阻血脉,胶结凝聚,形成粥样斑块。其中与肾、肝关系最为密切,并涉及心、脾。

肾乃先天之本,人至中老年,肾之精气渐亏。肾阴不足,虚火内生,灼津炼液,而成痰浊;肾气虚弱,气不化津,清从浊化,痰湿内聚;若水不涵木,肝失疏泄,木不疏土,脾运失司,水谷精微失于正化,脂浊停聚,变生痰浊。痰浊壅塞脉道,痰借血体,血借痰凝,滞而为瘀,胶结血脉,心气营运不畅,遂成粥样斑块。

西医学研究亦认为,动脉粥样硬化是多因素、多环节综合作用的结果。最重要的是高血脂、抽烟、糖尿病,以及肥胖、缺乏运动、精神社会因素、内分泌、遗传因素等,牵涉心血管、内分泌、代谢、精神神经等多个系统。有关动脉粥样硬化目前较公认的"内皮损伤""脂质浸润""单核细胞作用""免疫反应""平滑肌细胞增殖""细胞外基质增生""血栓形成"等学说,均提示了动脉粥样硬化局部病变所反映的全身性病理改变。

从中西医学的认识而言,其中"脂浊停聚成痰"与"脂质浸润","血涩络瘀"与"血栓形成",高年之人肾虚与老年人动脉壁的某种代谢异常,颇有许多相通之处。

2. 病理性质本虚标实

(1)肝肾亏虚为本,阴虚多见:中年向老,肾元亏虚,精气渐衰,髓海渐空,脏腑功能亦随之衰弱。肝肾"乙癸同源",精血互生,若肾水不足,水不涵木,则肝阳亦亏。《素问·阴阳应象大论》云:"年四十而阴气自半也。"说明中年之后阴精衰少是老年病的病理生理特点,故临床每多表现肝肾阴亏之象。当然亦有见精气两虚,阴虚及阳者,但总以阴之亏少为多见。

(2)痰瘀阻络为标,痰浊为重:微观辨证,"动脉粥样硬化"的病理表现是血管壁增厚,管腔狭窄,血管内壁隆起,其间有大量黄白脂浊堆积,或见损伤出血、血块附着。审症求机,可以认为痰瘀痹阻血脉是其发病的表示所在,且尤以痰浊为重。

因人之中年以后,肾元渐亏,阴精亏衰,虚火内积,灼津炼液,为痰为瘀;气不化津,湿聚成痰;精气不足,血运无力,涩滞为瘀。而恣情纵欲,必暗耗肾精,精气既亏,五脏失养,则气血、津液运化布散失常,痰湿、浊瘀之邪尤易滋生。

过食肥甘油腻,醇酒炙煿,脾胃受损,运化失司,脂浊内聚,化湿生痰,壅阻血脉,血行不畅,凝滞成瘀。

七情刺激,过强的、持久的不良情绪,则可使人体脏腑功能紊乱,气血运行失常,心肝气火煎熬津液、营血,则生痰、成瘀。长年伏案,用脑过度,必耗伤心脾气血;另一方面,闲逸过度,脑废不用,同样可致气血涩滞,久则痰瘀停结。

痰、瘀二者常相互影响,相兼为患。瘀阻气滞,水津失布,则凝而为痰;痰阻气机,血行涩滞,则郁而成瘀,形成特异性的病理改变。痰瘀阻于脑络,则精明失用;阻于心络,则胸痹、心痛;阻于肢体,而肢麻、肢痛。且常见痰与风、火、湿邪相兼为患,瘀常与气、热、寒杂陈。

风痰上扰,清阳失展,则头目昏眩,如坐舟车,脑响耳鸣;风痰入络,则手足僵硬,拘挛弛缓,麻木不仁,感受异样,口眼㖞斜;痰火扰心,心神不宁,则心烦躁扰,夜不能寐,寐则多梦;痰火上炎,则面目红赤,口苦口干,烦躁易怒;痰湿上蒙,清窍不利,则头重嗜睡,善忘不记,性情古怪,口多痰涎;湿痰痹阻,胸阳失旷,则胸闷如窒,胸痛彻背。凡此种种皆由痰之作祟。瘀阻气滞,则胸闷、胸痛、连及胁背、喜太息、多郁虑、头身窜痛;络热血瘀则面部黯红而有油光,烦热,头痛,心胸刺痛,肢麻;瘀滞寒凝,血脉不和,则胸痛、肢冷、畏寒喜温,甚至腿足发黑、坏死。

(3)正虚邪实交互,病情不断发展:肝肾亏虚为本,痰瘀阻络为标,本虚标实,相兼错杂,是动脉粥样硬化发病的病理基础,但在不同的患者,由于个体的差异,标本主次是不同的。素食肥甘形体壮实,面色油腻晦暗,年岁尚轻者,一般以标实为主;而年老久病,体瘦不强,常苦腰酸细软者,多以本虚为主。然而,标本之间每每相互影响,肝肾亏虚可致痰瘀内生,痰瘀阻滞又可进一步损伤脏腑,加重本虚,互为因果,肝肾更虚,痰浊更盛,瘀滞更重,使病情不断发展而至质变。

3. 治宜滋养肝肾,化痰消瘀,标本兼顾　遵循中医辨证论治原则,滋肾养肝、化痰消瘀法主要适用于动脉粥样硬化的"肝肾亏虚,痰瘀阻络"证,临床表现头晕、头痛、耳鸣、脑鸣、健忘、失眠、烦躁、性格改变、面部发麻、烘热、感觉异常、胸闷、胸痛、肢体疼痛、腰酸、膝软、神疲、乏力、口干、尿多,舌黯红或紫,或有瘀点瘀斑,苔腻,脉弦、细、滑等症状的患者,从而为立法制方选药提供了依据。

（1）培本当滋肾养肝,平补为宜:由于本病的肝肾之虚,以肾之阴精亏少为先导,故治应首重滋养肾阴,冀阴精充足而能濡血养肝,遂其生发、条达之性,疏土运脾之职,以达培本之效。通过平补肝肾,调节阴阳平衡,求得延缓衰老进程。故笔者常用首乌、黄精合伍为君,以体现这一思路,首乌味甘涩,性温,补益精血,具滋肾养肝之功效。《本草求真》云:"首乌苦涩微温,阴不甚滞,阳不甚燥,得天地中和之气……为阴中之阳药。"《本草正义》亦曰"首乌,专入肝肾,补养真阴,且味固甚厚,稍兼苦涩,性则温和,皆与下焦封藏之理符合,故能填精益气,具有阴阳平秘作用。"黄精味甘,性平,具养阴益气、滋肾填精之功。《本草从新》谓:"平补气血而润。"《本草别录》言:"久服轻身延年不饥。"《道藏神仙芝草经》曰:"宽中益气,五脏调良,肌肉充盛,骨体坚强,其力倍,多年不老,颜色鲜明,发自更黑,齿落更生。"张石顽称:"黄精为补中宫之圣品,宽中益气,使五脏调和,肌肉充盛,骨髓坚强,皆是补阴之功"。

（2）治标应化痰消瘀,软脉通络:本病之病理中心在痰、瘀,理当重予化痰、消瘀,而痰瘀久痹,化、消必有较长时日,峻猛破伐之品,匪其所宜。选药在于既具消、化之功,能除脉中之痰瘀,又可久用而不伤正。药选海藻、水蛭相配,即本此意。海藻咸寒,有软坚化痰之功,能祛经隧胶着之痰。《本草崇原》曰:"海藻,其味苦咸,其性寒洁,故主治经脉内外之坚结……主通经脉。"水蛭"最喜食人之血,而性又迟缓善入,迟缓则生血不伤,善入则坚积易破,借其力以攻积久之滞,自有得而无害也"。小量常服活血化瘀而不伤正,具臣辅之功。并佐僵蚕、鬼箭羽增强化痰祛瘀之力。僵蚕辛能散结,咸能软坚,为祛风化痰、软坚散结之要药;鬼箭羽苦寒入血,祛瘀活血通脉,痰浊得化,瘀血得消,血脉自畅。取片姜黄为使,辛散横行,温经通脉,行气活血,引诸药以达周身。

组方总应标本兼顾,虚实结合,消补兼施,共奏滋肾养肝、化痰消瘀之效。

(3)把握滋肾与养肝、化痰与消瘀之间的主次关系:肾之精气的亏损是本病发病之根,欲治其本,必以补益肾精为要,乙癸同源,精血互生,滋肾可以养肝,肝木条达,木疏土运,津气流布,痰、瘀、气、火、风诸邪无化生之由,自达治本之目的。

痰瘀互结于脉络是本病的主要病理表现,二者之间,又以痰浊为其主要方面。因脂浊聚而成痰,痰凝则血滞为瘀,故治疗必以化痰为重。同时祛瘀通络以利痰化瘀消。

此外,老年之人,脏腑虚衰,或多病丛集,或病变错综兼夹,常见心肝郁火、风痰上扰、阴虚络热等兼证者,治当遵从辨证论治的原则,酌情配伍。

【验案精选】

案1

欧阳某,女,56岁,退休教师。1997年4月6日初诊。

头昏目眩1年余,逐渐加重,胸闷,腰酸腿软,颈僵不和,健忘,记忆力明显下降,夜寐不佳,两目干涩,食纳正常,二便尚调,苔薄黄腻,质黯隐紫,脉细弦滑。胆固醇6.5mmol/L,甘油三酯2.1mmol/L,B超检查轻度脂肪肝,二维彩色多普勒超声血流声像系统检查提示左、右颈总动脉内中膜增厚,右侧颈总动脉分叉有软斑形成,颈动脉血流缓慢。

此为肝肾下亏,痰瘀上蒙,内风暗动,治予标本兼顾。

处方:制首乌12g,制黄精12g,片姜黄10g,炙水蛭3g,炙僵蚕10g,海藻10g,鬼箭羽10g,桑寄生10g,枸杞子10g,菊花10g,天麻10g,白蒺藜10g,葛根15g。

二诊:服药半月,头昏有减,颈僵好转。原方加生楂肉15g再进。

三诊:上方增损治疗2个月,头昏消失,腿软明显改善,精神较振,复查血脂均在正常范围,记忆力似有好转,目干,口干,苔薄黄腻,质黯,脉细弦滑。

滋肾养肝,化痰祛瘀,息风和络再进。

处方:制首乌 12g,制黄精 12g,片姜黄 10g,炙水蛭 3g,炙僵蚕 10g,海藻 10g,鬼箭羽 10g,玄参 10g,枸杞子 10g,天麻 10g,白蒺藜 10g,菊花 10g,葛根 15g。

四诊:上方服用半年,精神好,面色红润,头不昏,腿足有力,复查二维彩色多普勒超声血流声像图提示,右侧颈内动脉分叉处软斑消失,血流正常。嘱患者坚持治疗,守原方以求巩固。

此后多次随访,患者目前身体状况良好,无明显不适,仍坚持以上方间断服用。

按语:"诸风掉眩,皆属于肝。"故治以制首乌、制黄精、玄参、枸杞滋养肝肾之阴以治病本。痰瘀为致病之标,故以炙僵蚕、海藻、天麻、白蒺藜息风化痰,以片姜黄、炙水蛭、鬼箭羽、葛根活血化瘀通络,菊花平肝潜阳。诸药合用,标本兼治,脉道通利,故诸症解除。

案 2

蒋某,男,59 岁,干部。1998 年 3 月 2 日初诊。

近 1 年来,精神萎靡,心情忧抑,夜难入寐,多则 3~4 小时,甚则彻夜不寐,头昏时作,口干苦黏,食纳不香,神疲乏力,腰酸腿软,舌质黯红,苔黄腻,脉弦滑。查血脂胆固醇、甘油三酯均高于常值,血液流变学检查提示血黏滞度增高,二维彩色多普勒检查左颈总动脉有软斑,主动脉钙化,CT 检查为多发性腔隙性脑梗死。

年届花甲,肝肾不足,痰瘀上蒙,痰火扰心,先拟治标为主,兼顾治本,清火化痰,活血通络,补益肝肾。

处方:黄连 4g,知母 10g,法半夏 10g,陈皮 6g,枳壳 10g,竹茹 6g,莲子心 3g,炙僵蚕 10g,陈胆星 10g,煅龙齿(先煎)20g,煅龙骨(先煎)20g,熟枣仁 25g,合欢皮 10g,枸杞子 10g。

二诊:药后心烦有减,夜寐仍差。痰瘀上蒙,痰火久郁,非短时可效,原法再进。

原方加黑山栀 10g、夜交藤 15g、制香附 10g,去竹茹。

另:脑络通胶囊,每次3粒,每日2次。

三诊:上方加减进治2个月,情绪渐趋平稳,睡眠有所改善,有时可睡4~5小时,但不稳定,头痛减轻,下肢酸软无力,苔薄黄腻,质黯,脉细弦滑。

仍当清热降火,化痰祛瘀,补益肝肾。

处方:黄连4g,黑山栀10g,知母10g,法半夏10g,陈皮6g,枳壳10g,炙僵蚕10g,陈胆星10g,海藻10g,煅龙齿(先煎)20g,煅龙骨(先煎)20g,熟枣仁25g,合欢皮10g,炙水蛭3g,枸杞子10g。

另:脑络通胶囊,每次3粒,每日2次。

四诊:头昏不著,但近年来睡眠又差,入寐困难,苔黄腻,质黯,脉细弦滑。原法继进。

处方:黄连4g,黑山栀10g,夏枯草10g,法半夏10g,陈皮6g,枳壳10g,炙僵蚕10g,海藻10g,煅龙齿骨各(先煎)20g,熟枣仁30g,夜交藤15g,炙水蛭3g,枸杞子10g,茯神10g。

另:脑络通胶囊,每次3粒,每日2次;天王补心丹,每日6g,每天2次。

五诊:睡眠好转,精神改善,口干,大便偏干,苔脉同前。原方增损再进。

六诊:诸症继续好转,精神良好,先后药治半年,复查血脂示甘油三酯偏高(2.1mmol/L),二维彩色多普勒超声血流声像图提示颈内动脉软斑消失。仍宗原法。

处方:黄连4g,黑山栀10g,夏枯草10g,法半夏10g,陈皮6g,枳壳10g,炙僵蚕10g,海藻10g,鬼箭羽10g,炙水蛭4g,熟枣仁30g,夜交藤15g,枸杞子10g,茯神10g。

另:脑络通胶囊,每次3粒,每日2次;天王补心丹,每日6g,每天2次。患者仍间断坚持治疗,全身情况良好。

按语:研究中发现,动脉粥样硬化可与多种老年病夹杂并见。但因疾病的特异性,病变脏腑不一,病理表现又可同中有异。如震颤麻痹者兼有阴虚风动;老年性痴呆兼有心肝郁火;消渴病兼有阴虚络热;高血压兼有风阳上扰;冠心病兼有心气亏虚,胸阳不振;中风病兼有气血逆乱等。而此种种又均以肝肾亏虚、痰瘀阻络为其病理基础。因此,可以说肝肾亏虚、痰瘀阻络是多种老年性疾病的主要病机病证。

(韩 旭 整理)

第十二章 心律失常辨治经验

【概述】

心律失常是由于窦房结激动异常或激动产生于窦房结以外,激动的传导缓慢、阻滞或经异常通道传导,即心脏活动的起源和(或)传导障碍导致心脏搏动的频率和(或)节律异常。

心律失常是心血管疾病中重要的一组疾病。它可单独发病,亦可与心血管病伴发。可突然发作而致猝死,亦可持续累及心脏而衰竭。心律失常可见于各种器质性心脏病,其中以冠状动脉粥样硬化性心脏病(简称冠心病)、心肌病、心肌炎和风湿性心脏病(简称风心病)为多见,尤其在发生心力衰竭或急性心肌梗死时,发生在基本健康者或自主神经功能失调患者中的心律失常也不少见,其他病因尚有电解质或内分泌失调、麻醉、低温、胸腔或心脏手术、药物作用和中枢神经系统疾病等,部分病因不明。心律失常的血流动力学改变的临床表现主要取决于心律失常的性质、类型、心功能及对血流动力学影响的程度,如轻度的窦性心动过缓、窦性心律不齐、偶发的房性期前收缩、Ⅰ度房室传导阻滞等对血流动力学影响甚小,故无明显的临床表现,较严重的心律失常,如病窦综合征、快速心房颤动、阵发性室上性心动过速、持续性室性心动过速等,可引起心悸、胸闷、头晕、低血压、出汗,严重者可出现晕厥、阿 - 斯综合征,甚至猝死。由于心律失常的类型不同,临床表现各异。

周仲瑛教授认为,心律失常是临床常见病、多发病,属于中医"心悸、怔忡"等范畴。

【临证要点】

1. 气阴两虚、痰瘀互阻、心脉不畅、心营失养是本病的主要病因病机 《内经》中形象地记述了本病的基本特征:"心中澹澹大动""心惕惕如人将捕之""心如悬若饥状"。周仲瑛教授认为本病属本虚标实之证,心气、心阴亏虚为本,痰浊、瘀血阻滞心脉为标。心气不足,不能输化津液,则聚而成痰;不能推动血行,则滞而成瘀。心阴亏虚,虚火灼津,炼液成痰,血液受热煎熬,结而成瘀。《医宗金鉴》云:"脉沉弦细滑大小不匀,皆痰气为病。"《诸病源候论》云:"诸痰者,此由血脉壅塞,饮水结聚而不消散,故能痰也。"《景岳全书》云:"痰涩皆本气血,若化失其正,则脏腑病,津液败,而血气既成痰涩。"痰瘀既成亦可互生互化,痰浊阻滞脉道,妨碍血液循行,则血滞成瘀;瘀血阻滞,脉络不通,影响津液正常输布,或离经之血瘀于脉外,气化失于宣通,以致津液停聚为痰;痰阻则血难行,血凝则痰易生;痰停体内,久必成瘀,瘀血内阻,久必生痰,终致痰瘀共证,心脉阻滞。故周仲瑛教授认为,因虚致瘀生痰是心悸发病的根本,痰瘀互结是心律失常发病的重要原因,痰瘀同证是此病中重要的病理环节,气阴两虚、痰瘀互阻、心脉不畅、心营失养是本病的主要病机。

2. 益气养阴,行气化痰,活血祛瘀为治疗大法 周仲瑛教授认为,心律失常的诊治应区分标本虚实、气血脏腑的病变,又要贯彻痰瘀并治的原则,坚持虚则补之,实则泻之,攻不伤正,补不滞邪,以收到痰化瘀祛,气血调畅,五脏安和,病则安缓之效。气阴亏虚,痰瘀内阻,不少心律失常病情顽固,乃痰瘀阻滞之结果,临床症见心悸,胸闷痛,气短乏力,头晕目眩,遇劳加剧,舌质黯红,舌苔中间薄腻,舌尖无苔或薄苔,脉细结代无力,其病机多兼见气阴两虚,心阴心气不足,心脉运行失调,心脉不通,心神失养而悸动不已。故周仲瑛教授常以益气养阴,行气化痰,活血祛瘀为治疗大法。益气养阴之法从本而治,旨在提高脏器功能,缓解临床症状,故与活血化瘀法有殊途同归之妙。方多选周仲瑛教授由古代治疗心悸名方生脉饮、炙甘草汤、小定心汤等化裁而制成的二甘复脉汤,由炙甘草、人参、麦冬、参三七、延胡索、瓜蒌皮、甘松组成。

方中炙甘草为君,人参、麦冬为臣,余四药均为佐使药。炙甘草甘温,益气补中,化生气血,《名医别录》谓其能"通经脉、利气血"。人参味甘,性温,归脾、肺经,具有大补元气、补气生血等作用;麦冬味甘、微苦,性寒,入肺胃和心经,能滋阴润肺、清心除烦。参三七味甘、微苦,性温,归肝、胃经,具有活血化瘀功效。延胡索,味辛、苦,性温,归心经,具有行气活血功能。瓜蒌皮味甘,性寒,具有清热涤痰、宽胸散结之功效。甘松味甘,性温,无毒,《本草正义》云能"活络通经"。

现代药理研究证实,甘草主要成分为甘草酸,实验表明甘草酸可延长乌头碱诱发的小鼠心律失常的潜伏期而达到抗心律失常的作用。人参含多个人参皂苷,人参皂苷对期前收缩、心动过速、心室颤动、心室扑动与室性停搏等多种心律失常有明显的保护作用。三七中人参二醇组和人参三醇皂苷对 Ca^{2+} 通道有阻断作用,能明显缩短乌头碱及氯化钙所致大鼠心律失常的维持时间,可明显对抗乌头碱诱发的心律失常。延胡索提取物罗通定(颅通定)能延长心房和房室结有效不应期而治疗心律失常。瓜蒌皮提取液具有抗心律失常作用。甘松主要成分甘松香醇、甘松酮、马兜铃酮具有抑制及延长心电位作用,能对抗家兔由氯仿 - 肾上腺素引起的心律失常。

本方补、养、通三法并用,多途径、多环节、多靶点阻断心律失常的发生,补而不滞,通不伤正,宁心复脉。

【验案精选】

案 1

孔某,女,62 岁。2008 年 12 月 15 日初诊。

有阵发性心房颤动、房性期前收缩病史,诉自 10 月 27 日来阵发性心慌,持续从几分钟至几小时间不等,发时胸闷气短,脉细弦,舌淡黯,苔薄。体格检查:血压 110/70mmHg,心率 66 次 /min,律不齐。

证属气阴两虚,痰瘀互阻,心脉失和;治以益气滋阴,活血化痰。

处方:炙甘草 6g,生晒参 15g,炙黄精 15g,当归 10g,参三七 15g,延胡索 15g,瓜蒌皮 15g,麦冬 12g,玉竹 12g,海藻 15g,甘松 9g,苦参 30g。7 剂,水煎服,每日 1 剂。

药后阵发性心慌发作明显减少,诸症均减。上方略有增损,连服 28 剂,诸症悉除,随访至今,恙平未作。

按语:患者老年女性,心悸阵作,结合苔脉,治予益气滋阴,活血化痰,行气利水,药选炙甘草、生晒参、炙黄精、当归、麦冬、玉竹补益心肾气阴,海藻、参三七、瓜蒌皮、延胡索化痰活血,炙桂枝通阳化气利水,辨病与辨证相结合,加甘松、苦参抗心律失常。

周仲瑛教授认为,心律失常是临床常见的心血管疾病,西药治疗有较好疗效,但长期服用西药出现疗效减弱,或限于毒副作用而不能坚持服药者,也不在少数。运用中医理论的整体观念辨证论治,即可掌握心悸的发生发展规律,认清病变深浅,悉知病情轻重,看透疾病转归,如心悸涉气、涉血病浅,伤阴者病深,阴伤及阳者病重,阳衰欲脱者病危。中医中药从气血阴阳及五脏的根本变化而治,疗效确切,可以提高患者的生存质量及减少终末事件的发生率,取得较好疗效。

案 2

顾某,男,26 岁。1999 年 4 月 20 日初诊。

一年半前因工作劳累后始感心慌不安、阵发而作,西医医院心电图、24 小时动态心电图等多项检查提示"室性期前收缩"。先后服用普罗帕酮(心律平)、盐酸莫雷西嗪(乙吗噻嗪)等药,取效不著,期前收缩仍时作时止。因服西药后出现副作用,故求治于中医。患者时感心慌不适,心跳有停搏感,疲劳后易于发作,午后、傍晚时分发作较频,休息后可稍稳定。伴胸闷不适,口干乏力,夜寐一般,大便溏,小便自调,舌苔薄腻色淡黄,舌质偏黯。

从阴阳失调、气阴两虚、心神失宁治疗。

处方:炙桂枝 10g,炙甘草 5g,生龙骨(先煎)20g,生牡蛎(先煎)25g,潞党参 12g,大麦冬 10g,五味子(杵)5g,紫丹参 15g,苦参 10g,熟枣仁 25g,合欢皮 15g,朱灯心 3g,石菖蒲 9g。

服药 7 剂复诊,心慌期前收缩有所稳定,但情绪激动后有影响,稍有气短,舌象同前,脉来小弦。原方既效,勿须易辙,前方中加入白檀香(后下)3g、阳春砂(后下)3g、炒玉竹 10g,改炙甘草为 6g。

三诊时患者告知期前收缩基本未发,迭进前方,以固疗效。此后患者因感冒一度证情复发,俟治愈感冒后,仍以原方为基础加减施治,患者室性期前收缩已极少发作。

按语:病家虽为青年,但久居机关,伏案工作,劳心伤神,病延年余,遇劳诱作,虽没有"又手自冒心,心下悸,欲得按"的典型表现,但辨证仍属"心悸"虚证。周教授认为本证乃阴阳失调、气阴不足,治宜阴阳并调、养心安神,选桂枝甘草龙骨牡蛎汤合生脉散为主加味施治。方中桂枝、甘草温补心阳,龙骨、牡蛎潜镇安神,党参、麦冬、五味子、玉竹益气养阴,熟枣仁、合欢皮养心安神。《伤寒论》桂枝甘草龙骨牡蛎汤中甘草用量倍于桂枝,重在资助中焦,使阴阳之气交通中土。本例患者病机重在心中阴阳不调,故而周教授所用甘草药量不及桂枝,但已超过常量,取意为桂枝入心温阳,配以甘草补虚益气,桂枝配甘草则温而不热,所以能益阳而不致发汗,辛甘合用,阳气乃生,使心阳得复,反映了周老继承不泥古、发扬不离宗的治学精神。

案3

王某,女,60岁。2000年9月3日初诊。

多年来心慌不宁反复发作,心电图等检查多示为"频发室性期前收缩",有时也出现"频发房性期前收缩",发时多呈二联律、三联律,心中有虚悬感,常用美西律(慢心律)、氨酰心安、心律平等多种西药,未能控制病情。患者平素畏寒,大便常稀溏,腹泻之后心慌易作。望诊患者面色欠华,舌质淡稍黯,舌苔薄腻。切脉患者两脉结代。

周老从脾土阳虚、心神失养入手。

处方:炙桂枝10g,制附片5g,潞党参12g,焦白术10g,炙甘草6g,炮姜3g,粉葛根12g,紫丹参12g,熟枣仁30g,川雅连3g,阳春砂(后下)3g,石菖蒲6g。

二诊:患者诉服药1周内期前收缩只发作1次(呈二联律),平时尚为稳定,便溏渐渐转实,但仍觉怕冷喜暖,舌诊未变,脉象转细。

效不更弦,前方中加入生龙骨(先煎)20g,生牡蛎(先煎)20g。

患者服药后频发期前收缩控制较为满意,基本已不再发作。

按语:中土阳虚,子病累母,心失所荣,故而心慌心悸阵作、脉来结代。全方以桂枝、附子为君,温运脾阳,振奋心阳;党参、甘草益气补中;白术健脾燥湿;炮姜温中祛寒,寓意桂附理中是也。心为君主之官,脏腑功能失常皆可导致心病。周教授临证注重望闻问切四诊,强调整体辨证,全面衡量,不局限于心律失常仅仅就属中医之心病。本例患者悸在心中,而治在中阳,温脾而宁心,实为母病治子、上病下取之妙,反映了周教授整体观的辨证思路。

案4

鲍某,男,50岁。2001年1月12日初诊。

患者近3个月来心中惊惕阵作,住本市某医院近2个月,各项检查提示"频发房性期前收缩""部分导联S-T段、T波改变",经服心可舒、心元胶囊,静脉滴注生脉注射液等,病情一度稍见好转而出院,但期前收缩仍常发作。时觉心慌,夜寐不酣,多梦早醒,动则易汗,心烦口干,饮水较多,面色油光多脂,舌质黯红,舌苔薄黄腻有黏沫,脉结而涩。

证属心经郁热、痰瘀内阻、心神失宁而为。

处方:川雅连4g,法半夏10g,石菖蒲12g,紫丹参15g,川芎10g,赤芍12g,苦参12g,功劳叶10g,煅龙骨25g,煅牡蛎25g,熟枣仁15g,苏罗子10g。

连服7剂,患者证情稍减,仍自觉心跳快,心烦寐差早醒,苔脉同前。前方中加入广会皮6g、炒竹茹6g。

三诊时证情显减,自觉心慌有时发作,但程度较前大为减轻,心中仍觉有下沉感,夜寐改善,动则易汗,口干饮水较多,食纳知味,苔黄薄腻,舌质黯红,脉细涩而数。

周师告知,此乃气阴两虚为本,痰热内扰、心营不畅未尽,改拟方为:

处方:太子参15g,大麦冬10g,炒玉竹10g,炙甘草5g,五味子(杵)4g,煅龙骨25g,煅牡蛎25g,川雅连5g,莲子心3g,熟枣仁15g,功劳叶10g,炙远志5g,紫丹参12g,苦参10g,法半夏10g。

再诊时病人诸症皆平,此后多次复查心电图未见心律失常,常以生脉散为主加味调治,证情未再反复。

按语:心律失常(心悸)之病机有虚实之分,且常为虚实夹杂、本虚标实。临证时须以辨证论治为基本原则,难执一方一药尔。本案患者初诊时病机重在心经郁热、心神被扰,但热可灼津炼液成痰,痰阻脉道滞血成瘀。诊察患者面色油光多脂及苔脉异常,辨证有痰瘀同证、心脉阻滞之病机存在,故治疗上参入了痰瘀同治之法,以陈皮、半夏、竹茹、远志、石菖蒲等化痰药,与丹参、川芎、赤芍等活血药为伍,痰化则气机调畅,有利于活血,痰去则脉道通畅,而有助于痰清。周老同时对扶正补虚、养心通脉之治本之道十分重视,此即"不治痰而痰化,不治瘀而瘀去"之意。当标邪渐祛之时,周老更为重视养心治本,以冀气血冲和、心脉流畅,而无生痰停瘀之患。对此例验案,吾辈感悟周仲瑛教授临证十分重视察舌切脉,因舌为心之苗,心之外象可从舌诊上表现;心主血脉,血行脉中,"脉者血之府"。以苔脉为主,合参四诊,则痰瘀同证昭然。反映了周老辨治顽固性心律失常,注重标本缓急、虚实主次,强调标本兼顾、分期图治的学术思想。

（韩　旭　整理）

第十三章　内伤头痛辨治经验

【概述】

　　内伤头痛是指由于脏腑功能失调而引起的头痛,以头部疼痛为主要症状,可以发生于全头,或一侧,或双侧,或后头,或前额,或巅顶,可连及颈项、眉棱骨,是一种临床常见的自觉症状。中医之内伤头痛多见于现代医学之紧张性头痛、偏头痛、丛集性头痛、三叉神经痛等,亦可是高血压、低颅压综合征、肿瘤等疾病的症状。此病迁延反复,严重影响患者情绪及生活质量。周老治疗内伤头痛见解独到,颇具疗效。

【临证要点】

　　1. 风为主因,内外相合,兼夹他邪,治宜兼顾　头为诸阳之会,居人体最高位,"伤于风者,上先受之","高巅之上,唯风可到"。头痛病在头窍巅顶,病因当以风邪为主,且有内风、外风之异。

　　内伤头痛多属内风为患。缘于忧思恼怒,情志不遂,肝气郁结,气郁化火,引动肝风,上扰头目;或肝肾素亏,阴血不足,水不涵木,肝气有余,稍遇情志怫郁,风阳上潜,扰及头目,发为头痛。临床表现为偏侧或两侧胀痛、跳痛、掣痛,每因情绪波动而诱发,伴有烦热、头面烘热等。治拟平肝潜阳法,药用天麻、钩藤、白蒺藜平肝息风;石决明、珍珠母等镇肝潜阳。

　　肝风常夹火夹痰成为风火上炎或风痰阻络证。验之临床,火以肝火或胃火居多。肝火缘于情志不畅,肝郁化火;胃火缘于饮食不节,嗜酒辛辣,或肝火犯胃,如《景岳全书》:"各经皆有火证,而独阳明为最,正以阳明胃火盛于头面,而直达头维,故其痛必盛"。肝火亢旺者,伴见急躁易怒、口苦目赤,常用龙胆草、夏枯草、栀子、苦丁茶、菊花、丹皮等清泻肝火;胃火亢盛者,症见头痛及齿,口渴欲饮,可加用生石膏、知母、黄连清泻胃火。

痰缘于饮食不节,脾失健运,痰浊内生,随风上蒙清窍。头痛多伴眩晕,恶心呕吐,或见头面麻木,感觉异常。采用祛风化痰法治疗,药如天麻、白附子、南星、法半夏、僵蚕等。

内伤头痛病因虽以内风为主,但常兼夹外风,因虚风内生,易招致外风侵袭,且往往与寒、湿之邪相合上犯清窍。症见头部畏风怕冷,沉重紧缩,如裹如束,且有吹风受凉后诱发、春天易发等特点。风袭经络,则易引动内风,如此内外合邪,阻扰经气,致使头痛反复,经久不愈。故常在平肝祛风药基础上配合应用宣散外风药,药如防风、荆芥、藁本、薄荷、蔓荆子、羌活、白芷等。

2. 病程日久,久病入络,虚实兼夹,补虚泻实 内伤头痛一般迁延难愈,反复发作。久病入络,络脉不通,故可表现为血瘀证。症见夜间痛甚,锥痛刺痛,部位固定不移,伴肢体疼痛麻木,爪甲青紫,面唇紫黯,女性患者月经量少有血块,经色紫黯,舌黯瘀点、瘀斑、舌下脉络青紫,脉涩结代。即使临床未见明显瘀血证象,也应在辨证基础上加用化瘀通络药,方如通窍活血汤,药用川芎、水蛭、地龙、赤芍、红花、桃仁、当归等。

头痛反复发作,病久伤正,故多表现为虚实夹杂证。头痛发作时突出表现为风阳上扰、风火上炎、风痰瘀阻等标实证,因邪气壅闭头部经脉,气血受阻,故而痛甚难忍。而头痛反复发作,经久难愈,则与其本虚邪恋相关。因阴血不足,或脾气亏虚,令邪气稽留,深伏不除,往往因劳累、思虑过度耗伤正气,触动邪气而发作。肝藏血,体阴而用阳,肝为刚脏,以血为本,非柔润而不调和,需赖阴血之滋养方能发挥正常生理功能,肝血不足则肝阳易亢。故头痛缓解期,重在养肝血、润肝阴。同时由于乙癸同源,精血互生,肝阴有赖肾精滋生,故应酌加补肾滋阴之品。尤其是伴见耳鸣目眩,口干目涩,腰酸腿软,身热盗汗等证候表现者,常用生地、熟地、山萸肉、何首乌、女贞子、墨旱莲、枸杞子等滋阴补血。少数患者因素体脾胃虚弱,气血化生不足;或久病正虚,产后、外伤失血,导致气血亏虚证。症见头痛遇劳或经后发作、加重,恶风易感,神疲乏力,面黄不华,少气懒言,气短声低,自汗身冷,大便溏烂,舌胖大有齿印,脉弱无力。治用四物汤、八珍汤、补中益气汤等益气养血升清。由此可见,治疗本病宜分清标本缓急,发作期治标,缓解期治本,以养血滋阴为主。

3. 热郁寒凝,气血不畅,清阳不展,治宜温清复法 综上所述,内伤头痛发病与风密切相关,头痛发作时多表现风阳上扰、风火上炎、风痰瘀阻等证,往往外夹风寒,如此内外合邪,经脉绌急,阻于头络。但临床采用平肝潜阳、祛风清火、化痰祛瘀诸法往往效果并不明显,尤其是偏头痛、三叉神经痛等,难以控制头痛复发。

进一步分析此类头痛的临床特点,发现均有疼痛剧烈、反复发作的特点,呈掣痛、胀痛,伴搏动感,局部灼热感,或伴感觉异常,或见头面潮红,但又畏寒怕冷,吹风受凉诱发,得温则减,遇寒痛增,阴雨天发作或加重。此乃热郁寒凝,寒热交阻,气血不畅,清阳不展之候。为此,采用祛风清火与温经散寒复法治疗,效果明显。

温经通络选用川芎、细辛、白附子、藁本、白芷等温燥药物,疼痛剧烈者用制川乌、制草乌。川芎辛温,活血行气,祛风止痛,能"上行头目",为治头痛要药。李东垣言"头痛须用川芎。"《本草汇言》:"芎劳,上行头目,下调经水,中开郁结……味辛性阳,气善走窜而无阴凝黏滞之态,虽入血分,又能去一切风,调一切气。"细辛辛香走窜,宣泄郁滞,上达巅顶,通利九窍,善祛风散寒,且止痛力强,《本草新编》言细辛"善降浊气而升清气,治头痛如神"。白附子辛温燥烈,性善上行,祛风痰,止痛,善治头面诸疾。藁本辛温香燥,性味俱升,善达巅顶,以发散太阳风寒见长,尤宜巅顶冷痛者。白芷辛散温通,既能解表散寒,又可祛风通窍止痛,且为阳明头痛引经药。川草乌辛温通散,散寒止痛之功显著,尤宜暴痛剧烈难忍,拘急抽痛者。

温经散寒、祛风清火不仅是治疗热郁寒凝型患者的基本治法,对头痛久病不已,反复发作,疼痛剧烈者均可使用。通则不痛,不通则痛,头痛病久入络,顽疾多痰,久病多瘀,风痰瘀阻,痼疾不去,清阳不展,不予温通则痛势难止,病根难除,故而温经药的选用是治疗此病的关键。即使未见明显的寒证,也应在祛风清火、化痰祛瘀药基础上酌加辛香温燥药以温通经脉,宣畅清阳,同时又可宣散外寒,解除风寒导致的经脉拘急。

热郁寒凝之头痛虽为以风火上炎为主,但单用苦寒之品恐凉遏冰伏,热郁不散,火热难泄;而辛温太过又助火热之势,且鉴于部分患者有头部吹风受冷后发作的特点,故须寒热并用,在苦寒清热基础上适当配伍宣散风寒、温通经络之品,辛温宣散,苦辛通降,散郁通络。

【验案精选】

潘某,男,81岁。2002年7月1日初诊。

患者"三叉神经痛"病史4年,时作时止,服西药止痛无效。近半月再作,右侧头角、目眶四周剧烈跳痛,伴触电感,稍有麻木,耳聋失聪已久,大便尚调,口干渴饮,血压120/80mmHg,舌苔淡黄腻,舌质淡紫,寸口脉弦滑。

辨证为寒凝热郁,风火上炎,痰瘀阻络。治拟温经通络、祛风化痰、清泻肝火法。

处方:制白附子10g,制南星15g,制全蝎6g,制川草乌各5g,细辛5g,生石膏(先煎)30g,龙胆草10g,川芎15g,白芷10g,炒延胡索15g,炙僵蚕10g,苦丁茶15g,玄参15g。7剂。

二诊:2002年7月8日。

头面疼痛稍减,下颌部位痛感较剧,心慌心悸,两耳鸣声如潮,口干苦,舌苔厚腻,底白罩黄,舌质淡紫,脉细滑。继予温清复法治疗。

原方加灵磁石(先煎)25g、葛根15g、丹参15g。

三诊:2002年7月15日。

右侧头角、目眶疼痛减轻,下颌部位麻木,口稍干,舌苔薄黄腻,舌质黯紫,脉弦滑。

2001年7月1日方加葛根15g、川石斛12g、天麻10g。

四诊:2002年10月21日。

服上方后,三叉神经痛缓解。

按语:本案三叉神经痛反复发作4年,头面疼痛剧烈,呈跳痛或触电样,伴口干多饮,是为肝经郁热,风火上炎;舌质淡,提示寒凝,实为寒凝热郁之寒热错杂证。颜面麻木,是为痰凝;久病疼痛入络,且见舌质紫,是为血瘀,故本案同时存在痰瘀阻络之病机。治疗采用复合大法,温经通络,祛风化痰,清肝泻火。方用制川草乌、细辛之辛热药与生石膏、龙胆草、苦丁茶等清热药组成温清复法,并非取决于其临床表现有寒凝之证象,而是根据三叉神经痛痛势剧烈,多为风痰沉寒痼冷,导致清阳不展所致,故用温药以温通辛散。三叉神经痛是面部三叉神经分布区内反复发作的剧烈疼痛,属于中医学"面痛""头痛""偏头风"等范畴,发病多呈暴发,痛势剧烈,或左或右,痛止如常人。温清合法是周师治疗三叉神经痛采用的常法。不通则痛,通则不痛,病久入络,顽疾多痰,风痰瘀阻清空,沉寒痼冷不去,导致清阳不展,往往是造成三叉神经痛的一个主要因素,通过温经发散,可使清阳舒展,络脉通畅。肝经风火上炎,或风火痰浊上扰是三叉神经痛的主要病理因素,故疼痛性质多呈跳痛或触电样,治疗宜清泄,选方芎芷石膏汤加龙胆草、苦丁茶等,与温法并用,遏制其温燥伤津之弊。

本案用白附子性烈升散,功能祛风痰,逐寒湿,善治"面上百病,行药势"(《名医别录》);制南星祛风化痰,解痉止痛;制川乌、草乌均为辛热之品,祛风除湿,温通经络,止痛作用强;细辛芳香燥烈,清而不浊,"善降浊气而升清气,治头痛如神"(《本草新编》),既能外散风寒,又能内祛阴寒;葛根善治头痛连及项背紧强;白芷入阳明经,善治前额、眉棱骨痛;川芎入肝胆二经,可载药上行,《本草纲目》云:"川芎血中气药也。肝苦急以辛补之,故血虚者宜之,辛以散之,故气郁者宜之。"白附子合全蝎、僵蚕等,仿牵正散义,祛风化痰,痰瘀同治,再加蜈蚣、全蝎等虫类药走窜入络剔邪。龙胆草、苦丁茶清泄少阳之火,生石膏擅清阳明之热。如此寒热并用,风火痰瘀合治,相得益彰,故而能力克顽疾。

(过伟峰 整理)

第十四章　中风辨治经验

【概述】

中风是中医学对急性脑血管疾病的统称。本病具有发病率高、死亡率高、致残率高、复发率高以及并发症多的特点，是目前导致人类死亡的三大主要疾病之一。临床表现为猝然昏倒，不省人事，半身不遂、口角歪斜、言语不利等症。周仲瑛教授认为，风、火、痰、瘀、虚是中风病的基本病理因素，"瘀热"是中风急性期的中心病理环节，应用凉血通瘀法治疗，方用凉血通瘀方；中风后遗症通常以风痰瘀虚为基本病理特征，治疗以祛风化痰通络法。

【临证要点】

1. 中风的主要病因　中风系饮食失度，酿生湿热；或五志过极，引动内火；或劳逸失度，耗气伤精；或因气候剧变，气血错乱；或情志不畅，肝气不舒，郁而生热，终使瘀热渐积，发生质变，血气蒸腾，瘀热相搏。周仲瑛教授把瘀热产生的途径归结为以下2种：

（1）素体阴虚而阳旺，气火偏亢：如情志不调，五志过极，气郁化火，肝火内生；或内伤久病，气失平调，火失潜藏，均致火热内生，脏腑郁热，"脏腑生热，热乘于血，血性得热"，火热由气及血，"热之所过，血为之凝滞"，火郁热瘀，血热内瘀，热与血搏。血分郁热，则易伤津耗血，所谓"津液为火灼竭，则血行愈滞"，故由血热导致血涩不畅为瘀，热与血搏结成为瘀热。

（2）嗜食肥甘厚味、辛辣炙烤之物，或饮酒抽烟过度，或暴饮暴食，以致脾胃受伤，酿生痰热，痰热久郁化火灼津耗液，"血受热则煎熬成块"（《医林改错》），形成瘀热痰阻之势。

2. 中风的病理状态 中风病位在脑窍,病理因素与风、火、痰、瘀、虚有关,火热与瘀血是重要的始动病理因素,风痰为继发病理变化,正虚为其病理基础。

(1)瘀热阻窍是中风急性期的基本病理状态:中风是在肝肾不足、内伤积损的基础上,复加多种诱因的触动,导致脏腑气机升降骤然逆乱,血随气逆,冲击于脑;加之气有余则为火,血不行是为瘀,发病之时气火上冲,迫血上涌,络热血瘀,以致瘀热阻滞窍络。血分瘀热,搏结不解,则热愈炽、瘀益甚,气机愈壅,进而化火、生风、成痰(水),且三者互为因果、兼夹,表现"火动风生""风助火势""痰因火动""风动痰升""气滞津停""血不利则为水"等病理演变,终致风火相扇,痰瘀闭阻,进一步加重病势。瘀热为致病之本,风、火、痰(水)为发病之标。

瘀热留滞不去或灼伤脑脉,势必损害脑元、滞碍神机,阻塞脉道,造成偏瘫等各种神经功能缺失症状与体征,同时瘀热互结,血热与血瘀互为因果,使邪热稽留不退,瘀血久踞不散,内扰心神,造成神昏谵语等各种精神神经症状。瘀热灼伤血络,络伤血溢,可引起瘀热动血证;瘀热耗伤阴血,可导致瘀热动风证;瘀热上扰,阻闭清窍,则引起瘀热阻窍证;瘀阻痰结,火灼痰凝,则引起瘀热酿痰证等。

根据周老对本病临证的经验,瘀热阻窍证的中医证候诊断标准可归纳为:①神昏、躁扰不宁,或昏蒙不语,或神志恍惚欠清;②半身不遂,肢体强痉拘急,口舌歪斜,舌强语謇;③腹胀硬满,便干便秘;④身热;⑤面色红或深紫;⑥舌质深绛或紫黯,苔黄;⑦脉弦滑数或结。凡具备上述 7 条中的 4 项者可诊断为瘀热阻窍证。

(2)风痰瘀虚是中风后遗症期的病理状态:恢复期因气血失调,血脉不畅而后遗经络形证。中风急性期病情危重,但经积极抢救之后,往往使病人脱离危险,神志渐清,但因肝肾阴虚,或气血亏损未复,风痰瘀之邪留滞经络,气血运行不畅,仍有半身不遂、口角歪斜或言语不利等后遗症,恢复较慢。

3. 中风的基本治疗方法

(1)凉血通瘀法是中风急性期的治疗大法:瘀热是中风急性期或发作期的主要病理因素,瘀热闭阻为中心病理环节,瘀热阻窍证为主要证候。据此,周老确立凉血通瘀法为治疗中风急性期的基本治法。所谓"凉血通瘀"，寓有清热泻火、凉血活血、通腑泄热、开窍通络等多方面的功效。凉血通瘀不同于凉血化瘀，其区别要点在于一个"通"字。通则寓有通络散瘀、通腑泄热、通窍开闭三层含义。

1）凉血通瘀方为中风急性期的主要治方：中风急性期，尤其是出血性中风的基本治疗方药为凉血通瘀方。本方渊源于《备急千金要方》犀角地黄汤。由大黄、水牛角、生地、赤芍、丹皮、石菖蒲等药组成。方以大黄、水牛角为君，大黄清热泻火、凉血祛瘀、通腑泄热，《神农本草经》谓其"下瘀血、血闭寒热……荡涤肠胃，推致致新"，对于中风急性期之邪实窍闭证，不管是否有腑实证候，均可用大黄。无腑实症状者用制大黄，重在祛瘀；有腑实症状者用生大黄，重在通瘀，予邪以出路。水牛角有清热凉血之功，现代药理研究证明水牛角具有明显缩短出血时间，增强网状内皮系统的吞噬功能，降低毛细血管通透性等作用。两药相合互补，更能加强凉血化瘀作用。生地黄为臣，滋阴清热，凉血宁血，更兼散瘀之功，是治疗营血热盛的代表药物，《本草求真》谓"凡吐血蓄血，其证果因于热盛者，无不用此调治"，生地黄助大黄、水牛角凉血清热，活血化瘀。佐以赤芍、丹皮加强凉血活血散瘀之功，赤芍善清泻肝火，泄血分郁热而奏凉血、止血之功。赤芍的主要成分赤芍总苷，能够延长大鼠凝血时间，抑制电刺激大鼠血栓的形成，同时对实验性脑缺血具有保护作用。丹皮功能清热、活血散瘀，主治温热病热入血分、发斑、吐衄、阴虚骨蒸潮热等。丹皮主要成分丹皮酚对中枢神经系统具有镇痛、镇静、抗惊厥等作用；对血管平滑肌有解痉作用，可增加脑血流量，因而在防治缺血性脑损伤中有重要意义。使以石菖蒲，芳香走窜，开窍豁痰、醒神益智，引药上行以达颠顶。诸药配合，寓有凉血清热直折病势、通腑顺降扭转逆乱、散瘀通脉理血治血之意。

2）凉血通瘀与其他治疗方药的配合运用

①与平肝息风法的配伍使用：肝为风脏，无论是肝肾之阴不足，阴虚阳亢，还是五志过极化火，均可引动肝风；内伤七情所化之内火与肝风相合，风火相扇，肝阳暴涨，血随气逆，表现为头晕、目眩、烦躁、面红耳赤、肢体抽动、舌红、脉弦等症状，应在凉血通瘀的基础上配伍平肝息风法。代表方有羚角钩藤汤、镇肝熄风汤、天麻钩藤饮等。常用药物天麻、钩藤、石决明、珍珠母、牛膝、生牡蛎、杜仲、夏枯草等。

②与清热解毒法的配伍使用：中风病急性期表现多伴发热，烦躁，面

赤气粗,大便干结,舌红或红绛,苔黄或黄腻,脉弦滑而数等症状。火盛化毒,毒性火热,故见发热,面赤气粗;火毒躁扰心神则烦躁;热结肠腑,滞而不通则大便干结;舌脉亦均为火毒之象。此时在凉血通瘀的基础上应加以清热解毒法,常用方剂如黄连解毒汤,中成药如安宫牛黄丸、至宝丹,静脉制剂有清开灵注射液、醒脑静注射液。常用药物牛黄、黄芩、黄连、山栀、龙胆草等。

③与通腑化痰法的配伍使用:中风急性期,血瘀则气滞,气机逆乱,升降失常,导致脾失健运,津液失布,加之郁热于内,灼生痰液。患者典型表现为痰多黏稠,口苦而黏,心烦,腹胀满,大便不通,舌红苔黄腻,脉滑数、弦等,故应配伍通腑化痰之法。临床常加减配伍使用大承气汤、二陈汤、涤痰汤、半夏白术天麻汤、清气化痰丸、黄连温胆汤等。常用药物胆南星、芒硝、枳实、瓜蒌、菖蒲、竹茹、竹沥、天竺黄等。

(2)祛风化痰通络法是中风后遗症期的常用治疗方法:中风后遗症通常以风痰瘀虚为基本病理特征,治疗以祛风化痰通络法,常用地黄饮子、桃核承气汤、补阳还五汤等加减。药用祛风痰之地龙、僵蚕、全蝎、制胆星;活血化瘀之水蛭、桃仁、红花、地龙、赤芍、鬼箭羽;若有腑气壅实,大便干结者,可加大黄泻下通腑,组成桃仁承气汤、抵当汤以攻逐瘀血。若病久出现肢麻、肢肿等,为气血不调、血瘀水停,宜用活血利水法,药如泽兰、泽泻、鸡血藤、天仙藤、路路通等。若见面色黯红、肌肤潮红灼热、潮热盗汗等症,为中风病经络蓄热,周教授常以白薇、泽兰、炮山甲合用,名之白薇煎,活血通络,兼有清泄经络血分郁热之功。

同时还宜兼顾补虚扶正法。肝肾下虚者,适当加用桑寄生、怀牛膝、生地、石斛、山萸肉等补益肝肾;肾阳虚者,加肉苁蓉、巴戟天、桂枝、附子等温补肾阳;气虚络瘀者,加大剂量黄芪益气助运。

【验案精选】

钱某,男,69岁,教授。2003年12月7日初诊。

患者于入院前4小时被发现摔倒在办公室,当时呼之不应,呕吐非咖啡色样胃内物,尿失禁,搬动时见其左侧肢体有活动,右侧肢体无活动。急行头颅CT检查示:左侧大脑中动脉高密度影;头部磁共振成像+磁共振脑血管造影(MRI＋MRA)示:左侧颈内动脉至大脑中动脉闭塞。

查体:右上肢和右下肢肌力均为0级,右下肢肌张力增强;轻瘫检查右侧阳性,右下肢巴宾斯基征阳性。既往有高血压病史30年,长期服降压药治疗,血压控制良好;糖尿病病史5年,自服降糖药物。入院后即行溶栓、抗血小板聚集、扩血管、降脂、降血压及对症治疗,经治疗后第2天,病情仍危重,意识障碍加重。血常规检查:中性粒细胞比例升高。急诊10项检查:血糖升高、血钾降低。心电图示:心肌缺血,心房颤动。患者家属在医院下病危通知书后,要求综合治疗,延请周教授会诊。

症见:患者神志不清,嗜睡,面容淡漠,面红,口唇紫黯,小便量少色黄,大便每天1次,舌紫黯、苔水滑,左脉细数,右脉滑数,应指有力。

西医诊断:缺血性中风。中医诊断:中风(闭证)。

证属瘀热互结阻窍,痰浊蒙蔽神明。治以凉血活血祛瘀,清热豁痰开窍,方以犀角地黄汤加减。

处方:水牛角(先煎)20g,生地黄20g,赤芍15g,牡丹皮15g,栀子15g,石菖蒲15g,地龙15g,胆南星15g,炙僵蚕10g,白薇15g,泽兰12g,泽泻12g,三七粉(冲服)2g。

3剂,每天1剂,水煎,取药液200ml,鼻饲。竹沥水每次20ml,每天1次;安宫牛黄丸每次1粒,每天2次。所用药物均鼻饲。

二诊:2003年12月12日。

患者意识较前好转,偶见睁闭眼动作,咳嗽反射明显,左侧肢体有自发动作,痰多色黄难咯,二便尚调,舌紫黯、苔滑,左脉细数,右脉滑数。体温37~38℃。

再拟凉血清热,化痰祛瘀开窍法。

上方加天竺黄10g、郁金10g、法半夏10g、知母10g、远志5g。10剂。另以猴枣散每次0.36g,每天2次;安宫牛黄丸每次1粒,每天2次,均鼻饲。

三诊:2003年12月24日。

患者因上呼吸道堵阻,经纤维支气管镜检查确诊为喉头水肿、声带麻痹,于12月18日行气管切开术,术后意识稍有清醒,病情平稳。停用猴枣散,同时给予左氧氟沙星。清醒时间进一步延长,看电视时可见其有欣快情绪反应,与人交流可示微笑、点头,可经口进食,二便亦调,舌偏紫、苔腻微黄,脉细数。

病情平稳,进入恢复期,拟从中风后遗症治疗;治以活血祛瘀,化痰通络。

处方:熟大黄5g,炙水蛭3g,炮穿山甲(先煎)6g,桃仁10g,丹参15g,泽兰15g,郁金10g,天麻10g,石菖蒲10g,炙远志10g,胆南星10g,地龙15g,炙僵蚕10g,炙全蝎5g,白薇10g,豨莶草15g,葛根15g,竹沥水(兑入)20ml。每天1剂,水煎服。嘱加强体能锻炼,配合康复治疗。

四诊:2004年2月9日。

服上药50剂,病情继续好转,可自行起床、穿鞋、行走,神志转清,饮食馨,睡眠佳,二便调,唯语言謇涩,口角歪斜,舌质黯,边尖有瘀斑,苔薄黄微腻,脉弦滑略数。

2003年12月24日方去郁金,改泽兰为15g,加羌活6g、石斛10g、姜黄10g、制白附子10g、天仙藤15g。

五诊:2004年4月28日。

患者智能恢复良好,可书写较长句子,阅读简单书籍,讲简单词组,但吐字尚不清晰,口角歪斜已不明显,口微干,右侧肢体肌力恢复至Ⅱ~Ⅲ级,饮食及二便正常,舌黯红,苔微腻稍黄,脉滑数。治从痰热瘀阻论治。

2004年2月9日方去葛根、白附子,加竹沥水(兑入)20ml、郁金10g、天竺黄10g。每天1剂,水煎服。

按语:风、火、痰、瘀、虚,是中风病的基本病理因素,而在中风急性期,窍闭神昏之急性阶段,这些病理因素皆属于从属地位,其根本原因在于血分瘀热不解,进而化火生风生痰,演变为火动风生,风动痰升等病理,终致风火相扇,痰瘀闭阻,进一步加重瘀热阻窍的病势。可见"瘀热"是中风危重期的中心病理环节。周老根据"瘀热阻窍"的病机关键,应用凉血化瘀通窍法治疗,药服3剂即见窍开神清之佳兆。至后遗症阶段,血热之势已减,而以风痰瘀阻为主,转用桃仁承气汤、白薇煎为主加减治疗,用熟大黄清热通腑、凉血化瘀,上病下取,釜底抽薪以顺降气血;以桃仁、泽兰、炙水蛭、炮山甲、丹参、郁金活血破瘀通络;石菖蒲、胆南星、地龙、制僵蚕、天麻祛风化痰通络;天仙藤、豨莶草、羌活调和气血、疏通经络;白薇、泽兰、炮山甲治疗中风后遗症经络蓄热。

(过伟峰　整理)

第十五章 慢性腹泻辨治经验

【概述】

慢性腹泻又称"久泻",是以大便时溏时泻,水谷不化,1 日 1~2 次或 3~4 次,病程半年以上,反复发作为临床特点,一般多由急性暴泻迁延不愈转归而成。

本病类似现代医学之慢性结肠炎、肠易激综合征等疾病。长期慢性腹泻,不但影响患者生活质量,而且导致气血生化乏源,患者常常表现身体消瘦、疲劳乏力。西医学没有良好的治疗方法,而中医采用健脾化湿的方法则有较好疗效。

【临证要点】

1. 脾虚湿盛是病机关键 《景岳全书·泄泻》说:"泄泻之本,无不由于脾胃。"泄泻的病变主脏在脾,病因主要为湿,因脾胃运动功能不调,小肠受盛和大肠传导失常所致。但暴泻为湿、食等邪壅滞中焦,脾不能运,肠胃失和,不能分泌水谷清浊,病属实证;久泻为脾虚生湿,健运无权,或因肝强脾弱,肝气乘脾,或因肾阳虚弱,不能助脾腐熟运化水谷,病属虚证。由于久泻往往由暴泻转归而成,既有从实转虚的,也有虚中夹实的情况,每在脾胃虚弱的基础上,因感受外邪(寒湿或湿热),饮食不节,而致病情加重或引起急性发作,表现脾虚夹湿和夹食的证候。

2. 健脾化湿是治疗大法 因为久泻致脾胃虚弱,运化不健,湿从内生,治疗原则应以健脾化湿为主。但在发病过程中每有肝脾同病或脾肾同病的,病情又有虚中夹实的证候,所以在治疗上,应根据具体情况,采取各种不同的方法。脾虚者,当以补脾运脾;肝气乘脾者,当抑肝扶脾;肾阳虚衰者,当温肾健脾。中气下陷者,宜升提;滑脱不止者,宜固涩。虚实夹杂,本虚标实者,又当根据脏腑之所虚、夹实之不同,区别标本缓急,分别给以兼治。若属痰饮内阻,瘀血阻络者,又当温化痰饮,或攻逐水饮,或活血化瘀,或软坚散结。常用治法如下:

(1)补气健脾法:用于脾胃虚弱,腹泻时轻时重,大便或溏或稀,或夹有不消化食物,食少,脘闷腹胀,精神倦怠,面色萎黄,甚则面浮足肿,舌苔淡白,脉象缓弱等。处方可用参苓白术散加减。

如脾虚气滞,腹胀隐痛,可配木香。若夹湿者,一般仍从脾虚生湿着眼,通过补益脾气以化湿邪,湿胜而见而见脘闷腹满苔腻的,白术可易苍术,再加川朴。脾弱运化失健,食滞不化,而致腹泻发作加重者,可酌用六曲、山楂、鸡内金、谷麦芽等以消食助运,必要时,当暂减补脾之品。脾气虚弱的腹泻,反复不愈者,每易从气虚而发展至脾阳虚弱,治当配合温中运脾之法。

(2)温中运脾法:阳气不振,大便经常稀溏,或有完谷不化,腹中冷痛,腹鸣,喜欢温按,畏寒肢冷,面色无华,舌苔淡白而润,脉细。处方可用理中汤加味。阳虚明显,畏寒,手足不温可加附子,腹胀冷痛可配川椒或荜澄茄。如脾胃虚寒而肠有湿热,泻下物有黏液,腹痛较重,腹泻发作加重,苔白罩黄者,可加黄连、茯苓,采取温清并施。如寒积在肠,腹泻时发时止,胀痛拒按,泻下不爽,混有黏冻,服温补药不效者,可暂行温通法,配合肉桂、大黄。如脾虚阳气下陷者,当配合益气升阳法。

(3)益气升阳法:用于脾虚中气不振,阳气下陷,久泻不愈,大便溏薄,肛门下坠甚或脱出,食后即欲腹泻,或大便虽然次数增多,但为软而不成形,腹胀或微痛,神疲气短,舌淡苔白,脉细弱。处方可用补中益气汤加减。腹胀痛者去白术,加苍术、木香。

(4)温肾暖脾法:用于脾虚及肾,命门火衰,不能助脾胃运化水谷,久泻不愈,每在五更时肠鸣腹痛,泻下淡黄稀水,夹有完谷,泻下脐腹疼痛得缓,大便日三四次,腹部觉冷,下肢畏寒,舌苔淡白润滑,质胖嫩,脉沉细无力。处方可用四神丸加味,怕冷明显者,加附子、肉桂、鹿角霜、炮姜。脾气虚者,配人参、白术、山药、扁豆。如有滑脱者,应与固涩法同用。

(5)涩肠止泻法:亦称"固涩法"。用于脾肾阳虚,不能固摄,久泻谷道滑利,肛门脱出不收,大便滑泄不禁者。处方可用赤石脂禹余粮方加诃子、石榴皮、肉豆蔻、龙骨等,亦可吞服震灵丹。此法需与温补脾肾之法配合,方能取得相同的效果。如肠道有湿滞者禁用。

（6）抑肝扶脾法:用于肝旺脾弱,肝气犯脾,每因精神因素而致腹痛腹泻发作或加重,腹痛作胀,痛则欲泻,泻下溏薄,肠鸣攻痛,得失气则痛减,平时常有胸胁胀满,脘痞,嗳气,食少,舌苔薄白,脉弦。处方可用痛泻要方加香附、佛手、青木香,胸闷胁胀痛者加柴胡、枳壳。如肝脾不和,寒热错杂,可服乌梅丸,苦辛酸甘合法。

（7）酸甘养阴法:用于脾气虚弱,久泻伤阴,表现气阴两虚,既有虚浮、神倦、气短、腹胀,又见口干思饮,虚烦颧红,舌光剥无苔,或起糜点等阴伤证候。或肝气犯脾,气郁日久,化火伤阴,证见泻下如酱,黏滞不畅,口干口苦,胸膈烦闷,舌质红,脉细弦数者。常用药物如乌梅、木瓜、白芍、甘草、麦冬、石斛。脾气虚弱者,当配合甘淡补脾之品,与参苓白术散合用,不宜单纯甘寒柔润,以免碍脾。肝经有热者,可复入黄芩以苦泄之。

上列的治法与方药,是治疗慢性腹泻的常用基本方药,既各有其适应证候,但有时也须结合使用,根据具体情况,分清主次。

【验案精选】

案 1

周某,男,41 岁。2009 年 3 月 25 日初诊。

患者久泻 20 余年,多方求治,持续不愈,日 2~3 次,大便如糊,偶呈水样便,腹胀,肠鸣,腹中有振水声,纳差,厌食生冷、油脂,饱食腹泻加重,怕冷,口干口苦,面黄无华,舌质黯隐紫,舌体胖大,舌苔中部黄腻,脉濡滑。

证属脾虚不健,水饮内停,湿热内蕴。治以温中健脾,化饮利水,清热燥湿。

处方:潞党参 10g,炒苍白术各 10g,炮姜 4g,炙甘草 3g,黄连 3g,厚朴 5g,煨木香 6g,茯苓 10g,法半夏 10g,炙桂枝 6g,陈莱菔英 15g,砂仁（后下）3g,焦楂曲各 10g。14 剂,每日 1 剂,水煎分 2 次服。

二诊:2009 年 4 月 8 日。

药后大便日行 1~2 次,成糊状,矢气多,脘腹仍有振水音,怕冷,口干苦,疲劳后加重,舌质黯紫,舌体胖大,舌苔淡黄薄腻,脉小弦滑。守法加入温脾涩肠之品。

上方加花椒壳 2.5g、荜澄茄 5g、石榴皮 10g,去陈莱菔英。49 剂。

三诊:2009 年 5 月 27 日。

大便日 1 次,成条状,稍有腹胀,气体多,肠鸣,水声减轻,怕冷,周身酸困欲寐,舌质黯红,舌体胖大,苔淡黄,脉小弦。守法参入桂附理中意。

首诊方去陈莱菔英、法半夏,加制附片 6g、花椒壳 3g、荜澄茄 6g、石榴皮 10g、炒白芍 10g。90 剂。

四诊:2009 年 8 月 26 日。

近来大便基本成形,但难以稳定,近 3 日又见便溏,便前腹痛,矢气多,舌质黯红,苔淡黄薄腻,脉弦。守法复入大建中意。

首诊方去陈莱菔英、法半夏、炮姜,加制附片 6g、淡干姜 5g、花椒壳 3g、荜澄茄 5g、石榴皮 10g、陈皮 6g,改炙桂枝 9g。56 剂。

五诊:2009 年 10 月 22 日。

久泻经治已愈,大便成形,日 1 次,便后腹胀,矢气,仍苦怕冷,舌质黯红,苔淡黄薄腻,脉小弦。

首诊方去法半夏、炮姜,加制附片 6g、淡干姜 5g、花椒壳 3g、荜澄茄 5g、石榴皮 10g、陈皮 6g,改炙桂枝 10g。守法巩固,泄泻未发。

按语:本案患者大便日行 2~3 次、如糊、偶呈水样便、怕冷、厌食生冷油脂、纳差、饱食腹泻加重等均为脾虚不健、脾阳不振之象,又有腹中有振水声、舌体胖大等水饮内停之见症。阳虚则水饮内生,水湿难化,久停则易于化热,故见舌苔中部黄腻。首诊周老治以温中健脾、化饮利水,兼清湿热,采用胃苓汤、连理汤、小半夏加茯苓汤、苓桂术甘汤加减化裁。方中运用黄连、炮姜温清并施,陈莱菔英、焦楂曲行气消食化积,砂仁理气化湿和胃。初诊 14 剂后即见大便次数减少,之后各诊次均以初诊方为主方加减化裁。然病情尚难绝对稳定,因脾阳不振久必及肾,故进而于三诊、四诊中伍入桂附理中、大建中方意增强温肾暖脾之力,分别加用花椒壳、荜澄茄、淡干姜、制附片、肉桂等温中散寒、补火助阳之品,伍以石榴皮涩肠止泻,考虑久泻脾虚,肝气乘侮,肠鸣多气,一度加用炒白芍配甘草敛肝以扶脾。同为用于腹冷畏寒之炮姜、干姜、肉桂、附子等温中散寒之品,实则有异。炮姜、干姜主入脾胃,长于温中散寒、健运脾阳,且干姜温中之力较炮姜强;肉桂、附子味甘而大热，散寒力强，又能补火助阳，善治脘腹冷痛较甚之肾阳虚证及脾肾阳虚。各诊次均以益气健脾、温养脾肾为主法，配合涩肠止泻、抑肝扶脾、理气化湿、利水化饮等诸法，使得脾肾之阳来复，脾胃运化功能正常，水湿得化，泄泻自止。

案2

刘某，男，成人。

腹泻年余，因食冷粥引起，大便日五六次，质溏夹有黏冻，腹痛腹胀，肠鸣窜气，舌苔薄白腻，脉细。

经中药补气健脾、温肾助火等法治疗无效，乃从脾胃虚寒，肝气乘中施治，用苦辛酸甘法，仿乌梅丸加减。

处方：党参9g，诃子9g，乌梅6g，桔梗6g，制附片3.3g，炒黄芩3.3g，炮姜3g，川椒壳3g，砂仁3g，肉桂0.9g。

服药5剂，泻止，大便转实，每日1次，仅觉有时肠鸣，舌苔净，原法巩固而愈。

按语：乌梅丸出自医圣张仲景《伤寒论》，主治胃热肠寒的蛔厥证，具有较好的治疗效果，以至于长期以来视乌梅丸为治蛔的专方，直至现代的《方剂学讲义》，仍以乌梅丸为驱蛔的代表方，其实制蛔仅是乌梅丸作用的一个方面，未免举小失大。前辈医家程郊倩就曾指出："名曰安蛔，实是安胃，故并主久利（《伤寒论》原方就有"又主久利方"的记载）。见阴阳不相顺接，厥而下利之证，皆可以此方括之也。"可见，从张仲景始即开始应用乌梅丸治疗久泻之症。本案患者看似脾肾虚寒、火不暖土之证，但其腹痛腹胀、肠鸣窜气，非从脾肾阳虚可以解释的，实乃肝旺乘脾之证，故改用乌梅丸后即获显效，可见临床辨证之重要。君药乌梅酸以入肝，既能柔肝缓肝，治疗肝郁克脾。又有酸涩敛止之性，有甘淡之党参益气健脾以补中治本；有黄芩苦寒燥湿；有砂仁芳香化湿；有炮姜、附子、川椒壳、肉桂温脏驱寒，故药服5剂而收显效。

案3

陈某，男，52岁。2002年7月16日初诊。

患者3个月前开始出现腹泻，大便稀薄如水，日行3~4次，无红白黏冻，多次大便检查未见明显异常,癌胚抗原(CEA)等肿瘤标志物检查阴性,腹部B超检查提示"胆囊炎,泥砂样结石,胆液淤积,肝囊肿,脾胰未见异常",先后经多家医院、中西医药物治疗未效。入晚腹泻明显,肠鸣腹胀,矢气为舒,体重3个月下降约10kg,舌苔黄,中部薄腻,舌质偏红,脉小弦。

证属肝木乘脾,湿热内蕴,腑气不调。治宜抑肝扶脾,清化湿热。

处方:焦白术10g,炒白芍12g,青皮6g,陈皮6g,防风6g,黄连4g,吴萸3g,煨木香5g,焦山楂10g,炒六曲10g,陈莱菔英15g,炙鸡内金10g,玫瑰花5g,凤尾草15g,广郁金10g。7剂,每日1剂,常法煎服。

二诊:2002年7月23日。

腹胀午后明显,矢气为舒,晨起大便仍然溏泄,多为1次,偶为2次,甚则如水,昨晨起床头昏眩晕,恶心泛酸,偶或临晚腹痛肠鸣,面色偏红,舌苔黄薄腻,舌质红偏黯,脉弦滑。仍以抑肝扶脾法组方。

处方:焦白术10g,白芍12g,陈皮6g,防风6g,黄连5g,吴萸3g,炮姜炭3g,煨木香6g,乌梅肉6g,法半夏10g,广郁金10g,焦楂曲各10g,椿根白皮20g,苍耳草15g,陈莱菔英15g。7剂。

三诊:2002年7月30日。

腹胀肠鸣,临晚明显,大便稀薄,日行1次,舌苔中后部黄腻,舌质红,脉细。

肝脾不调,肝木乘脾,加强抑肝之用药。

处方:醋柴胡5g,炒白芍10g,炒枳壳6g,炙甘草3g,焦白术15g,陈皮6g,防风6g,乌梅肉9g,黄连5g,吴萸3g,煨木香6g,陈莱菔英15g,沉香(后下)3g,焦楂曲各10g,怀山药15g。14剂。

四诊:2002年8月13日。

大便趋于成形,日行1次,腹胀矢气仍多,胆区不痛,舌苔薄黄腻,脉小弦。

7月30日方加大腹皮10g、木瓜10g、广郁金10g、乌药10g。14剂,继求。

五诊:2002年8月27日。

肠鸣不多,大便趋向成形,腹中仍有气体,舌苔黄薄腻,舌质黯红紫,脉细弦。

7月30日方加炙鸡内金10g、木瓜10g、广郁金10g、大腹皮10g、黄芩10g。14剂,善后。

3个月后随访,腹泻未作,大便成形,日行1次,病情稳定。

按语:泄泻是以排便次数增多,粪质稀薄或完谷不化,甚至泻出如水样为主症的病证。宋代陈无择在《三因极一病证方论·泄泻叙论》中指出:"喜则散,怒则激,忧则聚,惊则动,脏气隔绝,精神夺散,以致溏泄。"从而告诫后人,情志失调亦是导致泄泻的原因之一,《景岳全书·泄泻》中曰:"凡遇怒气便作泄泻者,必先以怒时夹食,致伤脾胃。"并引用痛泻要方主治土虚木乘,脾受肝制,升降失常之泄泻。清代叶桂在《临证指南医案·泄泻》中更明确提出久患泄泻,"阳明胃土已虚,厥阴肝风振动",须以甘养胃,以酸制肝,用泄木安土之法。

周仲瑛教授认为,抑肝扶脾法主要用于肝旺脾弱,肝气犯脾,每因精神因素而致腹痛腹泻发作或加重者。其症状特点为:腹痛作胀,痛则欲泄,泻下溏薄,肠鸣攻痛,得矢气痛减,平时常有胸胁胀痛,脘痞,嗳气,食少,舌苔薄白,脉弦。处方可用痛泻要方加香附、玫瑰花、佛手、青木香,如兼湿热内蕴,可合戊己丸(出于《太平惠民和剂局方》,由黄连、吴茱萸、白芍组成)清热燥湿,泄肝和脾;肝郁而胸闷胁胀痛者,再加柴胡、枳壳;脾虚食少神疲者,再加太子参、山药、扁豆、谷芽。如肝脾不和,寒热错杂,可取苦辛酸合法,予乌梅丸化裁。

本案患者腹泻3个月,大便稀薄如水,腹胀肠鸣明显,矢气为舒,为辨肝木乘脾证之关键。一诊、二诊均以痛泻要方、戊己丸为主方,然效不显著,三诊加用醋柴胡、枳壳以取柴胡疏肝散之义,加强疏肝解郁之力,即收明显效果,腹泻逐渐获得控制好转。痛泻要方自景岳以来皆作为肝木乘脾泄泻主方,但原方药仅四味,补脾仅用白术一味,势单力薄,用治久泻尚须佐以山药、党参、薏苡仁、苍术、扁豆等药。其次,原方用一味白芍柔肝、一味陈皮疏理肝气,亦难以解除肝郁之症,须配用乌梅、醋柴胡、陈莱菔英、枳壳、白蒺藜、香附等药。由此可见,辨证相同,用药还有轻重主次之别,中医临床辨证论治之复杂,实非虚言。

（陈四清　整理）

第十六章 溃疡性结肠炎辨治经验

【概述】

溃疡性结肠炎,简称溃结,是一种直肠和结肠慢性非特异性炎症性疾病,病因尚不十分清楚,可能与自身免疫、痢疾杆菌感染、神经、精神等因素有关。病变主要限于大肠黏膜与黏膜下层。临床以腹痛、腹泻、黏液脓血便和里急后重为主要特征,病情缠绵,迁延难愈,临床治疗颇为棘手,是公认的难治性疾病之一。周仲瑛教授认为,本病属中医学"泄泻""肠风""久痢""脏毒"范畴,主要由饮食不节(洁),或过食生冷,辛辣厚味,嗜好烟酒,或情志失调,损伤脾胃,湿浊内生,化生湿热,下注肠道,致使脾胃升降失调,胃肠传导泌别清浊之职失司,水谷精微不能正常输布,肠道脉络受损,肉腐血败而成。每多表现为寒热错杂虚实并见之证,故治疗宜补泻兼施,寒热并用。

【临证要点】

1. 脾虚为发病之本,久病及肾 《景岳全书》指出:"饮食失节,起居不时,以致脾胃受伤,则水反为湿,谷反为滞,精华之气不能输化,乃至合污下降,而泻痢作矣。"故有"泄泻之本,无不由于脾胃"之说。

脾胃虚弱,甚则脾肾两虚为发病之本。本病病位虽在大肠,但正常的大肠传导功能有赖于脾胃气机升降的调畅。胃主受纳,脾主运化,脾升胃降,气机循环流注,肠腑泌浊传导功能才会正常。脾胃虚弱或湿热阻滞,气机郁滞等皆可导致肠腑传导失司,或秘或泻。脾虚失运可致泄泻,泄泻日久,亦可加重脾虚。明代张介宾《景岳全书·泄泻》云:"脾弱者,因虚所以易泻,因泻所以愈虚,盖关门不固,则气随泻去,气去则阳衰,阳衰则寒从中生。"脾虚日久,可进一步导致脾肾两虚。素体脾虚之人,气虚及阳,或者由于肾阳本虚,无力支持脾,而成脾肾两虚。"肾为胃关,开窍于二阴,所以二便之开闭,皆肾脏之所主。""凡里急后重,并在广肠最下之处,其本不在肠而在脾肾。"临证见面色㿠白,形寒肢冷,下利清谷,畏寒喜暖,皆为脾肾虚寒之象。

张景岳谓:"尤有至要者,则在脾肾二脏。如泻而后痢,脾传肾为贼邪,难疗,痢而后泻,肾传脾为微邪,易医。是知肾为胃关,开窍于二阴,未有久痢而肾不损者,故治痢不知补肾,非其治也。"《卫生宝鉴》云:"夫太阴主泻,传于少阴为痢。自泄之津液而火就燥,肾恶燥,居下焦血分也,其受邪者,故便脓血也。"

2. 寒热错杂是本病的一大特点　本病的急性发作期以标实为主,湿热、血瘀、气滞之象明显;缓解期以本虚为主,主要是脾肾阳虚,常兼有湿热、血瘀的临床表现。若迁延失治、邪恋正虚、脾胃、肝肾受损,形成上热下寒、外热里寒的寒热错杂、虚实夹杂证。

3. 湿热、瘀滞是重要病理因素　《活人书·伤寒下利》云:"湿毒气盛则下利腹痛,大便如脓血,或如烂肉汁也。"指出下利脓血,皆源于湿毒气盛。

《金匮要略·呕吐哕下利病脉证治》曰:"下利脉数而渴者,今自愈。设不差,并圊脓血,以有热故也。""下利,寸脉反浮数,尺中自涩者,必圊脓血。"可以看出湿热壅积肠腑,脂络受损,热盛血败肉腐,则下利赤白。

王清任《医林改错》所云:"腹肚作泻,久不愈者,必瘀血为本。""泻肚日久,百方不效,是瘀血过多。"

4. 温清并用、补泻兼施为基本法则,但应注意标本缓急　本病以脾虚湿热夹瘀,寒热错杂为病机特点,治疗应温清并用、补泻兼施。"清"指清热化湿;"温"指温补脾肾;"补"指健脾胃;"泻"指因势利导,行气导滞。

发作期湿热蕴结大肠,肠道气机失调;邪气损伤脾肠,清浊不分,酿成湿热;邪浊滞肠,与气血搏结,血败肉腐等。在遣方用药时应注意清热燥湿或健脾化湿,疏泄导滞。采用芍药汤或葛根芩连汤等为基础方,重视调气行血,即刘河间所谓"调气则后重自除,行血则便脓自愈"。不到湿清、滞净,决不可妄投固涩之品。在急性期清热利湿要兼顾脾阳,常用的黄芩、黄连、黄柏、秦皮、白头翁等苦寒之药易伤脾胃之阳,临证须兼顾,可配合使用温中健脾之品,如干姜、肉豆蔻、肉桂、白术等药。缓解期健脾温肾、涩肠止泻,佐以调气和血。在健脾和胃时应注意"脾不在补而在运"。在用党参、黄芪补脾之外,还要用苍术、白术、煨木香、陈皮、厚朴等健脾行气,加用六曲、山楂等消导药。对于久病者,治疗时还须调气和血,适当加用当归、川芎、丹参等活血药以达祛瘀生新止痛敛疡之效。渗利要适当:溃疡性结肠炎与湿热密切相关,治疗时常用黄芩、黄连、黄柏等清热燥湿药,或苍术、厚朴等行气燥湿药,或茯苓、薏苡仁等淡渗利湿药。运用除湿药物要适度,渗利与苦燥要适当,药味不能太多,药量要适当,不能太过,以免耗伤阳气、阴液。

乌梅丸是周老治疗溃疡性结肠炎喜用的方剂之一。乌梅丸在《伤寒论·辨厥阴病脉证并治》中:"乌梅三百个,细辛六两,干姜十两,黄连一斤,当归四两,附子六两,蜀椒四两,桂枝六两,人参六两,黄檗六两,右十味,异捣筛,合治之,以苦酒渍乌梅一宿,去核,蒸之五升米下,饭熟,捣成泥,和药令相得,内臼中,与蜜,杵二千下,丸如梧桐子大,先食饮,服十丸,日三服,稍加至二十丸。禁生冷、滑物、臭食等。"该方对亚急性期的溃结病症有较好的疗效。

5. 本病的调护十分重要　溃疡性结肠炎的发生与起居失调、饮食不节、劳倦过度关系极大,所以在治疗时必须重视配合调摄起居饮食、调适情志,方能起到较好的疗效。如虚寒性体质当注意防风寒,不吃生硬咸寒的食物;脾虚体弱患者尽量避免食用辛辣刺激类食物,尤其在脓血便发作时。经验表明,溃疡性结肠炎患者饮用鲜牛奶常可加重病情,故溃结患者牛奶当慎食。溃结患者体虚纳差,平素饮食需注重营养,又要容易消化。五谷、五果、五畜、五菜等既是维持人类生命过程不可缺少的食品,又是驱逐邪气治疗疾病的药品。《素问·脏气法时论》谓:"毒药攻邪,五谷为养,五果为助,五畜为益,五菜为充,气味合而服之,以补精益气。"可根据病情与体质特点,以及食物性质适当选用。

【验案精选】

时某,女,45 岁,江苏高邮人。2008 年 1 月 31 日初诊。

罹患慢性溃疡性结肠炎 18 载,先后 8 次肠镜检查确诊。经常反复发作,发时便下脓血,夹有黄色黏液及鲜红色血便,粪质稀烂,大便最多每日10 次,用西药可控制至最少 1 次。左下腹痛,去年 9 月因肛门坠痛,便血,查为直肠溃疡。用西药后出现肝功能损害,口干,怕冷,受凉后腹胀加重,嗳气,肠鸣,舌苔黄腻有黏沫,舌质黯,脉细滑。

证属脾虚不健,肠腑湿热,脂络损伤。治拟苦辛酸复法。

处方:黄连 4g,乌梅肉 10g,赤芍 10g,白芍 10g,吴萸 3g,椿根白皮 15g,苍耳草 15g,炙刺猬皮 15g,炮姜炭 4g,肉桂(后下)3g,生地榆 15g,石榴皮 10g,桔梗 6g,地骷髅 15g,大腹皮 10g,地锦草 15g,败酱草 15g,制附片 4g,生薏仁 15g,红藤 20g,冬瓜仁 15g,炒玄胡 12g。14 剂,每日 1 剂,常法煎服。

另:白头翁 20g,黄柏 20g,诃子肉 15g,石菖蒲 20g,白及 15g,锡类散 1.5g,生地榆 20g。14 剂,煎取浓汁,保留灌肠,每晚 1 次。

二诊:2008 年 2 月 14 日。

药后肛门疼痛缓解,矢气减少,但奇臭,大便每日 2 次,成条,偏烂,腹胀不显,口干,舌苔黄腻,舌质黯红,脉细。原法继进。

原方加焦白术 10g、诃子肉 10g、山药 12g。14 剂。灌肠方仍以原方继续。

三诊:2008 年 2 月 28 日。

药后旬日大便日行 1 次,近 4 日又见 1 日 2 次,但能成形,臭气减轻,肠鸣矢气不畅,舌苔黄薄腻,舌质黯红,脉细滑。

1 月 31 日方加党参 10g、焦白术 10g、怀山药 15g、诃子肉 10、焦楂炭 10g、煨木香 5g。14 剂。灌肠方仍以原方继续。

四诊:2008 年 3 月 13 日。

近来大便日行,成形,矢气通畅,但有疲劳、寐差、嗳气、口干,舌苔黄薄腻,舌质黯隐紫,脉细。查肝功能好转。

1 月 31 日方加合欢皮 15g、仙鹤草 15g、党参 10g、焦白术 10g、山药 15g、诃子肉 10g、焦楂炭 10g、煨木香 5g。14 剂。

之后,持续以上方加减化裁,患者病情平稳,腹泻持续未作,纳寐俱佳。

按语:该案患者,病历 18 载,怕冷、受凉腹胀加重俱为脾肾阳虚,健运失司表现。便下脓血黏液便及鲜红色血便则为湿热内蕴,肠道脉络受损表现。嗳气,肠鸣则为肝木乘土表现。因此,周老仿汉代张仲景《伤寒论》名方乌梅丸之义,苦辛酸复法治疗,施以黄连苦寒以燥湿清热止泻;吴萸、炮姜炭、肉桂、制附片辛温以温脏祛寒;乌梅肉、赤芍、白芍、石榴皮、诃子肉、椿根白皮酸涩以收敛止泄;另以党参、焦白术、山药、生薏苡仁、焦楂炭、煨木香健脾益气,化湿理中;生地榆、地锦草、红藤、败酱草、炙刺猬皮、仙鹤草清热凉血止血;炒玄胡、地骷髅、大腹皮理气活血行滞,以化湿浊;合欢皮、桔梗、冬瓜仁排脓消痈;苍耳草祛风解毒止痢。除内服中药外,还结合外用中药保留灌肠,清热利湿,收敛止血,化瘀生肌敛疮,促进溃疡愈合,其灌肠液保留作用于病灶后,局部易吸收,使药效更好的发挥作用。诸药合用,寒热并治,木土两调,补泻兼施,补而不滞,寒而不过,热而不燥,祛邪扶正,故能药进辄效,诸症渐除。

（史仁杰　整理）

第十七章　肠易激综合征辨治经验

【概述】

肠易激综合征是一种功能性肠病,以排便习惯改变和(或)大便性状的异常为特征的症状群,常持续存在或间歇发作,没有组织结构的异常。西医诊断主要依据以症状学为基础的罗马Ⅲ诊断标准,病因及发病机制目前仍不十分清楚。还未形成理想、有效的治疗方案,主张治疗应依据患者临床症状,遵循个体化的治疗原则,采取综合性的治疗措施,包括精神心理行为干预治疗、饮食调整及药物治疗。

中医学中没有肠易激综合征的病名,但根据其临床表现,可归属"泄泻""腹痛"范畴,并与"郁证"有一定联系。周仲瑛教授认为,临证以肝郁脾虚证、脾虚湿盛证为多见,久病迁延不愈,则见脾肾阳虚证,病程中常常寒热错杂、虚实兼夹,当辨证施治,机圆法活,方可获效。

【临证要点】

1. 肝郁脾虚,当泄木安土　脾胃同居中州,胃主受纳、腐熟水谷,又主通降,体阳而用阴,以降为和,脾主运化升清,体阴而用阳,以升为健。脾升胃降,共同调节人体气机,为气机升降之枢纽,为后天之本,气血生化之源,外感、内伤皆易导致脾胃受损。故《临证指南医案》说:"脾宜升则健,胃宜降则和";又《医门棒喝》说:"升降之机者,在乎脾胃之健";脾运胃纳,燥湿相济。李东垣曰:"百病皆由脾胃而生也。"脾胃虚弱,升清降浊失调,"清气在下,则生飧泄",即见便溏、泄泻;"浊气在上,则生䐜胀",即见腹痛、腹胀,脾失健运则湿邪郁滞,日久化热,湿热相合,气机升降失常,而见腹泻。肝主疏泄,若情志不畅、气机郁滞、肝失条达、横逆犯胃,则脾胃运化失司，水湿不化，清浊不分，水湿并走肠间即见泄；肝气郁滞，腑气闭塞，浊气不降，则见腹满。吴鹤皋《医方考》云："泻责之脾，痛责之肝；肝责之实，脾责之虚，脾虚肝实，故令痛泻。"叶天士云："肝病必犯土，是侮其所胜也，克脾则腹胀，便或溏或不爽。"均提示情志抑郁，脾失健运可导致泄泻的发生。故治疗当从泄木安土法，可取痛泻要方、逍遥散、柴胡疏肝散加减治疗。

2. 寒热错杂，当辛开苦降、寒温并用　"辛开苦降"法乃程钟龄《医学心悟》八法中"和法"的一种，辛能升散外达，苦能内敛沉降，正如《素问·至真要大论》所云"辛甘发散为阳，酸苦涌泄为阴"。该法是利用药物的性味特性来调整病证的气机病变。辛味属阳，有发散、行气的作用。苦味属阴，具有降泄、通下的功效。辛热、苦寒两类药性相反的药物配伍，从而达到燮理阴阳、平调寒热、恢复升降的作用。临床常用泻心汤之意，辛味药如木香、干姜等，苦味药如黄芩、黄连等，苦降辛开，寒热并用，相反相成，阴阳互调，升散之中寓通泄，通泄之中寓辛散。

3. 久病脾虚及肾，脾肾阳虚，当温肾健脾　《景岳全书·泄泻》云："泄泻之本，无不由于脾胃。"《素问·脏气法时论》云："脾病者，虚则腹满肠鸣，飧泄食不化。"肠易激综合征初中期多以脾虚肝郁为主，年老久病或寒温失调或饮食药物失常，损伤脾胃，脾失健运，脾虚及肾，脾肾阳虚，当温中止涩，温补脾肾。代表方为真人养脏汤、四神丸。在用健脾温肾基础上加肉豆蔻、诃子、罂粟壳、五味子等固涩。真人养脏汤方中重用罂粟壳涩肠止泻，同温肾暖脾之肉桂并为君药。肉豆蔻温肾暖脾而涩肠；诃子涩肠止泻；人参、白术以益气健脾共为臣药，助君药共奏温肾暖脾之功，而增涩肠固脱之效，则虚寒泻痢、脐腹绞痛诸症可愈。久痢伤阴血，故以当归、白芍养血和营；木香调气导滞，合黄连清热燥湿并能行气止痛共为佐药；甘草调药和中，合白芍又能缓急止痛是为使药。全方温、补、调、清熔为一炉，方药对证，使寒热升降调和，气机通畅，邪去正安，久泻得止。

4. 健脾疏肝法与其他治疗方药的配合运用　周老治疗本病，在治疗上常采用健脾疏肝法，抑肝木扶中土、畅气机、和脾胃，同时针对不同的病理因素和病理变化，配合应用清热燥湿、温化湿浊、消食滞及温补脾肾等多种治法。《医宗必读》关于泄泻曰："治法有九：一曰淡渗，使湿从小便而去；一曰酸收，《经》云'散者收之'是也；一曰燥脾，泻皆成土湿，湿皆本于脾虚;一曰温肾,寒者温之是也;一曰固涩,所谓滑者涩之是也。"本病为慢性病程,迁延难愈,泄泻日久,肝郁脾虚日甚,迁延及肾,单纯健脾止泻难以奏效,故当以淡渗、酸收、燥脾、固涩、温肾多法并用。

(1)与温补法的配合应用:《景岳全书·泄泻》:"肾为胃关,开窍于二阴,所以二便之开闭,皆肾脏所主。"肾为先天之本,肾中精气需要后天不断充养,长期泄泻,水谷精微生化乏源,肾中精气不足,固涩失司,精微下泄,加重病情;肾虚五脏失养,脾失温煦,肝失濡养,病情迁延难愈。多见高龄或久病患者,补肾宜平补为法,切忌温燥滋腻,防止动火碍胃,多选金樱子、芡实、山药之属,以助固涩之功效。

(2)与消食导滞法的配合应用:《黄帝内经》说:"饮食自倍,肠胃乃伤。"因宿食停滞肠胃,阻碍脾之运化功能,症见腹满、痞闷,法宜配合消食导滞,健脾和胃,常取枳术丸、保和丸为代表方,药选山楂、神曲、谷芽、麦芽、半夏、茯苓、鸡内金、枳壳、厚朴等。神曲甘辛性温,消食健胃,长于化酒食陈腐之积;半夏、陈皮辛温,理气化湿,和胃止呕;茯苓甘淡,健脾利湿,和中止泻。健脾疏肝法与消食导滞法配伍,使食积得化,胃气得和,热清湿去,诸症自除。

(3)与清热化湿法的配合应用:《素问·阴阳应象大论》云:"湿胜则濡泻。"湿邪是致泄主要病理因素,肠易激综合征患者,由于脾胃虚弱,不能运化水谷,因而水湿内生,湿邪久蕴肠腑,易郁而化热,临床常表现大便带有黏液、口苦口黏、苔黄腻的肠腑湿热症状。单用疏肝健脾,湿热缠绵难以尽祛,可取《圣济总录》"香连丸"(黄连、木香、肉豆蔻)清热燥湿,行气止痛。

(4)与酸收、固涩止泻法的配合应用:刘完素谓:"治久泄法,仲景论厥阴经治法是也。"仲景主用乌梅丸治久利。盖乌梅为酸涩收敛之品,久利虚多邪少,积滞已去,故可止涩。方中更配姜、附、椒、桂以温中;人参、当归补养气血;黄连、黄柏以清余邪;细辛以止痛。寒温合方,补虚温肾,泄热解毒,酸甘和肝扶脾,邪正兼顾,对久利正伤,寒热错杂者,甚为适当。柯云仁云:"久利则虚,调其寒热,扶其正气,酸以收之,其利即止。"临证中,诊寒热、辨虚实,斟酌加减运用。选用木瓜、益智仁、肉豆蔻等酸涩药,提高疗效。

【验案精选】

案 1

朱某,男,58岁。2011年3月9日初诊。

既往有慢性腹泻史20多年,前年腹泻加重,日行3~4次,质稀多水,便时腹痛,一泻即安,肠镜未见异常,经治一度控制,去年3月复发,经服补脾益肾丸便泻能减,腹胀加重,矢气较多,怕冷,舌苔黄薄腻,质偏黯,脉弦,面黄形瘦。

辨证属肝木乘脾,脾运不健。以疏肝健脾为治疗大法,兼辛开苦降。

处方:焦白术10g,炒白芍10g,陈皮6g,防风6g,川连3g,吴萸3g,炮姜3g,玫瑰花5g,苍耳草15g,煨木香5g,砂仁(后下)3g,潞党参10g,茯苓10g,炙甘草3g。服药14剂。

二诊:2011年3月23日。

腹泻有所好转,但不稳定,肠鸣,矢气,痛泻减轻,怕冷,舌苔黄薄腻,质偏黯,脉弦。

上方改炮姜5g,加怀山药15g。服用75剂。

三诊:2011年6月8日。

腹泻未发,大便日1~2次,成形,稍有肠鸣,矢气,寐差易醒,苔薄黄腻,质黯,脉小弦滑。

2011年3月9日方加合欢皮15g、煨葛根15g、怀山药15g、焦楂曲各10g、乌梅肉6g,改炮姜5g。巩固疗效。

按语:本例患者,证系肠易激综合征肝郁脾虚证,以疏肝健脾为大法,但临床又见怕冷,舌苔黄薄腻,质偏黯,说明寒热错杂,应配伍辛开苦降法。处方以痛泻要方、香砂四君子汤、左金丸、泻心汤多方加减组合。党参、炮姜、炙甘草寓理中丸之意,温中健脾化湿。白术燥湿健脾,白芍养血泻肝,陈皮理气醒脾,防风散肝舒脾,含痛泻要方之意。黄连配伍炮姜,寒温并用,辛开苦降,黄连苦寒清泄既除胃之湿热,又降胃之浊阴,炮姜善能温中止泻,助升脾气,寓有生姜泻心汤之意。

案2

薛某,女,37 岁。2011 年 11 月 16 日初诊。

既往有慢性胃炎史,近 3~4 年来经常腹泻,大便日行 2~3 次,不实,疲劳乏力,口角常易破溃,腰痛,烦躁,寐差易醒,经行周期短,2~3 日即净,量少,妇科查卵巢早衰,舌苔黄,质黯红,脉细。

辨证属肝肾不足,脾虚不健。

处方:党参 10g,焦白术 10g,茯苓 10g,炙甘草 3g,炒当归 10g,炒白芍 10g,怀山药 15g,吴茱萸 3g,煨木香 5g,白残花 5g,制香附 10g,黄连 3g,夜交藤 20g,楮实子 10g,桑寄生 15g,鸡血藤 15g,菟丝子 10g,丹参 15g。服药 50 剂。

二诊:2012 年 1 月 11 日。

大便基本成形,偶有腹泻,如糊,便前腹痛,日 1~2 次,经行周期正常,量少不多,3 天净,带下不多,舌苔黄薄腻,质黯,脉细弦,早晨腰痛,疲劳乏力。

原方加醋柴胡 5g、白蒺藜 10g。21 剂,巩固疗效。

按语:方中党参、炒白术、茯苓、甘草健脾利湿,加当归、炒白芍寓归芍六君子汤之意,健脾益气养血。方中选黄连、煨木香对药,含香连丸之意,以清热燥湿,行气止痛。香附配黄连,取《韩氏医通》黄鹤丹之意,黄连泻心火,香附宣畅十二经,为气药之总司,长于疏肝解郁,理气止痛,两药合用,疏清并用,相辅相成,心火去,肝郁解,脾运健。白残花理气不伤阴。桑寄生、菟丝子补益肝肾。丹参养血活血,古人云"一味丹参,功同四物",与鸡血藤相伍,调经通络。

（董　筠　整理）

第十八章 便秘辨治经验

【概述】

便秘是指大肠传导功能失常,导致排便周期延长,或虽不延长但每次排便困难,粪质干燥而难以排出,或粪质并不干硬,有便意但排出困难为主要特征的病变。便秘主要由不良的饮食习惯、排便习惯、精神忧郁或过于紧张所引起。便秘有病程较长、顽固难治、易于反复的特点。周仲瑛教授认为,在便秘的诸多名称中,如大便不利、大便燥结、后不利、大便结、大便闭结、大便秘、便秘等,通常其含义是明确的。但"阴结""阳结""脾约证"等病名在不同的时代和不同的医籍中常有特定的含义,但其内涵均未脱离大便干结、排出困难的范畴。便秘的性质可归纳为寒、热、虚、实四个方面。燥热内结于肠胃者属热秘,气机郁滞者属实秘,气血阴阳亏虚者属虚秘,阴寒积滞者为阴秘或冷秘。治疗热秘以清热通腑为主,治疗气秘以行气导滞为主,治疗虚秘要分别针对气血阴阳的不足予补虚润肠、助运导滞,对于阴秘或冷秘则温阳散结。

【临证要点】

1. 便秘病位虽在大肠,但与五脏六腑的功能失调相关 中医学认为,便秘的病位在大肠,基本病机为大肠传导失司,但其与脾胃肺肝肾等脏腑的功能失调密切相关。如胃热过盛,耗伤津液,使肠失濡润;肺与大肠相表里,肺之燥热下移大肠,导致肠燥津枯,肠失濡润;脾气亏虚,大肠传送无力;肝郁气滞,或肝郁化火,使大肠气机通降失常("气由滞而物不行"),传导不利;肾阴不足,肠失濡润,大肠传化失常;肾阳不足,阴寒凝滞,津液不通,等等,均可导致便秘的发生。大便秘结、排便困难、腹胀腹痛、肛门坠胀等肠腑积滞症状只是一个表象,隐藏在其后的是脏腑功能的失调。

2. 详于"四诊",审证求"机" 对于便秘,要着重了解大便干结情况,排便间隔时间,排便情况,伴随于便秘的全身症状,如腹胀、腹痛、口臭、纳差及神疲乏力、头眩心悸等,以及舌象、脉象,等等。对望、问、闻、切四诊取得的临床资料,进行综合分析,从而归纳出便秘的性质,再根据性质特点,判断其病机,再分析其病因。

3. 便秘有寒热虚实之分,注意虚实的兼夹与转化 便秘分为虚、实两大类,实秘是指由邪热、寒积、气滞引起邪滞肠胃,壅塞不通所致之便秘,虚秘是指由阴阳气血不足而致肠失温润,或推动无力而致便秘。有时,也根据便秘寒、热、虚、实性质的不同,将其分为四类。将燥热内结于肠胃者,称为热秘;将气机郁滞者,称为实秘;将气血阴阳亏虚者,称为虚秘;将阴寒积滞者,称为冷秘(寒秘)。

虚秘和实秘可以互相兼夹或转化,形成虚实夹杂,或寒热并存等复杂情况。如热秘久延不愈,津液渐耗,阴津亏虚,肠失濡润,乃由实转虚;气机郁滞,日久化火,气滞与热结并存,等等。绝大部分为虚证便秘或虚实夹杂型便秘。

4. 慢性便秘多为虚证,慎用攻下药 慢性便秘以虚证为多,其原因主要有3个:一是先天禀赋较差,如先天肾阳不足,先天气血不足;二是调养失当,如饮食不节、起居失宜,这与当前人们工作节奏较快,不注意养生有关;三是长期服用泻药,耗伤正气。

古代医家对于应用通法治疗便秘,强调要根据病因病性,不可妄用攻下。《兰室秘藏·大便结燥门》指出:"大抵治病,必究其源,不可一概用巴豆、牵牛之类下之,损其津液,燥结愈甚,复下复结,极则以至导引于下而不通,遂成不可救。噫!可不慎哉!"《医学正传·秘结》也指出,对于燥结,应取润燥以助传道之势,结散疏通后,"仍多服补血生津之剂,助其真阴,固其根本,庶无再结之患。切弗以巴豆、牵牛等峻剂攻下,虽暂得通快,必致再结愈甚,反酿成病根胶固,卒难调治。或有血虚,脉大如葱管,发热而大便燥结者,慎不可发汗,汗之则重亡津液,闭结而死,此医杀之耳"。《景岳全书·秘结》则详加论述:"秘结证,凡属老人、虚人、阴脏人,及产后、病后、多汗后,或小水过多,或亡血、失血,大吐大泻之后,多有病为燥结者,盖此非气血之亏,即津液之耗。凡此之类,皆须详察虚实,不可轻用芒硝、大黄、巴豆、牵牛、芫花、大戟等药及承气、神芎等剂,虽今日暂得通快,而重虚其虚,以致根本日竭,则明日之结必将更甚,愈无可用之药矣。况虚弱之辈,幸得后门坚固,最是寿征,虽有涩滞,亦须缓治,但以养阴等剂,渐加调理,则无有不润,故病家、医家,凡遇此类,切不可性急,欲速以自取其败而致悔无及也。"

5. 对便秘的治疗要以整体为主,兼顾对症 对于便秘要采用整体化治疗基础上的个体化治疗。对于实秘,以祛邪为主,采用泄热、温散、通导等方法治疗;对于虚秘,以扶正为主,采用益气温阳、滋阴养血等方法治疗。通过清热除燥,温通里结,益气助运,滋阴润肠、养血润肠、温肾通便等去除病邪,消除积滞,补益气血阴阳,调整脏腑功能,使大肠传导功能恢复正常。

必须以辨证治疗为主,方能获得好的远期疗效,早期配合对症治疗很有必要。对于习惯性便秘的大便干结,多日一行,或必须服泻药方能解大便者,为了快速解除在停服泻药后出现的排便困难症状,可以用大黄荡涤积滞,芒硝咸寒软坚散结,火麻仁润肠通便。血虚或阴虚肠燥性便秘可以适当加用火麻仁、郁李仁、桃仁等药。

周仲瑛教授在治疗便秘时,对于大便干结喜用大生地、麦冬、玄参、决明子、石斛、全瓜蒌、生白术、郁李仁、火麻仁、肉苁蓉、当归等;对于实积腹胀,喜用生军、厚朴、枳实;对于肛门坠胀、残便感常加用熟军、槟榔、枳壳、木香;对于黏液便加用桔梗;对于大便黏滞,苔白腻,加用薤白、瓜蒌。

独角蜣螂亦是周老治疗便秘时的常用药之一。蜣螂咸寒有毒,有解毒、消肿、通便作用。《长沙药解》谓:"蜣螂,善破癥瘕,能开燥结。"《金匮要略》鳖甲煎丸用之,治病疟日久结为疟母,以其破癥而开结也。

【验案精选】

案 1

陈某,女,40 岁。2005 年 11 月 19 日初诊。

患者习惯性便秘 10 余年,大便 3~4 日一行,质软,并不干燥如栗。伴有腹胀不适,有时矢气较多。月经先期 4~5 天,常易疲劳乏力,口腔时有溃疡,口干,目赤。舌质红,苔薄黄,脉细滑。

证属血虚肠燥。治予补血润肠、行气通便。

处方:生首乌15g,当归12g,肉苁蓉15g,桑椹子15g,生地12g,火麻仁15g,桃仁10g,郁李仁15g,决明子15g,炒枳实20g,全瓜蒌15g,川百合12g,知母10g。14剂,常法煎服,1日1剂。

二诊:2005年12月2日。

便秘好转,2~3日1次,仍有口干、口苦,妇科查有小叶增生。舌质红,苔黄,脉细滑。药后大便周期缩短,药已中的,继守原意。

处方:生首乌15g,桑椹子15g,大生地15g,火麻仁15g,郁李仁15g,决明子15g,柏子仁10g,炒枳实25g,全瓜蒌25g,川石斛10g,白残花5g,芦根15g,鸡血藤15g。7剂。

三诊:2005年12月9日。

月经来潮2天,大便2日1次,成条,通畅,肠鸣,口干,舌质红,苔黄,脉细滑。排便基本恢复正常,上法巩固。

2005年12月2日方加川芎10g、大白芍10g、知母10g。14剂。

四诊:2005年12月23日。

大便基本通畅,1~2日1次,成形,舌苔薄,舌质偏红。

上方再加黄连3g、香附10g。7剂。巩固治疗。

按语:本患者习惯性便秘10余年,但大便并不干燥,说明并非肠腑热结所致,结合月经先期、疲劳乏力、口干、舌质红等表现,辨证属血虚不能润肠之血虚便秘。伴有腹胀不适,矢气较多,提示兼有肠腑气滞、气结不畅、肠运无力之机转。血属阴类,血虚而致阴液不足,虚热内生,故出现口干、目赤、口疮之症。证属血虚肠燥,治以补血润肠,行气通便。周老以养血滋阴、润肠通便之润肠丸为主组方配药,药用火麻仁、桃仁、郁李仁、柏子仁、生首乌、全瓜蒌、决明子润畅通便;当归、大生地、生首乌、桑椹子滋阴养血润燥;炒枳实行气除胀,推动大便下行以排出体外。

二诊时大便周期缩短,药已中的。仍从血虚肠燥治疗,加用石斛、芦根等清热养阴生津之品;去当归之甘温生热,以防伤阴,且有加重口腔溃疡之嫌;加鸡血藤补血行血通络,调治月经不调、乳腺小叶增生;白残花清暑化湿泄浊,为周师治疗口腔溃疡之要药。

三诊时大便基本正常,但仍有口干,故加用知母凉润滋阴清热;加白芍、川芎合生地寓四物汤意,养血活血。

肠鸣乃肠腑气机不畅使然,故四诊又加香附理气和中;加黄连清热泻火,防止口腔溃疡复发。

本案提示治疗便秘不可一味泻热通腑,峻泻药如大黄、番泻叶虽可取近期速效,但因性属寒凉,泻热通下而易伤正耗液,对以虚寒性便秘为主,无里实或积滞不明显的慢性便秘并不合适,使用后弊多利少,易使病情更加迁延难愈。本案根据"顽固性便秘、大便并不干燥"等特点,从血虚肠燥论治,令阴血充旺、肠腑润泽而便秘自愈。正如李东垣谓:"风结、血结皆能闭塞,润燥和血、疏风,自然通利也。"

案2

白某,女,16岁,河南洛阳人。2009年9月30日初诊。

便秘3年,近年加重,必须服用导泻药,否则不能自主排便。全消化道造影检查提示"十二指肠淤滞,回盲部低位,肠蠕动缓慢,横结肠下垂"。下消化道钡剂造影检查摄片提示"直肠前突,耻骨直肠肌痉挛"。肠镜检查提示"慢性结肠炎"。腹胀腹坠,腹中多气,不能矢气,大便成条,粪质不干,经闭半年,咽喉常有阻塞不舒,口不干,胸不闷。舌苔淡黄薄腻,舌质黯淡,脉小弦。

证属气秘,腑气通降失常。

处方:生白术30g,炒枳实30g,全瓜蒌30g,槟榔20g,炒莱菔子20g,沉香(后下)3g,威灵仙15g,当归10g,桃仁10g,赤芍15g,光杏仁10g,炙紫菀10g,桔梗5g,独角蜣螂2只,乌药10g。14剂,每日1剂,常法煎服。

二诊:2009年10月14日。

开始服药3天后大便通畅,日行3次。但药服8~9天后又见便秘,须用开塞露导泻,便意不净,但无结块,矢气不畅,食欲良好,小腹坠胀,怕热喜凉饮。

9月30日方去桔梗,加郁李仁15g、石斛10g、厚朴5g。14剂。

三诊:2009年10月28日。

便秘改善,便意不净,基本成条,开始3天偏烂,脘腹气胀,有振水音,舌苔淡黄薄腻,质黯淡,脉细缓,月经20日来潮。

原方去桔梗、独角蜣螂,加晚蚕砂(包煎)10g、郁李仁15g、石斛10g、厚朴5g。14剂,以善其后。

按语：综合本患者四诊，属于气滞所致的"气秘"可知。

气秘的原因，首责脾胃。脾胃为气机升降的枢纽，脾虚不能升清，中焦升降失常，精微不能上升而浊阴不能下降，则大肠无力传送糟粕，糟粕滞留肠道，因虚致实，则致便秘。故本案处方以"枳术丸"为主导。枳术丸由《金匮要略》中枳术汤衍变而来，原方主治"心下坚，大如盘，边如旋盘，水饮所作"。张元素针对脾虚气滞食积证，变换枳实、白术用量，重用白术，补重于消，以补为主，再易汤为丸，治以缓消。本案生白术和枳实用量均等，均为30g，意在消补兼施。

气秘的原因，常与肝气郁结有关。本案患者经闭半年，说明其有肝失条达，气机郁滞，冲任失调之机，故方中有"四磨饮子"中槟榔、沉香、乌药加枳实疏肝理气，又有"四物汤"中当归、桃仁、赤芍活血化瘀调经，《本草备要》记载当归"血滞能通，血虚能补，血枯能润，血乱能抚"，当归与桃仁合用活血祛瘀又兼润肠通便之妙。

气秘的原因，还常与肺气的肃降失常有关。唐宗海在《中西汇通医经精义·脏腑之官》中说："大肠之所以能传导者，以其为肺之腑。肺气下达，故能传导。"肺为五脏六腑之华盖，便秘与肺的功能失调密切相关，一是由于肺主治节和通调水道，"饮入于胃，游溢精气，上输于脾，脾气散精，上归于肺，通调水道，下输膀胱。水精四布，五经并行"（《素问·经脉别论》）。肺的通调水道能使津液输布到全身各个脏腑，大肠得到津液的濡养，则排便通畅；另一方面，肺与大肠相表里，大肠气机的调畅有赖于肺气宣降功能的正常，肺气的清肃下降，有助于大肠传导糟粕。若肺气失于宣降，津不下达，则大肠津亏，而致肠燥便秘；肺气失于肃降，腑气不通，大肠传导失职，而致便秘。故本案处方中既用桔梗升提肺气，又遣全瓜蒌、杏仁、莱菔子降肃肺气，还有紫菀润肺滋阴，诸药合用，上窍开则下窍自通。

值得一提的是，方中的"独角蜣螂"一药，实为周仲瑛教授治疗慢性顽固性便秘的经验用药。蜣螂味咸，性寒，归肝、胃、大肠经，张仲景的"鳖甲煎丸"中用之治疗"疟母"，现代人因其有煎煮后有异味和小毒而少用之，其实该药有"破瘀，定惊，通便，散结，拔毒去腐。主癥瘕、惊痫、噎膈反胃、腹胀、便秘、痔漏、疔肿、恶疮"等多种功效。其治疗便秘，全赖其虫类药之攻窜、推陈破瘀之功。《太平圣惠方》记载用本品一味，研末热酒冲服，治大肠闭塞；《万病回春》中列有"蜣螂散"治大便不通；清代王孟英最善使用本品,尝用治便秘吐粪、热毒便秘不通及气结津枯之便秘不通等症。笔者也曾屡用恩师经验,以蜣螂治疗多类顽固性便秘均获殊效,诚为医者之一妙药也。

（史仁杰 整理）

第十九章 慢性乙型肝炎辨治经验

【概述】

乙型肝炎（简称乙肝）起病隐匿，容易复发，每迁延成慢性，并有进一步发展成肝硬化、肝癌的趋势。抗病毒治疗、免疫治疗、保肝降酶是目前西医学治疗乙型肝炎的主要手段，但迄今国内外尚无理想的乙肝治疗药物。

中医中药治疗乙肝由来已久，中医药的辨证治疗，虽能缓解、减轻临床症状，稳定病情，但其优势多表现在个体疗效上，在中药抗病毒药理筛选方面，尚难从临床得到满意证实。如何才能突破这些难点，周仲瑛教授认为当前中医界对肝炎的辨证分型繁简不一，制定的规范、标准，难获共识。证型愈多愈繁，则对应性愈狭；证型过简，则覆盖面广，针对性不强。如能根据审证求机、辨机论治的理念，辨清湿、热、瘀、毒等病理因素，肝郁、脾虚、肾亏等病位特点，识其因果交叉，病势转化关系，自可使辨证得到活化，提升实践能力，破解固定分证分型的瓶颈。抗病毒是现代共知的病原治疗，中医界认同的防治手段，然而中西医的着眼点有所不同。西医重在抑杀病毒，但还仅限于乙肝，且存在着病毒变异、反跳、个体适应性差异等问题；而中药药理实验，在临床又难以证实。据此反思，还当从中医理念找出路，在整体观点、辨证论治基础上，治人、治病、治证、治毒相结合，通过整体调节，提高机体自身抑毒杀毒能力。不宜单纯以寻求抗病毒药为目的。

【临证要点】

1. 伏毒是致病之因 西医学已经明确乙型肝炎是感染乙肝病毒所致，其急性发病往往表现为温热病卫气营血的传变规律，长期又呈肝炎—

肝硬化—肝癌的演变特征，有一定的规律可循，符合"一气自成一病"的温病发病特点，因此不少医家提出"湿热"或"疫毒"致病学说。周仲瑛教授认为，乙肝发病与流行性乙型脑炎、流行性出血热、传染性非典型肺炎不同，人体感染乙肝病毒后的表现往往大相径庭，大部分人感染后"不知不觉"地自愈了，一小部分人感染后并不发病，病毒长期潜伏在体内成为了"乙肝病毒携带者"，自身不发病却又具传染性。即使发病了，其肝炎程度多表现为轻、中、重等不同程度的炎症，很少一部人才会表现为"疫黄"（即肝衰竭）。因此，与《温疫论》的"此气之来，无论老少强弱，触之者即病"是不一样的，其有传染性但又不如时气、非时之气、异气、疠气、杂气、毒气等"疫毒"那般较六淫病邪损害更强，具有强烈传染性。

中医关于传染病的致病学说还有一种"伏气"致病学说。伏气亦称为伏邪，"伏"是隐藏、潜伏；"邪"是指随着气候变异所产生，并具有一定毒性的致病因素。《灵枢·邪气脏腑病形》指出："正邪之中人也微，先见于色，不知于身，若有若无，若亡若存，有形无形，莫知其情。"因此，似乎伏气更符合乙肝致病的特点。但伏气有一特点是"伏而必发"，如《素问·阴阳应象大论》云："冬伤于寒，春必温病；春伤于风，夏生飧泄；夏伤于暑，秋必痎疟；秋伤于湿，冬生咳嗽。"宋代庞安时亦指出："伏气为病，谓非时有暴寒而中人，伏毒气于少阴经，始虽不病，旬月乃发。"这与乙肝病毒感染后在部分并不发病又不合。

综合"伏气"与"疫毒"致病的特点，周仲瑛教授提出了"伏毒"学说来概括乙型肝火的病因。伏毒者，既可伏而不发，又可因饮食劳倦而诱发，发时可轻可重，甚则如疫毒致病而"卒然发黄""黄色如金"，病情急、重、危。

2. 湿热贯穿乙肝病程始终　虽然乙肝发病有缓急、病情有轻重，病性有虚实，病位有在肝、脾、肾之不同，但周仲瑛教授认为湿热是乙肝的主要病理因素，贯穿乙肝的病程的始终。

（1）湿热的产生：《金匮要略·脏腑经络先后病脉证》云："见肝之病，知肝传脾，当先实脾。"说明肝病易于传脾，乙肝也不例外。肝主疏泄，体阴而用阳，喜条达而恶抑郁。肝木疏土，助其运化，脾土营木，利其疏泄。导致乙肝的伏毒之邪具有嗜肝性，伏毒无论是从血液入肝，还是通过其他途径侵入，结果基本都是导致肝郁气滞，乘犯脾胃，影响脾胃运化功能，水谷津液不归正化，变生内湿。因此乙肝患者除可见有胁肋胀痛、嗳气、性情急躁等肝郁不达症状外,每易出现脘腹胀闷、厌食油腻、恶心呕吐、口淡乏味、便溏泄泻、舌苔厚腻等脾虚湿盛症状。由于毒邪本具火热之性,故每与湿邪胶结,病久入络,而成湿热疫毒瘀郁之证。

（2）湿热致病的二重性:湿为阴邪,其性黏滞,重浊趋下,易损阳气,常起病缓,病程长,难速愈;热为阳邪,其性炎上,生风动血,易伤阴液,多发病急,传变快,为害烈。二者阴阳相合,热蒸湿动,病涉三焦,上可达脑窍,下可至二阴、下肢;外可在肌表皮毛,内可壅五脏六腑;不但可滞气入血,而且耗阴损阳,可致多脏受损。

由于湿热二邪的阴阳属性不同,在乙肝中的表现也具有二重性。湿热为患既可以隐匿起病,自觉症状不多,也可以突然发作,呈急性病变经过。其临床表现从病位上讲既可以在表,又可以在里;病性上既可以似热,又可以似寒;病势上既可以似虚,又可以似实。阴阳错杂,主次轻重,疑似难决,或病情持续迁延,呈慢性进行性损害;或时起时伏,反复发作。是故周仲瑛教授十分重视对乙肝湿热因素的祛除。

3. 清化湿热贯穿治疗始终　由于乙肝病理至少存在湿热两大因素,或湿重热轻,或热重湿轻,或湿热并重。加之湿热所在脏腑病位的不同,有在肝、在胆、在脾、在胃、在肾的不同。肝又为五脏之贼,肝病每可木火刑金,致咳嗽、气喘诸症。木郁化火,致心火旺盛,心神被扰则可失眠、心悸。肺卫虚弱之人致金不制木,或外受风邪,首先犯肺,制木太过,则均可影响肝之疏泄功能。因此,慢性乙肝的治疗十分复杂,清化湿热当贯穿治疗始终。

（1）湿热同治法:对湿热的治疗当以清热祛湿为主。清热药性多苦寒,其特点是寒可胜热,苦能燥湿,但毕竟以清热为长;祛湿的具体治法涉及多个方面,湿在上焦而有卫表症状者,当芳香化湿（浊）;湿在中焦,困遏脾运者,当苦温燥湿;湿蕴下焦,小便不利者当淡渗利湿。而且清热与祛湿必须兼顾,湿祛则热孤,热清则湿化。临床必须辨清热偏重、湿偏重、湿热并重三类差异,针对"湿象"和"热象"孰轻孰重及其消长变化,决定祛湿与清热的主次。同时也要结合湿热病证所累及的脏腑特点和兼证情况,与相应的治法相配合。如属肝胆湿热者配以疏肝利胆,属大肠湿热者佐以通调腑气,属膀胱湿热者伍以通淋利尿,遇痰热壅肺者清肺化痰,属痰蒙心包者当豁痰开窍;遇夹积、夹瘀、夹风、夹毒者,分别配以导滞、化瘀、祛风、解毒之法等。

周仲瑛教授临床常用的清热燥湿药有黄芩、黄连、黄柏、山栀。若热重，还可选加大黄、龙胆草、苦参。湿重，郁遏卫表，寒热，身楚酸困，胸闷，苔白罩黄者，可加秦艽、豆卷、藿香、佩兰疏表祛湿，芳香化浊；湿困中焦，胸闷脘痞，恶心呕吐，腹胀，大便溏垢，口中黏腻者，可加苍术、厚朴、法半夏、陈皮、白蔻仁等苦温燥湿，舌苔厚浊，腹胀满者，配草果、槟榔疏利宣泄；湿在下焦，小便黄赤热涩，量少不利，加赤苓、猪苓、泽泻、通草、车前草、碧玉散等淡渗利湿。

在药对配伍方面，湿热中阻，可选黄芩、厚朴；肠腑湿热，加凤尾草、败酱草；湿热在下，加炒苍术、黄柏；湿热发黄，加茵陈、黑山栀；热毒偏重，加龙胆草、大青叶；湿浊偏重，加煨草果、晚蚕砂；血分瘀热，加水牛角片、丹皮、紫草；食欲不振，配鸡内金、炒谷芽；泛恶，配白蔻仁、橘皮；衄血，配茜草根、白茅根。

在选方方面，热重于湿者，可选黄连解毒汤、茵陈蒿汤；湿重于热者，可用胃苓汤、加减藿香正气散；湿热并重者，则用甘露消毒丹、王氏连朴饮等。与此同时，还须注意苦寒太过常易损伤脾胃，即使偏于热重，在病势获得缓解后，亦应酌情减轻药量，不宜大剂持续滥用。

（2）调养肝脾肾法：疫毒湿热之邪内郁，日久不愈，或内困脾胃，气血化生不足；或邪郁而从火化，耗伤阴津；或火热之邪深入营血，耗血动血，损伤肝阴。而乙癸同源，肝病日久，累及肾阴亦虚，而表现为肝肾阴虚之证，症见胁肋隐痛、口干烦热、目干目涩、大便秘结、腰膝酸软、女子经少经闭、舌红少苔、脉细数等。阴阳互根，阴病及阳，慢性乙型肝炎患者晚期亦可出现肾阳不足之证，表现为面色㿠白、畏寒怯冷、足跗浮肿、性欲淡漠、阳痿、早泄、舌淡有齿印、脉沉迟等肾阳不足证候。

1）疏肝解郁法：肝为将军之官，主疏泄，性喜条达而恶抑郁，为藏血之脏，体阴而用阳，是人体气机运行畅达的标志。疫毒偏嗜于肝，导致肝脏疏泄功能失司，因此治疗乙肝每须应用疏肝解郁药物，以宗《黄帝内经》"木郁达之"之旨。治疗乙肝常用的疏肝解郁药物，以柴胡疏肝散为基本方，有柴胡、香附、枳壳、枳实、玄胡、川楝子、青皮、橘核、陈皮、谷芽、麦芽、八月札、佛手、合欢皮等。其中，柴胡最为常用，一则柴胡入肝经，取引经之意（宜醋炒后用，以酸味入肝故也），二则柴胡能疏肝解郁，切中乙肝肝气郁结之机。

2）健脾化湿法：乙肝病毒侵袭肝脏后，导致肝之疏泄功能失司，木旺则乘脾土，导致脾运功能受损。正如《血证论》中所说："木之性主于疏泄，食气入胃，全赖肝木之气以疏泄之，而水谷乃化；设肝之清阳不升，则不能疏泄水谷，渗泄中满，在所不免。"另外，治疗乙肝的清热解毒药物，多性属寒凉，久用有"苦寒败胃"之虞，因此治疗乙肝须用健脾化湿药物。常用健脾化湿药物有：党参、太子参、茯苓、甘草、黄精、苍术、白术、凤尾草、土茯苓、薏苡仁、扁豆、藿香、佩兰等。

3）补益肝肾法：慢性乙型肝炎，湿热疫毒之邪蕴结不去，耗伤肝阴，或邪从火化，阴津被灼，亦可因脾运被遏，而阴血化生无源，导致肝之阴血亏虚，久则因肝肾同源累及肾阴亦虚，而表现为肝肾阴虚之证。此时治疗须应用滋养肝肾的药物，以滋水涵木，木得滋荣，自能柔顺条达，疾病易愈。方可效一贯煎加减，药用生地、熟地、山茱萸、金钗石斛、贯众、北沙参、麦冬、枸杞子、阿胶、百合、鳖甲、牡蛎等。其中，鳖甲"主心腹癥瘕块积、寒热"（《神农本草经》），"去血气，破癥积，恶血"，因此鳖甲为消癥、散瘀、益阴之佳品，诚为预防肝硬化、肝癌之良药。邓铁涛教授亦认为治疗慢性肝病，不但要从脾治，而且要从肾治，尽早使用滋补肾肾之品，"务在先安未受邪之地"。

阴阳互根，阴病及阳，慢性乙型肝炎患者晚期亦可出现肾阳不足之证，此时治疗须应用温补肾阳之品，常用药物有肉桂、苁蓉、仙灵脾、炮附子、鹿角片等。现代医学实验研究和临床研究已证实，这些温阳药物有明显的免疫调节作用，能明显提高免疫抑制状态下的机体体液免疫和细胞免疫力，对特异性和非特异性免疫都有明显的增强作用。再者，肾为人体阳气之根本，在肾阳温煦鼓舞下，肝阳得以疏泄气血，脾阳得以斡旋上下。若肾阳不足，则肝阳难以升发，疫毒之邪内陷，导致病情迁延不愈，因此适当运用温补助阳通阳的药物，可助解毒透毒，是促使乙肝病毒指标转阴值得尝试的重要方法。

（3）痰瘀同治法：久病入络，乙型肝炎迁延不愈，形成慢性化，势必久病入血。肝为藏血之脏，湿热久稽，气滞血瘀，毒从气入血，湿热与血互结，表现出肝郁血瘀之证，血热与血瘀并见，症见胁肋刺痛、胁下有块、肌肤甲错、身目黄而晦暗、面色黧红、颧布赤丝血缕、手掌血际红赤、舌质多紫，或见齿衄鼻衄等。常用活血化瘀药物有赤芍、丹参、景天三七、当归、茜草根、莪术、姜黄、郁金、延胡索、泽兰、水红花子等。其中,丹参、景天三七一般用于肝纤维化、肝硬化的防治;面黄不华,肝血亏虚者,用当归、茜草根、鸡血藤等养血活血;肝硬化时,每须用莪术活血化瘀散结之品。如肝硬化伴见肩臂疼痛麻木者,则要用姜黄取代莪术。如肝硬化伴见胆红素增高者,则用郁金易莪术;肝炎肝硬化,发生腹水时,则用泽兰、水红花子活血化瘀,利水消肿。

周仲瑛教授认为痰瘀同源,痰瘀均为津血失于正常输化所形成的病理产物。津血本属同源,血以津液生,津以血液存,故在病理状态下,不仅可以津凝为痰,血滞为瘀,且痰与瘀常可兼夹同病。在慢性肝病过程,湿热阻滞可成痰,脾虚可生痰,至于肝硬化、肝癌等更是痰瘀互结所成。故治疗慢性乙型肝炎时,在应用活血化瘀药物的同时不要忘记化瘀散结药物的使用,如僵蚕、鳖甲、生牡蛎、山慈菇、猫爪草等。以冀分消其势,使其不致互相狼狈为患。

【验案精选】

案1

许某,男,48岁。2001年5月7日初诊。

有乙型肝炎病史5年,肝功能轻度异常,迭用中西药物,病情难以控制,近来复查B超提示慢性肝损害,乙型肝炎病毒血清标志物(HBV-M):HBsAg(+)、HBeAg(+)、HBcAb(+);Pre-S$_2$(+);肝功能检查示:ALT 98U/L,AST 75U/L。刻诊:肝区、胁背部隐痛不适,尿黄,两目干涩,舌苔薄黄腻,舌质黯红,脉细涩。

证属肝肾阴伤,湿热瘀滞,肝失疏泄。治拟滋养肝肾、清化湿热瘀毒为法。

处方:北沙参12g,大麦冬10g,生地12g,枸杞子10g,当归10g,丹皮10g,丹参10g,川楝子10g,炒玄胡10g,姜黄10g,醋柴胡5g,制香附10g,白蒺藜10g,炒黄芩10g,苦参10g,夏枯草10g,九香虫5g,桑寄生15g。

上方化裁,日服1剂,连续服用半年余,2002年1月21日复诊,除两目仍有干涩外,症状基本消失,复查肝功能正常,HBV-M:HBsAg、HBeAg转阴,仅 HBcAb(+)。仍从清化调养法治疗,以巩固疗效。

按语:湿热疫毒之邪留恋,瘀郁日久,耗伤肝肾之阴,治当清化湿热瘀毒以祛邪,滋养肝肾之阴以扶正。周老仿一贯煎、柴胡疏肝散、金铃子散等方意而组方,药用北沙参、大麦冬、生地、枸杞子、桑寄生滋养肝肾;醋柴胡、姜黄、炒玄胡、制香附、白蒺藜、川楝子疏肝解郁,条达肝气;黄芩、苦参、夏枯草、丹皮、丹参清热化湿,解毒消瘀。诸药相合,标本兼治,病势得控。

案2

夏某,男,7 岁。

1995 年 4 月幼儿园肝炎流行,普查发现肝功能异常、HBsAg(+)。7 月复查:谷丙转氨酶(SGPT)400U/L,HBsAg(+)。患儿无明显不适,小便时黄,苔薄黄腻,质红,脉小数。

证属湿热瘀毒互结。治予清化瘀毒。

处方:土茯苓 15g,虎杖 15g,平地木 15g,大青叶 15g,红藤 15g,蒲公英 15g,半边莲 20g,垂盆草 30g,紫草 10g,炒黄柏 6g,升麻 3g。

连服 35 剂,精神好转,眠食俱佳。查:SGPT 55U/L,HBsAg(−)。

原方去大青叶、紫草,加败酱草 12g、炙鸡内金 6g,继服 15 剂。肝功能正常,HBsAg(−)。

按语:此案症状不多,周老据其病辨证立方,纯实无虚,从湿热瘀毒论治,取得显效。

案3

陈某,男,40 岁。2005 年 5 月 19 日初诊。

患乙肝 10 余年,有家族史,HBV-M:HBsAg(+),HBeAg(+),HBcAg(+),HBV-DNA 4.7×10^5 copies/ml,肝功能:ALT 65U/L,B 超检查结果示:肝脏光点增粗,胆囊息肉。刻诊:肝胆区有时隐痛,口苦,纳差,寐差,尿黄,大便稀每日 1~2 次,腿软无力,舌质黯红、苔黄薄腻,脉弦兼滑。

证属肝郁脾虚,湿热瘀滞。拟以疏泄清化,调养肝脾治疗。

处方:醋柴胡 5g,蒲公英 20g,金钱草 20g,夜交藤 20g,太子参 10g,炒黄芩 10g,广郁金 10g,焦白术 10g,枸杞子 10g,炙女贞 10g,旱莲草 10g,炙鸡内金 10g,焦山楂 10g,焦六曲 10g,楮实子 10g,肿节风 15g,酢浆草 15g,

茵陈 15g,桑寄生 15g,鸡血藤 15g。7 剂,每日 1 剂,水煎服。

二诊:2005 年 7 月 14 日。

再次复查 HBV-DNA 5.3×10^4copies/ml,肝功能正常。仍腿软无力,心下隐痛,烦躁,尿黄,纳差,大便正常。

药用原方加夏枯草、制香附、黑山栀各 10g。7 剂,每日 1 剂,水煎服。

三诊:2005 年 8 月 15 日。

无特殊不适,劳累后肝区稍有不适,仍予疏泄清化巩固。上方继服 14 剂,每日 1 剂,水煎服。随访至 2006 年 8 月,未见复发。

按语:"见肝之病,知肝传脾,当先实脾。"患者以胁痛为肝郁之症,纳差、大便稀溏为脾虚不健。苔黄腻为湿热之候,结合脉象,"肝郁脾虚,湿热瘀滞"可辨,治以疏泄清化,调养肝脾。仿柴胡疏肝散加减化裁。醋柴胡、广郁金、香附均为疏肝解郁之用,清化湿热用黄芩、金钱草、茵陈、酢浆草、蒲公英、肿节风,夏枯草清肝泻火,山栀泻火除烦利湿,柔肝用女贞子、旱莲草、楮实子、桑寄生,健脾和胃用太子参、焦白术、炙鸡内金、焦山楂、焦六曲,养血安神用夜交藤。整案辨治精当,故效彰绩著。

案 4

徐某,男,40 岁。2008 年 6 月 11 日初诊。

患者 18 年前体检时发现乙肝,1 个月前因右侧胁肋隐痛,发现肝功异常,经治疗肝功能虽有所改善(AST 75U/L,ALT 85U/L,TBIL 22μmol/L,γ-GT 140U/L),但甲胎蛋白(AFP)达 930μg/L。B 超示:肝脏可疑占位,肝脏光点增粗,慢性胆囊炎,胆囊结石。上腹磁共振示:肝右叶异常信号影,考虑血管瘤可能,胆囊结石。既往有高血压、糖尿病等病史,未用降糖药,血糖高低不稳定,血压用西药控制尚可。患者形体肥胖,面部潮红,诉肝胆区时有隐痛,面部有烘热感,手足时麻,两下肢冷,大便量少,晨尿色黄。苔黄薄腻,质黯红,中有裂纹,脉濡滑。

证属湿热瘀毒,营血伏热。

处方:熟大黄 6g,茵陈 15g,黑山栀 10g,水牛角片(先煎)15g,赤芍 12g,丹皮 10g,大生地 15g,蛇舌草 20g,石打穿 20g,半枝莲 20g,紫草 10g,垂盆草 30g,蒲公英 20g。14 剂,每日 1 剂,水煎,分 2 次服。

二诊:2008 年 9 月 10 日。

患者服药后,症情略有缓解,但由于出差久居外地,一直未来复诊,故长期服初诊药方。今诉胆区不舒,但无疼痛,面色晦暗,面部时有烘热感,心慌,疲劳乏力,腿软,寐差,大便不畅。苔薄黄腻,质黯紫,中有裂纹,脉濡滑。近查:甲胎蛋白(AFP)34.3μg/L,AST 50U/L,碱性磷酸酶(AKP)132U/L。

辨证属湿热瘀结,营血伏毒。

处方:茵陈15g,黑山栀10g,熟大黄10g,水牛角片(先煎)15g,赤芍10g,丹皮10g,大生地15g,蛇舌草20g,石打穿20g,半枝莲20g,紫草10g,垂盆草30g,地骨皮15g,酢浆草20g,老鹳草20g,虎杖15g,鸡血藤15g。14剂,每日1剂,水煎,分2次服。

后以本方加减续服近4个月,肝功能、AFP、血糖均恢复正常,肝区偶有隐痛,肢麻不显,余无明显不适,仍守方善后,2009年4月13日查HBV-DNA<1.0E+03copies/ml。嘱其继续服汤药善后,随访至今,病情稳定。

按语:乙肝病毒长期潜伏体内,造成"乙肝－肝硬化－肝癌"三部曲之慢性变化。本案肝功能虽然损伤不著,但AFP增高明显,且影像检查不能排除肝癌中,此时动态观察AFP升降,对诊断究竟有无肝癌意义重大。结合四诊,周老断其病机属湿热瘀毒,营血伏热,治以清热凉血,利湿解毒,方用犀角地黄汤、茵陈蒿汤加减化裁,而AFP下降至正常,且肝功能、血糖均调理至正常范围,彰显了中医整体辨治的优势。

瘀热学说,是周老近10余年来精心研究的学术,此案用犀角地黄汤清热凉血解毒为主方,另加熟大黄、紫草以加强清热凉血之功。茵陈、山栀子、大黄为茵陈蒿汤,为清利中焦湿热的首选方剂,蛇舌草、石打穿、半枝莲、垂盆草、蒲公英、酢浆草、老鹳草、虎杖、鸡血藤均为清热利湿药,意在加强清利湿热之根本病理因素。

(陈四清　整理)

第二十章　肝硬化辨治经验

【概述】

肝硬化是由于各种原因所致的慢性、反复或持续性肝细胞炎症、坏死，继发广泛纤维化伴结节形成。肝硬化的常见病因包括病毒型肝炎（主要是慢性乙肝和慢性丙肝）、慢性酒精中毒、非酒精性脂肪性肝炎、胆汁淤积、肝静脉回流受阻、遗传代谢性疾病、工业毒物或药物、自身免疫性肝炎、血吸虫病等。肝硬化代偿期患者无或伴有轻微的临床表现，起病隐匿并且进展缓慢，可持续 3~5 年或 10 年以上。一旦进展为失代偿期肝硬化，表现为面色晦滞黧黑、血丝赤缕、血痣、肝脾肿大、腹部胀大如鼓等。肝功能失代偿，常因上消化道大出血、肝性脑病、自发性腹膜炎、肝肾综合征或转为肝癌而死亡，目前尚缺乏有效防治手段。

周仲瑛教授认为，肝硬化属于中医的"积聚""鼓胀""胁痛"或"黄疸"等范畴，早期表现为"肝脾不调，湿热瘀毒郁结"，随着病情进展，致使肝脾肾等多脏腑功能失调，气滞、血瘀、水停互结，表现为一系列复杂证候特征，此时病情往往容易反复、多变，预后较差，是古代中医"风、痨、臌、膈"四大难治之证之一。兹摘要介绍周仲瑛教授运用扶正化瘀法治疗肝硬化的临证经验如下，以飨读者。

【临证要点】

1. 湿热瘀毒郁结、水湿内停、肝脾肾功能失调是肝硬化的基本病机　肝硬化的病因病机较为复杂，古今名医认识各异。周仲瑛教授经验认为"湿热瘀毒郁结，水湿内停，肝脾肾功能失调"为其主要病机关键，其本在脾胃、肝胆，久则及肾。

外感湿热疫毒,久羁肝胆;酒毒内伤,脾运失司,酿湿生痰,湿邪难化;情志抑郁不伸,气机失调,肝失疏泄,脾失健运,致气滞、血瘀和水湿内停;病情迁延,则致正气愈虚,五脏失调,湿、热、瘀、毒、郁等邪气久羁,相互兼夹,彼此转化,因果夹杂,复合为患。病理性质为本虚标实。其病理演变过程是因久病顽疾,伤及肝脾,久则及肾,从而导致肝、脾、肾三脏功能失司,气滞、血结、水停腹中,三者之间又相互为因,错杂同病,甚者瘀毒、水毒、热毒互结,正气耗伤,而致水肿、血证、昏迷、癃闭等危重之证。如朱丹溪《格致余论·鼓胀论》尝谓:"清浊相混,隧道壅塞,气化浊,血瘀郁,而为热;热留而久,气化成湿,湿热相生,遂生胀满。"

2. 重视采用以清化湿热瘀毒法为核心,分阶段治疗

(1)肝硬化代偿期,包括慢性肝炎合并肝纤维化阶段:周教授认为,此时仍当以祛邪为首务,清化湿热瘀毒法应是基本治法。此时多属李中梓《医宗必读·积聚》篇"初、中、末"三期中的初、中期为主。相对而言,此时的正气尚未太虚,邪实为主,后期的正虚正是由于邪气的持续、反复耗消所致,因此,此期祛邪即所谓扶正,"邪去则正安"。清化湿热瘀毒法包括清利、疏泄、凉血、解毒、化瘀、理气、健脾和胃等,随证变通。同时,祛邪亦不等于忽略扶正,肝硬化的进程中,由于正气的不断削减,而表现出肝脾两伤或肝肾阴虚的侧重,因此在祛邪的同时亦兼顾扶正,对于肝脾两伤者,不仅包括疏肝健脾,还包括养肝健脾、柔肝健脾、益气和血、健脾祛湿等调养肝脾治法;肝肾阴虚者,予以滋养肝肾等。扶正的目的在于更好地祛邪,防止苦寒的药物伤及正气。

(2)肝硬化失代偿期,多属鼓胀、血证、昏迷等病症范围,病机每多复杂多变,病情迁延越久越属难治:周教授认为,此期祛邪(逐水、清热利湿、化瘀解毒等)法自不可少,《素问·阴阳应象大论》所言:"中满者,泄之于内。"周教授辨治鼓胀,选方用药层次分明,或采取先攻后补,或先补后攻,或攻补兼施等法,要明辨祛邪的时机,把握用药的尺度。如病程之久暂、体质之强弱、病情之缓急等。

对鼓胀病期较短、体质好者,仍可以祛除病邪为主,邪去则正安。轻者、缓者多选用淡渗利湿之品;重者、急者可选逐水方药等。另外,尚需依据偏气、偏血、偏水、偏寒、偏热之不同,综合分析而后施治,方能取得较好的效果。周教授强调六点:一是利水药多易伤阴,应时时顾及滋阴。二是应顾

护胃气,调理脾胃,可增强疗效。三是逐水剂只宜暂用,中病即止,药物剂量不可过大,攻逐时间不可过久,以免损伤脾胃,引起昏迷、出血之变。四是严密观察服药后反应,一旦发现有严重呕吐、腹痛、腹泻者,即应停药。五是有明确禁忌证者,如鼓胀日久,正虚体弱;或发热,黄疸日渐加深;或有消化道溃疡,曾并发消化道出血,或见出血倾向者,均不宜使用。六是清利湿热、温化寒湿、清化瘀热、软坚化瘀、理气开宣郁闭等皆为鼓胀祛邪法的范围,合理选用。

3. 肝硬化分期随证治疗用药经验

(1)代偿期肝硬化应以清化湿热瘀毒法为主:湿热瘀毒互结之实证患者,常表现为纳差恶心、目肤黄染、口干苦而黏腻、脘腹胀满、便溏不爽、尿黄、苔黄腻等,并常伴有肝功能的异常;病程日久,则可见面色晦暗、胁肋刺痛、颈胸部血痣隐现、面部赤色血缕、出血倾向、舌质紫黯等。病机属湿热毒邪蕴于气分,或气分血分两端;久则邪气深入血分,湿热瘀毒胶结为患。

周教授常以茵陈蒿汤、茵陈五苓散、犀角地黄汤、鳖甲煎丸等方加减运用,临床依据湿、热、瘀、毒的偏重合理选用。如湿热偏重者,常选用茵陈蒿汤、二妙散加减,药用茵陈、熟大黄、黑山栀子、炒苍术、黄柏等清热利湿,可酌加垂盆草、老鹳草、地锦草、蒲公英、酢浆草、苦参、白鲜皮等清热;马鞭草、凤尾草、车前子、藿香等利湿;湿热较重而又化瘀毒之势者如面色黯滞、手掌红赤等,可酌加水牛角片、丹参、丹皮、赤芍、大生地、叶下珠等;夜寐早醒者,酌加夜交藤、合欢皮;皮肤瘙痒者,加苦参、地肤子、白鲜皮等;尿黄者,酌加楮实子等;下肢浮肿者,酌加茯苓、稽豆衣、玉米须等;肝区痛者,可酌加片姜黄、炒元胡、九香虫、失笑散等;大便偏烂者,可酌加法半夏、藿香、佩兰、炒苍术、炒白术、厚朴等;尿黄者,酌加炒黄芩、白茅根等;黄疸较重者,酌加鸡骨草、田基黄、金钱草等。

如瘀热偏重者,常选用犀角地黄汤加减,药用水牛角片、丹参、丹皮、赤芍、大生地等凉血化瘀。若因瘀热而致鼻衄、齿衄,可酌加旱莲草、紫草止血,兼有消化道出血病史者,可酌加炭类凉血止血如茜根炭、血余炭等凉血收涩止血;致小便热、少者,可酌加煅人中白、紫珠草、白茅根清热利尿;致口干内热者,可酌加黑山栀、广郁金、鲜石斛清热养阴;致腰酸痛、头痛、目红充血等肝阴耗伤者,可酌加枸杞子、川楝子、炙女贞、旱莲草等滋阴疏肝;致疲劳乏力者,可酌加黄芪、炙黄精等益气;致皮肤瘙痒者,酌加地肤子、白鲜皮、苦参等清热;下肢水肿者,可酌加楮实子、扁豆衣、马鞭草等清利水湿;致肝区隐痛者,可酌加炙鳖甲、牡蛎等滋阴软坚散结防其积聚结块;致痤疮反复发作者,可酌加苦参、野菊花、苍耳草、藿香、虎杖、熟大黄、蛇舌草、炙女贞、旱莲草等清热兼滋阴;兼有脾大者,可酌加土鳖虫、桃仁、炙鳖甲、炙水蛭等逐瘀散结;兼有转氨酶偏高者,酌加垂盆草、鸡骨草、蒲公英、田鸡黄等利湿退黄等。

(2)失代偿期肝硬化重视以活血利水法为核心:鼓胀初起,多以标实为主,表现为湿热瘀滞、湿热瘀阻、湿热瘀毒久郁,肝脾两伤,出现或气滞水停偏重、或血瘀水停偏重、或气滞血瘀水停皆重的不同;因此,常需明辨湿热、血瘀、毒郁、气滞、水湿的偏重以施治。周教授常用茵陈五苓散、己椒苈黄丸等加减。常用清热解毒药物如茵陈、山栀、黄柏、土茯苓、泽漆、地锦草、鸡骨草等;常用化瘀药物如水红花子、水牛角片、赤芍、丹参、熟大黄、炮山甲、炙鳖甲等;常用理气药物如制香附、太子参、生白术、炒苍术、茯苓、生黄芪、醋柴胡、陈皮、厚朴、炒枳壳、沉香等;利水湿药物如猪苓、茯苓、泽兰、泽泻、玉米须、大腹皮、路路通、楮实子、怀牛膝、葶苈子、汉防己、川椒目、陈葫芦瓢等。临床上常依据湿、热、瘀、毒的多寡而酌情选用。

在此基础上,周教授对各型鼓胀常都配有活血利水药物,表明活血利水法是其基本治法。盖临床上鼓胀每多继发于积聚之后,肝脾血瘀常先于鼓胀形成。鼓胀气血水三者之间,虽然水停为首要矛盾,但又以血瘀为本,是鼓胀形成或加重或复发的重要因素,所谓"血不利则为水",血瘀助湿而致水停,血瘀碍气而气滞,三焦不利,水液不行,聚而成臌。活血药物当以养血和血、滋阴软坚兼以利水作用的药物为主,用药切忌过度使用辛香、温燥的破血药物,以恐伤阴耗血,也恐动风动血。常用药有丹参、泽兰泻、楮实子、水红花子、鳖甲、马鞭草、老鹳草、制大黄、地鳖虫、三七之类。血瘀兼气滞者配合理气(如大腹皮、陈皮、枳壳、路路通),血瘀兼气虚者配合益气(如参、术、芪),水湿内停者配合淡渗利尿(猪苓、茯苓、泽泻),血瘀兼阳虚络痹者配合温经通络(桂枝、鸡血藤、制附片),血瘀肝郁者配合疏肝(柴胡、郁金、香附),血瘀化热者配合清热利湿(茵陈、马鞭草、虎杖、败酱草)等法,皆宜灵活掌握应用,方能完全。此外,肝硬化腹水虽本在脾胃,与肝、肾关系密切,涉及肺、心者亦不少见。周教授曾从肺论治1例重度腹水鼓胀继发喘咳案,突破了从肝脾肾论治鼓胀的一般常规,竟获水祛臌消的奇效。

（3）肝硬化的治疗，应重视疏调肝脾、滋养肝肾、多脏并治：肝硬化的正虚主要分为肝脾两伤和肝肾阴虚两端，此为肝硬化过程中正虚中最为常见，但也可涉及心、肺、胆、胃等脏腑。

1）对于肝脾两伤证：周教授认为，不仅包括肝郁脾虚，还包括肝热脾湿、肝脾气虚、肝胃不和、气虚湿停、气滞血瘀、气虚血瘀等多重含义。临床上也常表现出以脾虚如疲劳乏力、纳差、厌食油腻、胁肋脘腹痞满或胀、口干口苦等为主的多组症状。周教授提倡在疏调肝脾的基础上配合清化瘀毒法，且治肝重于调脾，因为肝阴是慢性肝病的病情轻重的转折点，疏泄不当会耗气伤阴。临床多以柴胡疏肝散、参苓白术散加减，常选用醋柴胡、赤芍、香附、青皮、陈皮、广郁金、佛手等调肝，其中醋柴胡兼有引经作用；法半夏、苍术、厚朴、太子参、生白术、茯苓、焦楂曲等健脾。可酌情选用老鹳草、酢浆草、土鳖虫、丹参、茵陈、蒲公英、炙鳖甲等清利湿热、化瘀解毒。

2）对于肝肾阴虚证，而湿热瘀毒互结未尽者：患者常表现出肝区的隐痛、目涩或模糊、腰膝酸软、手足心热、失眠多梦、盗汗、苔少质红隐紫等。周教授指出，肝肾阴虚证常是慢性肝病预后不良的征象，较肝脾不调、脾胃气虚更加棘手，此时应重视养阴甚于益气。治疗当滋养肝肾与清化湿热瘀毒并重。用药当慎温燥之品，以防暗伤肝阴。临床多以一贯煎、六味地黄丸加减化裁，常选用醋柴胡、制香附、青陈皮、川楝子、北沙参、枸杞子、麦冬等疏肝养阴，川石斛、炙女贞子、旱莲草等滋养肾阴。对于阴虚动风，皮肤瘙痒者，可在滋养肝肾之阴的基础上，加地肤子、白鲜皮等疏风止痒；因肝肾阴虚而导致内风暗动、肢体搐搦者，多加用煅龙骨、煅牡蛎、炙僵蚕、土鳖虫、炙全蝎等滋阴止痉；头昏头痛者，加用白蒺藜、夏枯草等；因肝肾阴虚而致心肾不交者，加用熟枣仁、夜交藤、炙甘草等养阴除烦安神；虚热者，加生地黄、石斛、沙参、麦冬、地骨皮、银柴胡、白薇等。

（4）肝硬化病机本虚标实，把握标本轻重缓急的几个注意要点

1）攻法治鼓胀，常能力挽狂澜：对于腹胀较甚，腹水绵久不退，便秘尿少，脉实有力者的特殊类型的实证患者，周教授常选用逐水法，以缓其苦急，而后再从本治疗。如水热蕴蓄者，常选用具有前后分消走泄之力的己椒苈黄丸或茵陈蒿汤；水湿困脾者，多选用淡渗利水之品，常用实脾饮、茵陈五苓散等类化裁，酌加车前子、大腹皮、冬瓜皮、陈葫芦瓢煎汤代水之类加减；病情急、重者，常用葶苈大枣泻肺汤等。一般2~3天为1个疗程，必

要时停 3~5 天后再用。但应该注意使用防止发生昏迷、出血及诱发或加重发热、黄疸等情况的出现;且有明确的消化道溃疡或有消化道出血史及出血倾向者应禁用。

2）重视对阴虚鼓胀的辨治,巧法应对棘手问题:鼓胀日久,阴虚水停并见,临床上阴虚证常表现出形体消瘦明显,面色晦暗或苍黄,甚至黧黑,小便色黄量少,状若蒙尘,唇色黯紫,苔少或剥,舌质红,脉象细数或细弦。前人亦有"阳虚易治,阴虚难调"之忧。周教授多从以下几个方面入手:①多用甘寒淡渗之品以防滋腻。如猪苓、茯苓、泽泻、水红花子等;楮实子、白茅根及大生地等以达到滋阴生津而不致黏腻助湿的效果。②少佐温化之品以通阳化气。周教授常用炙桂枝、制附子等少量温化之品以通阳化气,防止滋腻太过,从而提高了药效。③慎用温燥之品以防更伤肝阴,助热化火。

3）时刻顾护脾胃后天之本,珍惜生存胃气之生机:肝硬化病起于邪毒久羁,祛邪为第一要务,但如久用苦寒祛邪之品又多易伤脾败胃,因而周老强调应时时注意顾护脾胃之本。

如脾胃未虚,需用清热解毒、凉血散瘀者,应不忘照顾脾胃。凡阴虚而有内湿者,也应适当选用醒脾化湿之品,如周教授常用藿香、苏梗、苏叶、晚蚕砂、木瓜等;若胃纳尚可,而脾运不佳,食后腹胀,大便溏者,应健运中土,常用党参、白术、茯苓、白扁豆、怀山药、红枣等。对于脾胃气虚不甚者,可稍佐健脾和胃之品;而对于脾胃虚弱较为明显者,则宜加用砂仁、炙鸡内金、炒谷麦芽、焦楂曲、炒六曲、砂仁、怀山药、炒白术、太子参、茯苓等补益中气;对于脘腹胀满者,加厚朴花、枳壳、藿梗、莱菔子、大腹皮、槟榔等理气消胀等;恶心呕吐者,则予以陈皮、竹茹、黄连、吴茱萸、法半夏、藿香、苏叶等止呕逆;伴有胃脘部疼痛者,予以九香虫、炒元胡、制香附、失笑散等行气化瘀止痛,但应注意由于九香虫有活血作用,有消化道出血病史或胃阴较虚伴舌红而干者,不宜使用。

【验案精选】

案1

沈某,男,50 岁。

因"发热伴黑便月余"于 1971 年 5 月 18 日入院。检查:脘下触有包块不痛,经治发热、便血均瘥,而腹部日渐膨胀,渐至脐突,青筋暴露,病属"鼓胀"。但经用补气、运脾、温肾、逐水诸法俱不效,如此住院半年有余,反复检查既非肝硬化腹水,也非肾病性腹水,难以明确西医诊断。经周师会诊,注意到此时天气已寒,见其伴有明显的咳喘,咯吐多量白色泡沫痰液,苔白,脉弦。

辨证为起病虽属血瘀气滞,肝脾两伤,水湿内停,但当前病机主要为寒饮伏肺,肺气不宣,通调失司,乃径取小青龙汤原方,温肺化饮,开上启下,意图通过开肺以利尿,化饮以消水。

处方:麻黄 5g,桂枝 10g,干姜 5g,细辛 3g,白芍 10g,五味子 3g,法半夏 10g,甘草 3g。

药后尿量未见明显增加,但腹水随咳喘咯痰的改善而日渐消退,经月腹水痊愈。

按语:一般而言,鼓胀多属喻嘉言所谓"胀病亦不外水裹、气结、血瘀",但于本案,采取治气、治血、治水,或补脾、益肾治疗半年有余,均未能见效。周师抓住鼓胀伴有喘咳这一特点,改从痰饮论治,以令肺气宣和,则水湿之邪或散之于体表,或下达于膀胱,突破了鼓胀从肝脾肾三脏辨治的一般常规,表明温开肺气,亦可起到通调水道、消水除胀的作用,属"提壶揭盖"法的灵活应用。痰、饮、水、湿同出一源,在一定条件下可互为转化,故治饮、治水、治臌诸方,每可通假应用。说明治饮、治水总应以温化为原则,因温药有助于气化水行,津液输化失常,则水饮自消。

案 2

马某,男,成人。1982 年 3 月 8 日初诊。

患血吸虫病肝硬化腹水年余,症见腹大如鼓,上腹部膨胀尤甚,胀甚而痛,尿少,大便质干量少,舌苔根腻质紫、尖红有裂,脉细滑。病属鼓胀,湿热蕴结,气机壅滞,观其体气未虚,饮食尚可,诊脉细滑有力,乃予理气逐水之法。

处方:黑丑五钱,煨甘遂、大戟、广木香各一钱五分,沉香五分,槟榔四钱,炒莱菔子三钱,马鞭草、陈葫芦瓢各一两,半枝莲五钱,车前子四钱(包煎)。

药后腹部膨胀疼痛渐减,大便仍干,尿量明显增多,腹大减小,服至 10 剂后,上方去半枝莲,改甘遂、大戟各二钱,加芫花一钱五分、商陆根二钱,再投数剂,胀宽水消。

按语:用逐水法治疗鼓胀是中医特色之一,关键在于把握适应证,一旦有效,中病即可,不可滥用。案中见有腹大如鼓,胀甚而痛,舌质见紫、脉滑,表明气滞、水湿、血瘀指征俱备;而大便干结、舌红有裂、脉细又似属阴虚瘀热之象。此际是攻是补,断难立决。周师在脉案中道:"观其体气未虚,饮食尚可,诊脉细滑有力。"寥寥数语,指出患者虽虚实并见,但若以邪实为主,就可攻逐为先。药用黑丑、甘遂、大戟峻下逐水,木香、沉香、槟榔、炒莱菔子行气导滞,气行则水行;佐以马鞭草、陈葫芦瓢、半枝莲、车前子等以利水消肿,兼有清热解毒、散瘀之功。二诊时仍见大便干结,加芫花、商陆根,泻下逐水,药后鼓胀即消。标实既去,正气恢复,达到治标之目的。

案3

姚某,男,48 岁。1998 年 9 月 29 日初诊。

患者今年 2 月脘腹作胀,纳后较显,体倦神疲。5 月因劳累过度,病情加重,腹胀尤甚,在某医院做上消化道钡餐透视示"食管下段静脉曲张",诊为"肝硬化腹水",给予中药治疗,曾服攻下剂舟车丸,腹部胀大不减。刻下:病者面黄瘦削,神倦无力,颜面及四肢轻度浮肿,腹胀肠鸣,青筋横绊,腹围 76cm,纳谷则胀甚,纳后便意,大便溏而不实,溲少色黄,口干微苦,舌苔薄腻、罩有微黄,脉沉细。

证属脾虚气滞,水湿内留,病及于肾,治以温阳行水,健脾理气,拟方实脾饮、附子理中汤加减。

处方:红参 10g,白术 10g,茯苓 10g,草果 6g,木香 10g,大腹皮 15g,附片 6g,干姜 10g,猪苓 15g,泽泻 15g,椒目 5g。另吞禹余粮丸,每次 6g,每日 2 次。

二诊:1998 年 10 月 26 日。

服药数日,小溲由原来每天 500ml 增至 1 000ml,腹围由 76cm 减至 73cm。连服 1 个月,腹胀全消,饮食减增,大便转实,精神转振,小便每日增至 2 000ml,腹围减至 66cm,自觉症状不著,原方加当归以养血,黄芪以益气,面色转润,体力增强,继续服药巩固至 12 月 25 日,鼓胀病瘥。

按语：鼓胀虽涉及肝脾肾三脏，但古今医家从脾论治者十居六七。前医予舟车丸攻逐水湿，腹大不减。究其原因，可知脾胃阳气虚弱为本，水湿内停为标。首诊虽见有尿黄，口干微苦，舌苔薄腻、罩有微黄，乃为有化热趋势，宗"正本清源"，仍然选取实脾饮、附子理中汤化裁，实乃本病正治之法。所用禹余粮丸重在调和肝脾，熔通气活血、温阳祛寒、除湿行滞等法于一炉，为治寒水鼓胀之佳方。

案4

黄某，女，58岁。2006年9月8日初诊。

患者1992年子宫肌瘤手术输血感染丙肝，1997年始见肝功能异常，西医予注射干扰素3个月未见效果。刻下：肝区胁肋胀痛，脾区亦有胀感，腹胀不和，食纳尚可，口稍干，尿黄，大便尚调。苔薄黄腻质黯红，脉小弦滑。近查肝功能：ALT 48U/L，AST 66U/L，TBIL 19.2μmol/L，球蛋白32.8g/L；HCV-RNA 1.6×10^{6} copies/ml；B超示"肝硬化腹水，胆囊炎，胆囊息肉，脾肿大"。

辨证属肝肾阴虚，湿热瘀阻。

处方：炙鳖甲（先煎）12g，北沙参10g，大麦冬10g，枸杞子10g，大生地12g，丹参12g，茵陈12g，老鹳草15g，炙女贞10g，旱莲草10g，太子参10g，焦白术10g，茯苓10g，炙草3g，制香附10g，广郁金10g，青皮6g，陈皮6g，白茅根15g，楮实子10g，炙鸡内金10g。7剂。

二诊：2006年9月15日。

肝区隐痛，胃胀隐痛，平卧后腹中气体走窜，矢气不多，小便不畅，大便尚调，晨起咯痰有血丝，苔黄质黯，口唇黯，脉小弦滑。

原方加地锦草15g、猪苓15g、泽泻15g、路路通10g、沉香（后下）3g，7剂。

三诊：2006年9月22日。

药后脘腹不痛，胀感减轻，但小便较烫，大便稀溏，腿软无力，苔黄质黯红，脉小弦。

9月8日方加焦楂曲各10g、仙鹤草12g、地锦草15g、猪苓15g、泽泻15g、路路通10g、沉香（后下）3g。7剂。

四诊：2006年9月29日。

脘腹痛胀未发,肝区稍胀,周来潮热,烘热阵发,出汗,入睡难,大便偶溏,小便已畅,苔黄质黯红,脉细弦。复查 B 超示"肝硬化,胆囊炎,脾肿大,未见腹水"。

9 月 8 日方加功劳叶 10g、地骨皮 10g、地锦草 12g、夜交藤 20g、路路通 10g、泽泻 12g。7 剂。以后在此基础上调治半年余,诸证不显,病情稳定。

按语:本例患者感染丙肝 10 多年,反复发作,从证候表征可知,辨证偏向于"肝肾阴虚"鼓胀为主。周师采用滋养肝肾为主,健脾理气、清利湿热、软坚诸法并用。方宗一贯煎、四君子汤、二至丸加味。取鳖甲、沙参、麦冬、枸杞子、女贞子、旱莲草、生地、楮实子等以滋阴软坚;茵陈、茅根、老鹳草清热利湿;丹参、郁金等凉血化瘀;参、术、苓、草、青陈皮、香附等能健脾益气、疏畅气机。二诊症状减轻,加用猪苓、泽泻利湿,并配路路通、沉香行气除湿,利水消肿。三诊脘腹已无痛感,但见小便较烫,即在二诊基础上再加仙鹤草、地锦草,加强清化瘀热之力。四诊患者脘腹痛胀基本消失,潮热、烘热等阴虚内热证候显现,而减用利尿之品,且不用沉香,以其偏于辛香之故,顾及阴血之念由生,加用功劳叶、地骨皮、地锦草等清虚热之品善后,以收全功。

（叶　放　整理）

第二十一章　慢性肾衰竭辨治经验

【概述】

慢性肾衰竭简称慢性肾衰，是慢性肾脏病发展至后期的阶段，是以进行性肾单位毁损导致肾脏的排泄功能、内环境稳定功能和内分泌功能障碍为特征的临床综合征；临床表现为水、电解质、酸碱平衡紊乱、贫血、矿物质与骨异常，以及胃肠道、心血管系统、呼吸系统、神经系统受累症状。

中医古籍中无此病专门论述，但根据其临床症状的发生、发展和转归，属中医学"水肿""癃闭""关格""溺毒""虚劳"等范畴。周老认为，本病发生多因肾脏本身或他脏病久，致脾肾虚损，兼夹湿浊、湿热、血瘀、溺毒病理，复加反复的外邪侵袭，或劳倦内伤，使脾肾虚损愈甚，病情迁延缠绵。脾肾虚损为本，湿浊内潴为标，湿浊弥漫三焦，累及肝、心、肺、胃肠诸脏腑，而见恶心呕吐、疲乏、抽搐、头痛、神识昏糊、胸闷气急、水肿等症。

【临证要点】

1. 重视运用脏腑理论，强调五脏整体观，以肾虚为本　《素问·上古天真论》云："肾者主水，受五脏六腑之精而藏之。"古人有"心肾相交""水火相济""乙癸同源""肺为气之主，肾为气之根""肾为先天之本，脾为后天之本"等论述，说明肾与心、肝、肺、脾等脏有着十分密切的关系。本病病变主脏在肾，肾藏元阴元阳，五脏功能的正常发挥有赖肾之精气的充养与推动，故肾虚是诸脏虚损的核心。肾气亏虚可及他脏，如肾虚后天失养，可致脾气亏虚；肾虚水不涵木，可致肝阴不足，肝阳偏亢。反之，五脏之伤，穷必及肾，如外邪袭肺，可循经损及肾络。病至晚期，由于脾肾衰败，水毒内潴，气化功能障碍，浊阴不得下泄，或上逆脾胃，或扰动肝风，或蒙蔽清窍，或入营动血,或水毒凌心射肺而出现种种危象。因此,治肾必须兼顾五脏,应重视肾与他脏之间的关系及相互影响。

2. 湿热瘀毒是重要病理因素,因虚致实,标实本虚互为因果 古人有"肾无实证"之说,此源于钱乙《小儿药证直诀》:"肾本虚,无实也。"认为肾主封藏,受五脏六腑之精而藏之,肾病多虚证,宜守不宜泻。但事实上"肾实证"是存在的,早在《黄帝内经》中就有关于"肾实证"的记载,如《灵枢·本神》云:"肾气虚则厥,实则胀,五脏不安。"所谓"实则胀",即指肾脏病邪盛。对于慢性肾衰竭,"肾实"主要指湿热瘀毒等病理因素,肾虚气化失司,水湿内停,酿生浊毒,蕴而生热,病久络瘀,致湿热、浊瘀、水毒交结为患,愈实愈虚,缠绵不解。《素问·水热穴论》云:"肾者,胃之关也,关门不利,故聚水而从其类也。"肾主水,肾虚水液运化失常,聚而生湿成饮,脾虚清气不升,浊气不降,湿浊内生,弥漫于三焦。湿性重浊,最易阻碍脾运,湿浊郁而化热,或复加外感风热邪毒等侵袭,水湿化热,湿热浊毒阻滞中焦,胃气上逆,则恶心呕吐、胃脘胀满、口气秽臭、多有膜味;湿热浊毒壅滞上焦,肺气上逆,则胸闷气喘;上蒙清窍,则神识昏糊;引动肝风,则手足抽搐;湿浊内潴,邪愈盛而正愈虚,邪阻肾络,则进一步损伤肾之气化与封藏之职,形成恶性循环。因此,湿热既是脾肾两虚的病理产物,也是慢性肾衰竭致病的直接因素。另一方面,"久病多瘀","久病入络",如叶天士所云"初则气结在经,久则血伤入络",慢性肾衰竭由多种肾病迁延日久发展而来,病程漫长,导致瘀血内阻,瘀血也是本病继发致病的因素,存在于整个病程的始终。

3. 泻实补虚,治当兼顾 慢性肾衰以肾为本,病位主在脾肾,涉及肝、心、肺与胃肠等脏腑,湿热浊毒内蕴、瘀血内阻为标,为本虚标实证。湿热瘀毒贯穿疾病始终,相互影响为患,促进疾病发生发展,成为肾功能持续恶化的根本原因。临证当辨明标本虚实缓急,急则治标,缓则治本,或标本兼治,而补肾泄浊、解毒化瘀是基本治则。常用方有六味地黄丸、真武汤、五苓散等。常用补肾阳药有仙灵脾、补骨脂、狗脊、台乌药等;补肾阴药有女贞子、旱莲草、制首乌等;平补肾阴肾阳药有菟丝子、桑寄生等;补肾祛瘀药有川断、骨碎补、牛膝等;清热利湿化瘀药有鬼箭羽、地锦草、马鞭草、泽兰、益母草、虎杖等;养阴清热药有黄柏、知母、玄参、生地、大麦冬等;凉血补肾药有生地、丹皮等;燥湿健脾药有炒苍术、薏苡仁等。

4. 结合辨病,同中有异 慢性肾衰是由多种慢性肾脏疾患所致,其原发病证不同,病机特点亦各有侧重。临证既要注重辨证,也要结合辨病。如高血压肾小动脉硬化所致慢性肾衰,患者多以阴虚阳亢络阻为其病机特点,常配用天麻、钩藤、制首乌、枸杞子、怀牛膝、石决明、牡蛎、牡丹皮、丹参、川芎以滋肾平肝和络;而由糖尿病肾病所致者,病机为气阴两虚,瘀血内阻,药用生黄芪、太子参、生地黄、枸杞子、牡丹皮、丹参、赤芍、泽泻、泽兰、茯苓皮、猪苓、生薏苡仁、车前子、鬼箭羽、桃仁、红花、天花粉以益气养阴,活血通络;久治少效或尿蛋白明显者,则加用地龙、僵蚕、水蛭等虫类活血通络药物;由狼疮性肾炎所致者,大多阴虚热盛,则应配合养阴清热凉血解毒之品,如生地黄、枸杞子、牡丹皮、赤芍、白花蛇舌草、半枝莲、鸡血藤、地龙等。此外,慢性肾盂肾炎所致者结合清利湿热,多囊肾所致者注重活血清利,伴肝功能异常者配合养肝清利。

【验案精选】

 案 1

吴某,女,58 岁。初诊:2012 年 6 月 13 日。

慢性肾炎病史 10 多年,3 年前检查发现肾功能异常。近查血液生化:尿素氮(BUN)22.2mmol/L,肌酐(SCr)279μmol/L,尿酸(UA)579μmol/L,胆固醇(CHO)7.9mmol/L,甘油三酯(TG)1.59mmol/L;尿常规:蛋白(+),潜血(+);B 超:双肾体积缩小,符合慢性肾脏损害,左肾多发性囊肿。目前患者双下肢浮肿,双侧腰部酸痛,寐差,夜尿 3~4 次,多泡沫,大便正常,口干,舌苔淡黄,舌质嫩红,脉细。测血压 150/90mmHg。

辨证:脾肾两虚,湿浊瘀阻。

处方:生黄芪 20g,汉防己 15g,仙灵脾 10g,肉苁蓉 10g,鬼箭羽 20g,土茯苓 40g,六月雪 25g,泽兰 15g,泽泻 15g,猪苓 20g,茯苓 20g,大生地 12g,桑寄生 15g,炒杜仲 15g,熟大黄 5g,炙水蛭 3g,生白术 15g,菟丝子 12g。

按语:慢性肾衰可由多种肾脏疾病发展所致,慢性肾炎是最常见病因之一。根据临床表现,本病涉及中医学多个病证,有明显浮肿者属"水肿";以血尿为主者属"尿血";尿少者属"癃闭";兼有眩晕、头痛等高血压症状者则属"眩晕""头痛";出现肾功能损害表现以体虚为主者,属"虚劳";发展至晚期尿毒症者,又属"关格",而这些病证特点,正是中医辨证论治的重要依据。从疾病的发生与演变来认识,周老认为肾虚湿热瘀毒是本病的基本病机环节,肾虚是诸脏虚损的核心,湿热瘀毒是病情演变的重要病理因素。本案以下肢浮肿、腰部酸痛、夜尿增多为主症,当属"水肿""虚劳"范畴,结合苔脉,辨证为脾肾两虚,湿浊瘀阻。处方以防己黄芪汤合五苓散化裁,生黄芪、防己益气走表,利水消肿;白术、泽泻、猪茯苓健脾淡渗利湿;仙灵脾、肉苁蓉、桑寄生、杜仲、菟丝子补肾摄精壮腰;重用土茯苓、六月雪解毒泄浊;配以小量熟大黄通腑泄浊;鬼箭羽、泽兰、水蛭活血化瘀;因其舌质嫩红,口干,提示阴分不足,故佐以生地养阴清热,并防温肾药与利水药伤阴之虑,为此五苓散方也未用桂枝。诸药合用,共奏益肾健脾、利湿泄浊、活血祛瘀之功。全方标本兼治,补虚泻实,温而不燥,补而不滞,利水不伤阴,血行则水行,冀脾气健运,肾气充沛,湿浊去,瘀血消,诸症可减。本案选方、用药、配伍及剂量之精当,值得吾辈认真体会与揣摩。

案2

许某,男,64岁。初诊:2013年9月11日。

痛风病史10多年,多发于手指关节、足踝关节等部位,局部肿胀变形,红肿热痛,口干不苦,查血BUN 9.4mmol/L,Cr 125.6μmol/L,UA 478.5μmol/L,尿蛋白(+++),潜血(++),伴有高血压,舌苔中部薄黄腻,舌质黯中裂,脉弦滑。

辨证:湿热痹阻,痰瘀互结,肝肾阴伤。

处方:炒苍术9g,黄柏10g,生薏苡仁15g,川牛膝12g,山慈菇15g,汉防己15g,土茯苓60g,络石藤15g,制南星15g,威灵仙15g,千年健15g,鬼箭羽15g,大生地12g,六月雪25g,豨莶草15g。

按语:痛风性肾病病位在肾、经络与关节,涉及肝、脾,为本虚标实证,本虚以气阴两虚多见,标实多为湿热、热毒、痰瘀。本案手足关节肿胀变形,红肿热痛,口干,舌苔中部薄黄腻,舌质黯中裂,脉弦滑,是属"痹证"。辨证为湿热痹阻,痰瘀互结,肝肾阴伤。方选四妙丸健脾燥湿,清利下焦;防己苦泄辛散,利湿消肿;制南星化痰散结,消肿定痛;鬼箭羽破瘀散结,活血止痛;络石藤、威灵仙、豨莶草、千年健清热祛湿,舒筋活络;生地养阴清热;山慈菇、土茯苓、六月雪解毒泄浊。全方功效专一,治标为主,重点在清热祛湿,化痰活血,蠲痹止痛,以缓解关节红肿热痛症状,冀祛邪以安正。由于土茯苓能降低血尿酸,山慈菇含秋水仙碱有助于缓解痛风发作,制南星、鬼箭羽、威灵仙、千年健均有较好的止痛作用,处方用药病症结合,在符合辨证的前提下结合现代药理选药可明显提高疗效,值得学习。

案3

许某,男,47岁。初诊:2013年9月25日。

年前因疲劳乏力,住院经骨髓穿刺诊断"多发性骨髓瘤(λ轻链型Ⅲ期B组)",当时肾功能:BUN 17.7mmol/L,SCr 664.3μmol/L,行化疗5次,肾功能有好转。3天前查肾功能:BUN 20.58mmol/L,SCr 368.8μmol/L;血常规:RBC 3.64×10^{12}/L,Hb 113g/L,WBC 7.3×10^9/L,PLT 188×10^{12}/L。自觉疲劳乏力,小腿时有抽筋,足跗水肿,大便干结,尿有泡沫,舌苔淡黄腻,质略黯有齿印,脉细。

辨证:肝肾亏虚,气阴两伤,痰瘀互结,湿浊内蕴。

处方:炙鳖甲(先煎)15g,大生地15g,山萸肉10g,炙龟甲(先煎)15g,土鳖虫5g,当归10g,炒白芍10g,炙甘草3g,炙女贞10g,旱莲草10g,制黄精10g,六月雪25g,土茯苓30g,生黄芪20g,鬼箭羽15g,丹皮10g,泽泻10g,泽兰10g,火麻仁15g,熟大黄5g。

按语:本案肾功能减退由多发性骨髓瘤所致,病位主在肝肾,病机为肾虚伏毒,痰瘀互结,酿生湿浊。周老治疗各类肿瘤经验十分丰富,指出在肿瘤病情的不同阶段中药的治疗方法与目的是有区别的,对于放化疗患者,当侧重益气养阴,健脾和胃,以减轻放化疗的毒性反应,提高机体对放化疗的敏感性,同时适当配合消瘤抗癌。本案化疗后疲劳乏力,足跗水肿,大便干结,舌苔淡黄腻,质黯有齿印,脉细。证属肝肾亏虚,气阴两伤,痰瘀互结,湿浊内蕴。治当以益气养阴、调补肝肾为主。药用生黄芪补气;炙鳖甲、炙龟甲、制黄精滋阴;女贞子、旱莲草、山萸肉养肝肾之阴;白芍、甘草酸甘化阴,兼以柔肝;生地、丹皮养阴清热;当归养血活血;土鳖虫、鬼箭羽活血通络;泽兰泻活血利水;六月雪、土茯苓解毒泄浊;火麻仁、熟大黄润肠通腑泄浊。其中鳖甲滋阴软坚散结,为周老临床常用的抗癌药,但舌苔厚腻、湿困中焦者一般不用,以免助湿碍胃。黄芪、黄精为放化疗患者所常用,能够提高机体免疫功能,改善体质。熟大黄、六月雪、土茯苓、鬼箭羽为针对慢性肾衰"湿热瘀毒"所用。

案4

孔某,女,85岁。初诊:2013年12月4日。

今年10月突发血尿,住盐城市人民医院经检查诊断"右侧输尿管占位",伴有肾衰竭,经治疗肾功能有所好转。最近查肾功能:BUN 14.65 mmol/L,SCr 198.2μmol/L;尿常规:潜血(++),白细胞56/μl。自觉腰酸,不能久站久行,尿次较频,夜尿4~5次,无痛感,尿多泡沫,色黄,口干,大便多秘,舌苔黄中部薄腻,舌质黯,脉细。

辨证:肾虚阴伤,下焦湿热。

处方:大生地15g,山萸肉10g,丹皮10g,茯苓10g,泽泻10g,地锦草15g,旱莲草12g,熟大黄5g,炒黄柏9g,知母10g,炙龟甲(先煎)15g,苎麻根30g,金樱子15g,炙刺猬皮10g,蛇舌草20g,半枝莲20g,土茯苓25g。

1个月后遇到患者,诉药后腰酸明显好转,尿次减少,大便通畅,精神振作。

按语:本案属"尿血"范畴,脉症合参,辨证属肾虚阴伤,下焦湿热。肾阴亏虚,癌毒内蕴,酿生湿热,伤及肾络,发为尿血;腰为肾府,肾虚腰失所养,故腰酸,不耐久站久行;肾虚固摄无能,故尿频;肾虚阴伤,故尿黄、口干;阴虚内热,肠燥腑气不通,故大便多秘。方选知柏地黄丸化裁,以补益肾阴,清利下焦湿热,因患者大便多秘,故去山药;炙龟甲滋补肾阴;旱莲草、地锦草养阴清热;金樱子、苎麻根、炙刺猬皮补肾固精,收敛止血,治尿频、尿血;熟大黄通腑泄浊,治便秘;蛇舌草、半枝莲解毒抗癌;土茯苓清热利湿。诸药合用,共奏滋阴补肾、清利止血、解毒抗癌之功,旨在扶正祛邪抗癌,缓解症状,提高生存质量。本案虽舌苔黄腻,但尿黄、口干、便秘,是为阴虚湿热之候,故清化湿热与养阴并举,既予炙龟甲滋阴补肾,又用土茯苓清热利湿,熟大黄通腑泄浊,通补兼施,使滋而不腻,泻不伤正。

(盛梅笑　整理)

第二十二章　内伤发热辨治经验

【概述】

　　内伤发热是指以内伤为病因，脏腑功能失调，气血水湿郁遏或气血阴阳亏虚为基本病机，以发热为主要临床表现的病证。一般起病较缓，病程较长。临床上多表现为低热，但少数可出现高热。此外，有些仅自觉发热或五心烦热，但测体温并不升高者，亦属于内伤发热的范畴。

　　早在《黄帝内经》即有关于内伤发热的记载，其中对阴虚内热的论述较详，明确提出"阴虚则内热"，并谓其病机是"有所劳倦，形气衰少，谷气不盛，上焦不行，下脘不通，胃气热，热气熏胸中，故内热"。在治疗上，《素问·至真要大论》提出了"诸寒之而热者取之阴"的治疗原则。《金匮要略》云："虚劳里急……手足烦热，咽干口燥，小建中汤主之。"具体指出了阴阳失调所产生的虚热症状。而用小建中汤治疗，则是后世甘温除热的先声。《太平圣惠方》第二十九卷治疗虚劳热的柴胡散、生地黄散、地骨皮散等方剂，在处方的配伍组成方面，为后世治疗阴虚发热提供了借鉴。《医林改错》则提出了"瘀血发热"的理论。

　　周仲瑛教授认为，诸种内伤病因，如久病体虚、饮食劳倦、情志失调及外伤出血均可致内伤发热，其性质总不外虚、实两类。病变机理是脏腑功能失调，气血阴阳亏虚。治疗当循"实则泻之，虚则补之"原则，随证施治。

【临证要点】

　　1. 内伤发热病因复杂，临证需细询病史，审证求机　内伤发热一般起病较缓，病程较长，在临床上多表现为低热，但有时亦可表现为高热。周老认为，诸种内伤病因，如久病体虚、饮食劳倦、情志失调及外伤出血均可致内伤发热,其性质总不外虚、实两类。由气郁化火、湿热壅滞及瘀血阻滞者,属实;中气不足、血虚失养、阴精亏虚及阳气虚衰所致者,属虚。病机为脏腑功能失调,气、血、水、湿郁遏,或气、血、阴、阳亏虚。然而概念虽清晰易明,但临床证型却错综复杂,较难分辨。故细询病史,细察证候就显得尤为重要。具体而言,若发热多为低热或潮热,热势常与情绪波动相关,精神抑郁,烦躁易怒,或有胁肋胀满,口干而苦,纳食减少,舌红,苔黄,脉弦数,当属气郁发热、肝郁化火;若低热反复,午后热甚,身热不扬,伴有胸闷脘痞,周身重著,呕恶,纳食不馨,渴不欲饮,大便稀薄或黏滞不爽,舌苔白腻或黄腻,脉濡数,则为湿热壅滞,脾胃肝胆枢机不利;若午后或夜晚发热,或自觉身体某些部位发热,口燥咽干,但不多饮,肢体或躯干有固定痛处或肿块,面色萎黄或晦暗,舌质青紫或有瘀点、瘀斑,脉弦或涩,则属于血瘀发热;若午后潮热,或夜间发热,手足心热,心烦,少寐多梦,盗汗,口干咽燥,舌质红,或有裂纹,苔少甚至无苔,脉细数,则为阴虚发热;若热势或低或高,常在劳累后发作或加剧,倦怠乏力,气短懒言,自汗,易于感冒,食少便溏,舌质淡,苔白薄,脉细弱,当属气虚发热;若发为低热,头晕眼花,身倦乏力,心悸不宁,面白少华,唇甲色淡,舌质淡,脉细弱,则为血虚发热;若发热而欲加衣,形寒怯冷,四肢不温,少气懒言,头晕嗜卧,腰膝酸软,纳少便溏,面色萎黄,舌质淡胖,或有齿痕,苔白润,脉沉细无力,当属阳虚发热。

2. 辨证论治,精选方药　内伤发热的治疗总体当遵循"实则泻之,虚则补之"原则,根据病机而采用有针对性的治法。属实者,宜在疏肝解郁、清化和中、活血化瘀的基础上,适当配伍清热药,可选用丹栀逍遥散、蒿芩清胆汤及血府逐瘀汤;属虚者,则应益气、养血、滋阴、温阳治本而退热,可选用补中益气汤、归脾汤、清骨散加减及《金匮》肾气丸。在选药方面,周师对于肝郁化火证,喜用丹皮、栀子、柴胡、黄芩、龙胆草、夏枯草;对于湿热瘀滞之发热,喜用藿香、佩兰、青蒿芳香化湿及法半夏、茯苓、生薏苡仁等淡渗之品;对瘀血发热,喜用川芎、赤芍、丹皮、丹参、桃仁、红花、制香附并配合广地龙、水蛭、炮山甲等虫类药物。在虚证发热的治疗中,除了注意辨别阴、阳、气、血之虚外,尚需注意结合脏腑辨证。气虚发热以脾虚为多,治以甘温除热,重用黄芪、白术、升麻;血虚发热重用当归、黄芪、党参、白芍、仙鹤草、茜草配合白薇、十大功劳叶;阴虚发热,均可使用银柴胡、青蒿、胡黄连、地骨皮等,但对于肝肾阴虚,当选用大生地、知母、炙鳖甲等滋养肝肾;

而对于肺胃阴伤,当配合润肺滋胃之南北沙参及百合、麦冬等;阳虚发热当重用益火助源之肉桂、仙茅、仙灵脾、鹿角胶、肉苁蓉等,合熟地、山茱萸肉、知母阴中求阳。在临床工作中,对虚实夹杂者,宜标本兼顾,或标本同治,或先标后本。举例而言,若对于实中夹虚、气郁化火、湿热内蕴又兼有阴虚内热者,可选用散热清化又兼养阴生津的柴前连梅汤;对于气郁血瘀、气阴两虚、气血两虚等证发热,又当结合解郁化瘀、益气养阴、补益气血等多种治法。

3. 临证备要

(1)慎用苦寒药,须防败胃:内伤发热是与外感发热相对应的一类发热,临床见发热首先当了解是否有外感六淫史,有无恶寒、发热等表证,分清内伤与外感,切忌一见发热即用辛凉解表药或苦寒泻火之品,发散则易耗气伤阴,苦寒则易伤败脾胃以及化燥伤阴,而使病情缠绵或加重。对于内伤发热,应根据病史、症状审证求机,辨证治疗。证候兼夹者,应予兼顾治疗。内伤低热,脾胃多弱,故药量亦宜轻,由少及多,勿用重剂,以避免损伤中气。对于脾胃较弱,或胃气已伤者,当在药物中施加健脾和胃调中之品,如炙鸡内金、焦山楂、焦神曲、炒谷芽、炒麦芽及陈皮、竹茹等。

(2)重视调畅气血阴阳:因内伤发热主要由于气、血、水湿的郁滞壅遏或气、血、阴、阳的亏损失调所导致,故在发热的同时,分别伴有气郁、血瘀、湿郁或气虚、血虚、阴虚、阳虚的症状,这是掌握内伤发热辨证及治疗的关键。

(3)祛邪不可伤正,补益防止助邪:内伤发热是与外感发热相对应的一类发热,可见于多种疾病中,临床比较多见。本病涉及五脏,气血阴阳失调。临床一般虚证居多,或虚实错杂,实证、寒证较少。因此,补虚要分清虚实,虚则补之,实者泻之。

(4)祛风疏邪法的应用:周老治疗内伤发热的特殊思路是祛风药的应用,如方中的秦艽、僵蚕、蝉蜕、姜黄、穿山龙、苍耳草等。由于患者病程已久,体质虚弱,正气不足,故邪气易于侵袭肌肤,容易外感,故使用祛风药祛风解表,驱邪外出。其次,热为阳邪,热邪易于趋向肌表,故使用祛风药,因势利导,使热邪随祛风药的作用从肌表而出。

(5)甘温除热法的应用:甘温除热法源于《内经》,创于东垣,为中医治疗气虚发热的有效方法。周老强调观察患者的舌象,气虚发热者大多舌质偏淡,血虚者多兼气虚,阳虚为气虚之极,阳虚者必见气虚。故对于相当部分的功能性发热在甘温除热法的基础上,针对病情加减化裁,常能收到较好的效果。

【验案精选】

案1

孙某,男,79 岁。2002 年 9 月 9 日初诊。

2002 年 8 月 19 日开始发热,体温 39.7℃,在某医院治疗未效。目前用泰能、白蛋白治疗,并用激素降温,但体温持续不退,午后高热,热前寒颤,半小时后发热,身热持续至夜晚 9 时,用激素方退;上午一般体温在 38℃左右,用药热降时汗多,口干明显,渴而不能多饮,恶心,食少,饮荤汤则易腹泻,形体消瘦,精神萎靡,脘痞噫气,脉细弦兼数,舌光红隐紫欠津,苔少。

辨证为湿热中阻,枢机不和,脾虚胃弱,津气两伤,高热久延,正气大亏。

处方:柴胡 10g,炒黄芩 10g,青蒿(后下)25g,法半夏 10g,陈皮 6g,竹茹 6g,芦根 15g,太子参 10g,麦冬 10g,石斛 10g,北沙参 10g,藿香 10g,紫苏叶 10g,黄连 3g,厚朴花 5g,鸭跖草 20g,炒谷芽 10g,炒麦芽 10g,白残花 5g,炒神曲 10g,前胡 10g,乌梅 6g。水煎服,每日 1 剂。

二诊:2002 年 9 月 13 日。

自 9 月 11 日晚 9 时开始发热未起,亦不恶寒,精神好转,尿量增多,口干减轻,汗出亦少,偶咳,昨日开始食纳复苏,昨晚至今大便 3 次、质烂,腹中欠和,苔少色黄,舌质隐紫,脉小滑数。

上方加焦山楂 12g、炙鸡内金 10g、广郁金 10g。

三诊:2002 年 9 月 17 日。

家属代诉,昨已从某医院出院,体温已不再升高,未见形寒,食纳尚差,口干好转,精神好转,大便正常,日食三餐(稀饭、面条),寐差易汗。

上方改青蒿为 15g,鸭跖草为 15g,加炙鸡内金 10g、焦山楂 10g、焦神曲 10g、砂仁 3g、郁金 10g。

四诊:2002 年 9 月 20 日。

体温正常已 9 天,自觉神疲乏力,口干,心悸,夜尿频多,大便日 1~2 次,小便前少腹有胀感,或尿液有分叉(既往前列腺增生病史),苔中后部黄腻上罩黑,舌黯红,脉小弦滑。

高年热病之后,脾虚胃弱,津气两伤,湿热尚未尽化。

处方:太子参10g,麦冬10g,北沙参10g,石斛10g,厚朴花5g,炒黄芩10g,青蒿12g,炒枳壳10g,焦山楂10g,焦神曲10g,芦根15g,车前子(包)10g,郁金10g,砂仁3g,佩兰10g。

1个月后随访,发热未作,症情平稳。

按语:患者年近八旬,形体消瘦,高热约20天余,津气两伤。午后发热,脘痞,渴不欲饮,当属湿热中阻。故治疗当清化湿热,养阴生津。先以标治为主。方选蒿芩清胆汤、连苏饮合麦门冬汤,用柴胡、黄芩、郁金和解少阳,透热外出;藿香、佩兰芳香化湿;黄连、黄芩清化湿热;法半夏、陈皮、竹茹和胃止呕,炙鸡内金、焦山楂、焦神曲、谷麦芽消食助运;砂仁、厚朴花、炒枳壳、白残花理气调中;芦根、太子参、麦冬、石斛、北沙参、乌梅肉益气生津;青蒿、鸭跖草、前胡透热达邪。白残花味微苦、性温,有理气解郁、利咽散结之功,周师治疗咽炎、郁证而有气滞证候时每选用之。

案2

高某,女,36岁。1999年10月21日初诊。

患者于1993年曾患渗出性胸膜炎,上年因月经紊乱取子宫节育环,后发现盆腔炎,经用抗生素,月经一度正常,后又复紊乱。近旬低热持续,体温37.8℃左右,午后明显,咳嗽有痰不多,胸片未见异常,性情急躁,腰酸,小腹胀痛,带下量多,苔薄黄腻,质黯红,脉弦。

拟从肝经郁热、肺虚阴伤治疗。

处方:银柴胡6g,十大功劳叶10g,白薇12g,前胡10g,炙桑白皮10g,南沙参各12g,北沙参12g,地骨皮10g,炙百部12g,麦冬10g,红藤20g,土茯苓20g,制香附10g,乌贼骨10g,白芍10g。水煎服,每日1剂。

二诊:1999年10月29日。

低热已平,体温正常,咳减,痰少,腹痛好转,大便偏烂,白带减少,苔薄黄舌红,脉小弦。上方加旋覆花(包)6g,降香3g。

三诊:1999年11月13日。

低热已退,咳嗽减而未已,胸膺仍胀闷不适,腹痛,带下量多已好转,口干减,大便正常,苔淡黄,质黯,脉弦。

处方:十大功劳叶 12g,地骨皮 12g,南北沙参各 12g,麦冬 10g,炙百部 12g,旋覆花(包)6g,瓜蒌皮 10g,炙桑白皮 10g,前胡 10g,降香 3g,丝瓜络 10g。

四诊:1999 年 12 月 21 日。

低热虽平,未见反复,但咳嗽迟迟不愈,胸闷胸痛,有痰不多,口不干,苔薄黄腻,质偏红,脉小弦数,月经先期,量少。

处方:南北沙参各 12g,麦冬 12g,地骨皮 12g,丹皮 10g,知母 10g,百合 12g,十大功劳叶 10g,炙桑白皮 10g,炙百部 12g,炙乌贼骨 15g,旋覆花(包)10g,瓜蒌皮 10g,广郁金 10g,降香 3g。

五诊:2000 年 2 月 24 日。

近来病情稳定,咳嗽已平,唯感胸部闷痛,月经先期,半月一潮,食纳尚可,苔黄薄腻,舌黯红,脉弦。再养阴清肺理气解郁。

处方:南北沙参各 12g,大麦冬 10g,百合 12g,知母 10g,桑白皮 10g,十大功劳叶 10g,瓜蒌皮 10g,旋覆花(包)10g,郁金 10g,百部 10g,降香 3g,乌贼骨 12g,茜草根 10g。

随访半年,症情平稳。

按语:患者为中年女性,宿病悬饮,近旬低热反复,咳嗽不已,故有肺虚阴亏。平素性情急躁,月经不调,白带量多,小腹胀痛,此肝郁化火、湿热较甚。故证属本虚标实,当标本同治,重在滋阴清肺退热、化瘀通络,兼以疏泄清化。药用南沙参、北沙参、麦冬、百合、知母滋养肺阴,理气解郁;以银柴胡、十大功劳叶、白薇、地骨皮清虚热;前胡、炙桑白皮、炙百部止咳化痰;红藤、土茯苓清化下焦湿热;制香附、白芍疏肝柔肝;旋覆花、郁金、降香、瓜蒌皮理气化痰通络。方合病机,故病情得以控制。

案3

潘某,女,30 岁。1997 年 12 月 18 日初诊。

11 月 11 日无明显原因出现畏寒、发热,体温波动在 37.7~40.8℃,伴轻咳、无痰,无呕吐、恶心,腹痛、腹泻;无明显尿频、急、痛;无明显关节痛,曾用"青霉素、头孢唑林(先锋Ⅴ)"抗感染,解热镇痛药、激素可短时间降温,但不久体温即复升,11 月 17 日住鼓楼医院静脉滴注福呈必妥、司帕沙星亦无效,停用一切药物5天,呈弛张热型,试验性抗疟治疗无效,此后改为红霉素,体温波动于36.3~39.3℃,呈间歇热型。系统体检始终未见明显异常,心肺(-),心率较快,心电图"窦性心动过速",肝脾(-),浅表淋巴结(-),未见皮疹。多次血常规:RBC(3.42~4.19)×10¹²/L,Hb 98~120g/L,WBC(3.2~5.8)×10⁹/L,N 0.58~0.86,L 0.12~0.34,PLT(138~258)×10⁹/L;血沉50~85mm/h;C-反应蛋白41mg/L;血嗜酸性粒细胞计数40×10⁶/L;11月18日及12月4日两次血清肥达反应分别为丙1∶160、丙1∶320;军团菌反应(-),抗"O"<101U/ml,自身抗体(-);血培养、骨髓培养、中段尿、痰培养(-);骨髓细胞学检查"增生活跃,嗜酸性粒细胞增多";肝肾功能。电解质正常;乳酸脱氢酶(1997年12月10日)318U/L;血气分析、X片胸透(-);胸、腹部CT示"胆结石""轻度脾大"。

辨治经过:

1997年12月18日—1998年1月2日:患者1997年12月18日前来门诊求治,刻下体温最高达39.3℃,午后为著,热升时略有形寒,热退时有汗,体温日晡逐渐下降,口干欲饮,舌质黯红、苔薄腻微黄,脉濡数。拟从湿热逗留气分,少阳枢机不利辨治。

予和解枢机,清化湿热法。

处方:柴胡10g,炒黄芩10g,青蒿25g,太子参15g,法半夏10g,鸡苏散(包)10g,鸭跖草20g,广郁金10g,淡豆豉10g,山栀10g,芦根20g,萆草20g,茵陈10g,藿香10g。

药进4剂后仍寒热起伏不定,最高体温40℃,多在夜晚,甚则寒热往来,两次出现体温高峰,形寒不著,汗出热退,食纳、二便正常,口干欲饮,舌苔薄黄腻,脉细数。

继用和解宣透法,合用甘温除热之品。

处方:柴胡10g,葛根15g,升麻3g,潞党参12g,太子参15g,黄芪12g,炙甘草3g,当归10g,炒黄芩10g,白薇15g,法半夏10g,白术10g,炙僵蚕10g,生姜3片,大枣4枚。4剂,每日1剂。

用药3剂后体温仍难控制,发作时间在中午后延至傍晚8时,但体温高峰有下降趋势,热前形寒不著,汗出热退,热时口干欲饮,二便正常,舌质黯红、苔白腻,脉濡数。

再予和解枢机,清化湿热法。

处方:柴胡 10g,炒黄芩 10g,法半夏 10g,潞党参 10g,煨草果 4g,知母 10g,炒常山 6g,炙僵蚕 10g,藿香 10g,槟榔 10g,青蒿 25g,白薇 20g,茯苓 10g,川朴 5g,葎草 10g。

1998 年 1 月 3 日—1 月 11 日:服用上述方药至 1998 年 1 月 3 日,发热仍未控制,体温午后升高,最高 39.3℃,最低 38.5℃,持续时间多则 10 小时,少则 7 小时,热前形寒不著,体温下降时汗出不多,自觉怕风,大便正常,口干时欲饮水,左下肢有时酸痛,脉细数,舌苔淡黄薄腻,灰色消退,舌质黯。

思之发热持续至今近 2 个月,但精神状态并无明显异常,和解少阳、宣达募原药虽起效但仍难稳定,改从气虚阳陷入阴、卫表不和发热辨治,予和解太少,甘温除热法。

处方:柴胡 10g,炙桂枝 10g,炒白芍 10g,葛根 15g,升麻 5g,黄芪 15g,当归 10g,白术 10g,炙甘草 3g,炒黄芩 10g,橘皮 6g,法半夏 10g,潞党参 12g,白薇 15g,生姜 3 片,大枣 4 枚。

初服上药,当日午后 2 时开始发热,最高体温 38.2℃,第 2 天起连续 3 天未见发热,第 5 日体温 37.2℃,汗出后稍有形寒,左下腹时有酸痛,口干,时欲饮水,苔薄白腻不厚,质淡紫,边有齿印,脉濡兼数。

和解太少,甘温除热有效,宜原法观察巩固,原方 4 剂。

药进 4 剂后,患者体温控制,未见反复,精神面色良好,但双下肢酸痛,左胁肋下隐痛,食纳、二便正常,苔淡黄薄腻,脉细略数。

药证合拍,疗效显著,应治守原法巩固。

按语:患者初起有恶寒、发热、咳嗽等外感之候,经用西药抗菌治疗发热不退,住院二月经系统检查病因仍难明确,采用抗菌、抗病毒、抗疟、抗结核及激素等多种方法治疗,始终未能控制发热,复又损伤正气。诊病之初,患者发热以午后为著,热升时略有形寒,热退时有汗,体温日晡逐渐下降,口干欲饮等湿热逗留气分,少阳枢机不利为主症,施以和解宣透法,仿小柴胡汤、达原饮意加减。服药半月后发热仍未全解,服药过程中曾出现一战而汗出热解之象,继则身热起伏,药虽对证,但效难稳定,表明患者正气不足无以托邪外出。察患者发热持续 2 个月,而精神食纳尚可,据此周师断属内伤气虚发热,正气不足致阴火内生,转从气虚阳陷入阴,卫表不和发热治疗,据东垣《脾胃论·饮食劳倦所伤始为热中论》所云:元气不足致生阴火,"惟当以辛甘温之剂补其中而升其阳,甘寒以泻其火"的治疗原则,结合患者临床特点,仿补中益气汤,甘温除大热,柴桂各半汤和解太少法遣方用药。以党参、黄芪、白术大补中气,健脾益胃,脾胃元气充足,则营血自生,而阴火自降;升麻、柴胡以升阳散热,陈皮醒脾胃,消滞化湿除满,当归补血养血,佐参、芪、术之力,使阳气得升,元气得振,则营血自调,故热能除;加用柴桂各半汤,一方面以桂枝汤加葛根疏散太阳经之表邪,又以小柴胡汤和解少阳之半表半里之邪,药证相合,故而起效迅速。综观此方表里兼治,兼顾太阳、少阳之邪,太阴之虚,扶正与祛邪兼施,实为三经并治除大热之妙方。

（孙子凯　整理）

第二十三章　盗汗辨治经验

【概述】

睡中汗出,醒来即止者为盗汗。与盗汗相对立者为自汗,时时无故汗出,动则益甚者称为自汗。《金匮要略》首提盗汗之名,《诸病源候论·虚劳病诸候》谓"盗汗者,因眠睡而身体流汗也,此由阳虚所致",与后世认为多由阴虚引起的观点不同。《医学正传·汗证》云:"盗汗者,寐中而通身如浴,觉来方知,属阴虚营血所主也。盗汗宜补阴降火。"《丹溪心法》曰:"盗汗者,谓睡而汗出也,不睡则不能汗出。方其熟睡也,溱溱然汗出焉,觉则止而不复出矣,非若自汗而自出也",并谓"盗汗属血虚、阴虚"。《临证指南医案》谓:"阴虚盗汗,治当补阴以营内。"

周仲瑛教授认为,盗汗总属"阴阳失调,腠理不固,营卫失和,汗液外泄失常"。治疗当取益气、养阴、清热、燥湿、活血化瘀等法辨证施治,佐以敛涩止汗之品治疗盗汗。

【临证要点】

1. 久病体虚为盗汗的主要病因之一　久病体虚:素体不强,劳欲太过,以及多种慢性消耗性疾病,造成气、血、阴、阳亏损。气阳亏虚,则腠理不密,以致津液外泄;精气耗损,营阴不足,阴虚生内热,则逼液外泄。

思虑烦劳过度,损伤心脾,因汗为心之液,血不养心,汗液外泄太过,引起盗汗。或因思虑烦劳过度,耗伤阴精,虚火内生,阴津被扰,不能自藏而外泄,导致盗汗。亦有素体肝火湿热偏盛、恼怒伤肝,木火升腾,以致邪热郁蒸,津液外泄为汗。

此外,饮食不当,嗜食酒辣厚味,酿湿生热;或因素体湿热偏盛,一致湿热内盛,邪热郁蒸,津液外泄而汗出。

2. 阴虚是盗汗的基本病理变化 汗是由津液化生而成。如《灵枢·决气》说:"腠理发泄,汗出溱溱,是谓津。"若阴血不足,虚热内扰,均可导致津液外泄为汗。但肝火、湿热等邪热内郁,亦能熏蒸津液,影响腠理开合,热迫汗泄。故阴阳失调,腠理不固,营卫失和,是汗液外泄失常导致盗汗。病理性质有虚实之分,但虚多实少,虚实之间每可兼见或相互转化,虚证多由气阴亏虚所致,实证多由邪热郁蒸引起。由于阴阳互根,邪正消长,故自汗、盗汗可以相互兼见及转化,表现为阴阳虚实错杂。如邪热郁蒸,久则伤阴耗气,转为虚证;虚证亦可兼有火旺或湿热。虚证之间,如自汗日久可伤阴,盗汗久延则伤阳,以致出现气阴两虚或阴阳两虚之候。

(1)阴虚火旺:心主血,肾藏精,房劳过度,或劳神伤阴,或久病虚体,亡血失精,致阴血虚亏,阴液不足,虚火内生,心液被扰不能自藏,外泄作汗。或因失眠日久,心血暗耗,心神被扰,以致阴不挤阳,每遇情绪激动之时而汗自出。《素问·评热病论》:"阴虚者,阳必凑之,故少气时热而汗出也。"龚廷贤《寿世保元·汗症》亦曰:"盗汗者,寐中汗出,通身如浴,觉来方止,属阴虚,营血之所主也。"认为阴虚则生内热而阳气偏旺,入睡时阳气行于内而卫表暂时不密,内热逼迫津液外泄而为盗汗。《医学正传·汗证》中说:"盗汗者,寐中而通身如浴,觉来方知,属阴虚,营血所主也。大抵盗汗宜补阴降火。"《证治准绳》曰:"虚劳之病,或得之大病后阴气未复,遗热尚留;或得之劳役、七情、色欲之火,衰耗阴精;或得之饮食药味,积成内热,皆可以伤损阴血,衰惫形气。阴气既虚,不能配阳,于是阳气内蒸,外为盗汗。"由此可见,阴虚则生内热,阳气偏旺,入睡时阳气行于内,内热逼迫津液外泄而为盗汗。

(2)血虚发热,迫津外泄:《丹溪心法·盗汗》曰:"盗汗属血虚、阴虚。"《医贯·血症论》亦曰:"凡头血之后必大发热,名曰血虚发热。"多因先天不足、后天失养,或瘀血内阻使新血不生,而使生血少,或由于急慢性出血、气郁化火、暗耗阴血及寄生虫等耗血过多,出现血亏阴伤而发热,寐时阳气入里以助脏热,蒸津外出而见盗汗。

(3)气虚失摄,腠开汗泄:由烦劳过度、久病伤气、年老体弱、脾胃生气不足而致元气受损。气虚卫外功能减弱,睡时卫气入里,使表卫更虚、腠开汗泄。《张氏医通》说:"盗汗……一盖平人脉虚弱微,是卫虚不能鼓其脉气于外,所以不能约支津液。当卫气行阴,目瞑之时,血气无以固其表,腠理开则汗。醒则行阳之气复散于表,则汗止矣。"

（4）湿热内蕴:湿邪黏腻,易阻滞气机,使津液布化失常。气分阴阳,气机失调,则阴阳失横。湿为阴邪,寐则阴气内盛而外越,则汗出;觉则阳气外布、阴气内敛、卫外不固之证得以减轻,故汗止。此证多见于久居潮湿闷热之地,或体型肥胖,恣食肥甘醇酒之人。此因其易内生湿邪,脾阳受困,日久化热,熏蒸营阴,当其寐时阳舍于阴,卫表不固加重,津液被蒸外出,而成盗汗之证,如《张氏医通》所言"酒客睡中多汗,此湿热外蒸也"。湿性重浊黏腻,难以速去,且易郁而化热。

（5）血瘀盗汗:津液滋养周身,滑利关节,入脉则为血液的一部分,故有"汗血同源""汗多则血少"之说。若瘀血内阻,拒卫于外,开合失司,气血运行失调,津液敷布失常。人体入睡后气血津液运行更缓,津液外泄而发为盗汗。《医林改错·血府逐瘀汤所治之症目》有云:"竟有用补气、固表、滋阴、降火,服之不效,而反加重者,不知血瘀亦令人自汗、盗汗,用血府逐瘀汤。"

（6）虚劳盗汗:在大病后,遗精或房劳后,证情明显增剧者,属肝肾虚衰、精血两亏。大病后盗汗或自汗,在《治病源候论》中专列有"大病后虚汗出候"一条,证情特点为无故而遍身出汗,其余兼证均系病后虚弱之象。房劳后盗汗者每在梦遗、滑精或行房太甚、或劳累之后,盗汗淋漓,并可兼有心烦、阳易举、目眩昏花、腰胯小腹隐痛、脉细弱弦动、舌尖红苔薄干等症。

3. 滋阴降火为盗汗治疗大法 盗汗多属阴虚内热,周仲瑛教授提出滋阴降火是其基本治疗大法,当归六黄汤是其代表方加减,常用的药物为当归、生地黄、熟地黄、麦冬、玄参、黄连、黄芩、黄柏、黄芪、山萸肉、瘪桃干、糯稻根、煅龙骨、煅牡蛎等。《医宗金鉴·删补名医方论·当归六黄汤》曰:"寤而汗出曰自汗,寐而汗出曰盗汗。阴盛则阳虚不能外固故自汗,阳盛则阴虚不能中守故盗汗。若阴阳平和之人,卫气昼则行阳而寤,夜则行阴而寐,阴阳既济,病安从来。惟阴虚有火之人,寐则卫气行阴,阴虚不能济阳,阳火因盛而争于阴,故阴液失守外走而汗出;寤则卫气复行出于表,阴得以静,故汗止矣。用当归以养液,二地以滋阴,令阴液得其养也;用黄芩泻上焦火,黄连泻中焦火,黄柏泻下焦火,令三火得其平也;又放诸寒药中加黄芪,庸者不知,以为赘品,且谓阳盛者不宜,抑知其妙义正在于斯耶,盖阳争于阴,汗出荣虚,则卫亦随之而虚,故倍加黄芪者,一以完已虚之表,一以固未定之阴。"其中当归、生地黄、熟地黄滋阴养血,壮水之主,以制阳光;黄连、黄芩、黄苦寒清热,泻火坚阴;玄参、麦冬养阴清热,同时又能兼制芩、连、柏苦燥伤阴之弊;黄芪益气固表;龙骨、牡蛎、瘪桃干、麻黄根、糯稻根收敛止汗;麻黄根性味甘平,归肺经,敛肺止汗以增其固表止汗之功;龙骨甘涩平,归心肝肾经,收敛固涩,治疗自汗盗汗等正虚滑脱之证;牡蛎咸涩微寒,归肝肾经,煅制后以加强收敛固涩止汗之效;山萸肉味酸涩性微温,归肝肾经,其味酸性微温而不燥,补而不峻,既补肾益精又温肾助阳,为补益肝肾之要药,且敛汗固脱,治疗大汗不止体虚欲脱之证。若潮热甚者,加秦艽、银柴胡、白薇清退虚热。若以阴虚为主,而火热不甚,潮热、脉数等不显著者,可改用麦味地黄丸补益肺肾,滋阴清热。

4. 滋阴降火与其他治疗方药的配合运用 滋阴降火虽为盗汗的基本治疗大法,然盗汗一证,虽多属阴虚,但其病因病机并非一端,有虚有实,或虚实夹杂。周教授总结盗汗病机总属"阴阳失调,腠理不固,营卫失和,汗液外泄失常"。盗汗除阴虚外,确有气虚、郁火、湿热、瘀血多端,故治疗当兼顾补血养心、清肝泄热、化湿和营、活血化瘀等。

(1)与益气法的配合应用:患者平素体质较差,中气虚弱表现非常明显,脾虚可导致肺气虚,常易感冒,怕风畏寒,阴伤亦很明显。此类盗汗亦伴自汗,劳累后汗出加重,兼见气短乏力,神疲纳差,舌苔薄白,脉细。常常加入益气固表之品。宜用人参、黄芪、白术等益气固表,并配伍龙骨、牡蛎、浮小麦等敛汗止汗。

(2)与养血法的配合应用:血属阴,血虚可致阴虚,阴血亏虚,阴不敛阳,阳亢蒸迫津液外泄可致盗汗。症见盗汗,头晕目眩,面色无华,舌淡,脉细。治宜补血养阴敛汗,可加用四物汤,多用熟地黄、当归、白芍等。思虑过度,易耗伤心血,心血不足,心失濡养,心神不宁,则入睡神气浮越,心液不藏而外泄,故见盗汗,并可伴见失眠,心悸不安,头目眩晕,咽干口燥,舌红,脉弦细。加入养心安神敛汗之品,可选用酸枣仁汤加减。若兼见气短神疲、饮食减少的症状,则可心脾同治,选用归脾汤加减。

(3)与清热化湿法的配合应用:平素恣食肥甘酒酪者,多酿湿生热,湿热蕴结,入睡后,卫阳入于阴而致盛,湿热熏蒸营阴而致盗汗。《张氏医通》

谓:"酒客睡中多汗,此湿热外蒸也。"症见盗汗,汗出黏腻,头颈部明显,伴胸脘痞闷,肢困,小便黄,大便不调,舌苔黄腻,脉濡数。治宜芳香化浊,清热利湿,可加用三仁汤加减化裁。

(4)与活血化瘀法的配合应用:瘀血日久亦可化热,瘀热蒸腾营阴外泄可致盗汗;瘀血不去,新血不生,日久又可导致阴血不足,产生虚热,热蒸津液外迫,也可以致盗汗。血瘀盗汗,症见盗汗,面色萎黄或晦暗,痛有定处、拒按,夜间明显,口燥咽干,舌质黯红或有瘀斑、瘀点。治宜活血化瘀,养血止汗,用血府逐瘀汤加减。

【验案精选】

案 1

患者,男,43 岁。2012 年 3 月 8 日初诊。

2005 年以来盗汗,无分冬夏;汗出肤冷,多发于夜半以后,湿透衣襟。怕冷,大便偏稀。既往有高血压、高尿酸血症病史。舌质黯淡,苔淡黄薄腻。脉濡滑。

证属表虚卫弱,营卫不和。

处方:炙桂枝 10g,炒白芍 10g,炙甘草 5g,煅龙骨(先煎)25g,煅牡蛎(先煎)30g,生黄芪 20g,浮小麦 30g,麻黄根 10g,糯稻根 20g,怀山药 15g,焦白术 10g,瘪桃干 15g,丹参 12g。

药服 3 周,盗汗明显减少,此后守法进退,随证加减,服药观察至今稳定。

按语:自古盗汗者,多从阴虚火旺论治。本例患者寐中汗出虽多,但汗出肤冷,多发于夜半以后,且平素怕冷、大便偏稀,并无阴虚之候,反见一派气虚之象。结合舌苔脉象,辨证当属表虚卫弱,营卫不和,阳不敛阴所致。治疗重在益气固表止汗,投以桂枝龙骨牡蛎汤合牡蛎散加减化裁。即用仲景之桂枝龙骨牡蛎汤调阴阳,和营卫。其中,桂枝、白芍合用,一散一收,调和营卫;桂枝、甘草辛甘阳,芍药、甘草酸甘化阴,寓"补阴求阳"之义;重用龙骨、牡蛎潜阳敛阴;并《太平惠民和剂局方》之牡蛎散(黄芪、麻黄根、牡蛎)敛阴止汗,益气固表;患者气虚甚,配山药、白术健脾补肺;汗出较多,酌加浮小麦、糯稻根、瘪桃干固涩敛汗,加强止汗之功。

案2

患者,男,40岁。2011年1月12日初诊。

患者盗汗多年,夜寐盗汗,身半以下为多,寐差,易醒,醒后难以再睡,心慌手抖,两目周边肌肉跳痛,目涩欲泪,情绪急躁,口干,大便正常,尿黄,舌苔黄薄腻,质红,脉细涩。

证属气阴不足,心肾不交,营阴外泄。

处方:大生地12g,生黄芪20g,大麦冬10g,黄柏10g,黄连3g,川百合15g,煅龙骨20g,煅牡蛎25g,麻黄根10g,丹参15g,五味子5g,肉桂(后下)1.5g,浮小麦30g,合欢皮15g,夏枯草10g,天麻10g,法半夏10g,熟枣仁20g,知母10g,川芎10g。

服用3周,汗出减少,失眠好转,头昏不显,无沉重感,尿黄,目涩多眵,苔薄黄腻,舌质红,脉细滑。

原方加天冬10g、玄参10g。又服2周,盗汗止,安然入睡。

按语:本案患者盗汗多年,耗上气阴,气阴不足,心肾不交,肝郁伤神,营阴外泄。故治从益气滋阴清热,固表止汗,养血宁心安神。心肾方中大生地、生黄芪、大麦冬益气养阴;黄芪味甘性微温,有补气、固表、止汗等作用;熟酸枣仁是周教授治疗失眠症的经典用药,功能养肝安神;夜交藤亦为治失眠症要药,《饮片新参》中记录其功能“养肝肾,止虚汗,安神催眠”;黄连、法半夏清热燥湿,除烦止呕,其组成取意于黄连温胆汤;夜交藤入心、脾、肾、肝经,功能“养肝肾,止虚汗,安神催眠”(《饮片新参》);配熟酸枣仁滋心肾之阴,宁心神,降心火,交通心肾,效果更佳;知母性味苦寒,针对心肝火旺之证,滋阴降火,治疗烦热消渴,骨蒸劳热盗汗、心烦之失眠;川芎之镇静,黄连之泻火降火,再配以熟枣仁、知母之养心安神、滋阴降火,上下兼治,交通阴阳;夏枯草,朱震亨云:“有补养厥阴血脉之功。”

案3

孙某,男,55岁。2000年3月28日初诊。

盗汗经年,遍求省内各大医院及诸名医而罔效。既往因冠心病曾做支架治疗,并伴有慢性咽炎常感疼痛。症见夜寐多汗,多在后半夜,达2~3次,燥热,醒后汗出,口稍干,脘痞。苔中黄腻,质红偏黯,脉濡。

证属湿热内蕴,阴不敛阳。治当清热化湿,滋阴敛阳,以当归六黄汤化裁。

处方:生地 12g,炒黄芩 10g,黄连 5g,黄柏 10g,麻黄根 10g,玄参 10g,丹参 12g,煅龙骨(先煎)20g,煅牡蛎(先煎)25g,法半夏 10g,瘪桃干 15g,糯稻根 20g,麦冬 10g,生芪 12g,白薇 15g,功劳叶 10g,熟枣仁 15g。7 剂,水煎服,日 1 剂。

二诊:2000 年 4 月 4 日。

夜半以后盗汗仍未控制,出汗 2~3 次,烘热,白天无何不适,口干不苦,尿不黄,大便正常,食纳健旺,苔中后部黄腻,质黯红,脉小弦。

证属湿热内郁,营阴外泄。治当清心泻火,敛阴止汗。

上方去生芪、麻黄根、法半夏、白薇、功劳叶、熟枣仁,加黑山栀 10g、知母 10g、丹皮 10g、地骨皮 12g。7 剂,水煎服,日 1 剂。

三诊:2000 年 4 月 11 日。

药后汗出显减,仅夜半少量盗汗,约 1~2 次,但烘热仍频,口干欲饮,胸部不闷,舌质红、苔中后部薄黄腻,脉濡。治守原意。

上方加白薇 12g、功劳叶 10g、天花粉 15g。续服半月后,竟告全功。

按语:病人盗汗经年,四处求医而罔效。从其燥热、脘痞、口干、苔黄腻、舌质红、脉濡,不难辨为湿热内蕴,营阴外泄。但初诊用芩、连、柏、夏清热燥湿,白薇、功劳叶清热除烦,生地、玄参、麦冬养阴清热,同时又能兼制芩、连、柏、夏苦燥伤阴之弊,龙牡、瘪桃干、麻黄根、糯稻根收敛止汗,又因汗为心液,故用丹参清心安神、枣仁养心敛汗。综观诸药,于证似无所误,却何以不效,细析其因,方中黄芪一味,虽有益气固表之功,但毕竟性属甘温,偏于益气升阳,难免有助湿生热升火之嫌,故二诊去生芪,加山栀、知母、丹皮、地骨皮加强清热泻火之力而获效。可见药虽一味之差,其效却有千里之遥,中医理法方药之妙,不得不叹,不可不慎。

(孙子凯 整理)

第二十四章 原发性血小板增多症辨治经验

【概述】

原发性血小板增多症属于骨髓增殖性肿瘤,由于髓系造血细胞的恶性克隆性增生导致巨核细胞过度增殖,血小板异常增多,并伴质的异常。临床以持续性血小板增多、脾脏肿大、血栓形成和出血症状为特征。临床可表现有头昏头痛乏力,手足麻木,胁下癥块,肢端瘀紫,甚则半身不遂或胸闷胸痛等。近年来认为,本病发病机制与 JAK2 基因 V617 突变有关,原发性血小板增多症发病隐匿,进展缓慢。本病的治疗,西医常以化疗骨髓抑制药物如羟基脲、白消安(马利兰)、阿那格雷及高三尖杉酯碱等抑制血小板的生成,或用干扰素减少血小板产生。紧急情况时可以采用血细胞分离机实行血小板单采术,同时给予抗血小板聚集药物如阿司匹林、双嘧达莫(潘生丁)或氯吡格雷等防治血栓。本病难以根治,且并发症多,故属疑难杂病。按照临床症状,中医认为本病属于“血痹”“癥积”范畴。周仲瑛教授认为,本病发病以“血热瘀毒”为患,瘀热相搏为主要病机,贯穿疾病的始终,而肾主骨藏精生髓,肝肾同源,肝肾亏虚是发病的根本。本病以本虚标实为多,同时又多变证。兹摘要介绍周仲瑛教授运用凉血散瘀法治疗原发性血小板增多症的临证经验如下,并附验案两则。

【临证要点】

1. 正虚瘀毒为原发性血小板增多症的主要病因　心主血,脾统血,肝藏血,肾藏精生髓化血,肺朝百脉。五脏与血液的生成和运行密切相关,正气亏虚,鼓动无力,血脉运行不畅则瘀血内阻。复感外邪,邪毒内伏营血,耗伤营阴,脉道滞涩不畅,导致瘀毒内蕴。瘀毒交阻为患更致正气亏虚,肝肾阴亏,心脾气血两虚,正虚邪实则疾病难愈。正虚气阴两亏,瘀毒内蕴为本病的主要病因。

2. 瘀热相搏是原发性血小板增多症的基本病理状态　瘀热相搏的形成主要由于正虚邪实,邪毒深伏营血,由于热毒化火,火热炽盛,耗伤营阴,脉道滞涩不畅,热蕴营血,煎熬熏蒸,热与血搏,而致血液稠浊,血涩不畅,形成瘀血,血瘀又可郁酿化热,而致血热瘀毒互结,血热与血瘀互为因果,从而表现出瘀热相搏的一系列证候特征。

3. 凉血化瘀解毒为原发性血小板增多症的基本治疗大法　根据瘀热相搏的基本病理状态,周仲瑛教授指出凉血化瘀解毒是治疗原发性血小板增多症的基本治疗大法,犀角地黄汤、桃核承气汤、抵当汤等为本病治疗的代表方,常用的药物为水牛角、生地、赤芍、丹皮、山栀、紫草、凌霄花、白薇、鬼箭羽、大黄、水蛭、桃仁等。其中水牛角、生地清热凉血、解毒化瘀,共为君药。水牛角"凉血解毒、止衄,治热病昏迷……吐血、衄血,血热溺赤",实验证明其具有双相调节作用,在不同的疾病有不同的作用,可使血小板减少患者血小板计数升高,又可使血小板增多患者血小板计数下降。同时可使凝血紊乱得到纠正,减少出血。大黄具有泻下通瘀、凉血解毒的作用,为"足太阳、手足阳明、手足厥阴五经血分药",能泻热毒、破积滞、行瘀血,"通利结毒","血分之结热,唯兹可以逐之"。治疗原发性血小板增多症,主要作用是改善血液循环,减少血小板聚集,防治血栓及免疫调控作用,几乎可作用于其病理机制的各个环节。生地、丹皮、赤芍、山栀共为臣药,加强君药凉血散瘀活血化瘀的功能。生地清热凉血、滋阴生津,"能消瘀血,凉血补血有功","血热妄行,或吐血、或衄血、或下血,宜用之为主"。实验表明可降低血液黏稠度,改善微循环。丹皮加强凉血化瘀解毒,是为佐药。丹皮入肝经,清热凉血,和血消瘀。《滇南本草》谓其"破血行血,消癥瘕之疾、除血分之热",《本草经疏》则称其"味苦而微辛,辛以散结聚,苦寒除血热,入血分,凉血热之要药"。赤芍能"行血破瘀血,散血块,以散血热",山栀清热泻火凉血,与丹皮配合则作用更为明显。《本草思辨录》谓其"苦寒涤热,而所涤为瘀郁之热",除血热,入血分。全方组成特点是:凉血而不凉遏,活血而不破血,解毒而不伤正,具有清热凉血、解毒散瘀、养阴生津等多重功效。

4. 凉血化瘀与其他治疗方药的配合运用　凉血化瘀虽为原发性血小

板增多症的基本治疗大法,但本病病情复杂,正虚邪实,正虚包括阴伤、血虚、气虚及阳虚;邪实包括热毒、肝火、瘀血、痰浊、湿热等,证候尚有变化,变证丛生。病程中尚可出现血热妄行、湿热蕴郁、腑实内壅、瘀热痰浊、阴伤精亏、气血不足,甚则阳虚瘀阻,血脉闭阻等多种病理变化,临证需审其主次偏重,合理配合运用清肝泻火、凉血止血、滋阴清热、补气养血、通阳化瘀、清热化湿、泻下通瘀、化痰行瘀、搜风通络等治疗方法。

(1) 与清肝泻火法的配合应用:肝藏血,肝主疏泄,条达气机。肝失疏泄,则气滞血瘀,肝郁化火与热毒互结,则肝火血热瘀毒交结难解。肝火上炎病人常表现为面红目赤、头昏头晕、烦躁易怒、口干口苦、舌红苔黄、脉弦数等症。单用凉血化瘀,肝火上炎难以平息;仅恃清化之法,则瘀热与肝火相搏而结聚不散,故当凉血化瘀解毒与清肝泻火合法并进,气血两清,治气治血并调。取犀角地黄汤合当归芦荟丸或龙胆泻肝汤加减化裁,药用青黛、龙胆草、丹皮、山栀、柴胡、赤芍、当归、生地、水牛角、凌霄花、黄芩、芦荟、夏枯草、肿节风、甘草等使得肝火得降,血热得清,瘀血得消,气血得畅。

(2) 与凉血止血法的配合应用:本病瘀热内蕴,血热瘀毒交结,病程中尚可出现瘀热相搏,损伤血络,血热妄行而致各种出血症状,如皮肤出血点瘀斑、鼻衄、咯血、尿血、便血等,口干欲饮,舌红苔黄,脉弦数。《景岳全书·血证》云:"血本阴精,不宜动也,而动则为病。血主营气,不宜损也,而损则为病。盖动者多由于火,火盛则迫血妄行;损者多由于气,气伤则血无以存。"治当凉血散瘀、摄血止血并进。选用犀角地黄汤、茜根散、小蓟饮子等加减,药用赤芍、丹皮、生地、水牛角、白茅根、槐花、黄芩、藕节炭、侧柏叶、地榆炭、小蓟、茜草、蒲黄炭、紫珠草等。

(3) 与滋阴清热法的配合应用:肝火血热瘀毒交结,热甚伤阴,阴精亏耗,而致阴虚内热;瘀热相搏,损伤血络,出血也致阴伤,导致肝肾阴亏,正虚邪实,正不胜邪,瘀毒交结难解。阴虚内热病人常表现为低热盗汗、消瘦乏力、口干烦躁、手足心热、面颧潮红、腰酸耳鸣、头晕目眩、舌红干裂少苔、脉细数。治当滋补肝肾,养阴清热同治。单用凉血化瘀,仅恃清化之法,则瘀热与肝火相搏,正虚邪实而结聚不散,瘀热难消。治当兼以扶正填精,养阴固本,以鳖甲煎丸、青蒿鳖甲汤和左归丸等加减,药用鳖甲、生地、山萸肉、黄精、知母、地骨皮、青蒿、白薇、女贞子、旱莲草、玄参、麦冬、石斛、赤芍、丹皮、肿节风、鬼箭羽、漏芦等。

（4）与补气养血法的配合应用：本病瘀热内蕴，血热瘀毒互结，病情变化尚可出现瘀热相搏，损伤正气，导致正虚不足，气血两亏，心脾气虚或脾肾两虚等证候，从而出现虚实夹杂，正虚邪实，寒热错杂的复杂病机和证候。病人常表现为少气懒言、气短乏力、面色晦滞无华、胸闷心悸、不思纳食、头晕目眩、舌黯紫、边有齿印、苔白、脉细弱。治法以补气养血、健脾益肾、化瘀通络等同治，处方以补阳还伍汤、归脾汤及血府逐瘀汤加减，药用黄芪、党参、白术、茯苓、当归、白芍、赤芍、鸡血藤、紫丹参、川芎、郁金、鬼箭羽、地龙、陈皮、炙甘草等。

（5）与通阳化瘀法的配合应用：瘀热相搏是本病的关键病机，贯穿疾病的始终，但随着病情的发展，病机的演变，易致损伤正气，导致正虚不足，从而出现虚实夹杂，正虚邪实，寒热错杂的复杂病机和证候。重者出现阳气虚衰，瘀血内阻。唐容川《血证论》云："邪之所凑，其气必虚，去血既多，阴无有不虚者矣，阴者阳之守，阴虚则阳无所附，久且阳随而亡，故又以补虚为收功之法。"临床有患者表现为神疲乏力、畏寒肢冷、肢端发绀、面色黯紫、四肢麻木、胸闷胸痛、舌黯紫、边有齿印、苔白滑，脉沉细弱。治法以温阳益气、通阳化瘀为主，处方以补阳还伍汤、阳和汤和当归四逆汤加减化裁，药用黄芪、桂枝、当归、赤芍、细辛、鸡血藤、熟地、麻黄、鹿角片、仙灵脾、补骨脂、桃仁、红花、鬼箭羽、水蛭、川芎、炙甘草等。

（6）与清热化湿法的配合应用：本病主要病机在于瘀热内蕴，血热瘀毒互结，损伤正气，同时常有湿热之邪蕴伏，湿热之邪可从外感，也可内生，饮食不节，嗜食甘肥油腻或辛辣炙煿之品，郁遏脾胃，积湿生热；或耽饮醇酒，酒热伤肝伐胃，以致脏腑火热偏盛，中焦湿热蕴结，肝脾疏泄失司。或复加外感湿热之邪，内外相引，常使病情加重。湿热留连难解，与瘀血交结更致病情复杂，临床常表现为神疲倦怠，四肢酸困，手足麻木，口苦而黏，胸闷脘痞，不思纳食，大便黏滞不畅，舌黯红、苔黄腻，脉濡数。治法当兼以清热化湿泄浊，处方参以四妙丸、连朴饮等加减，药用苍术、生苡仁、黄柏、川牛膝、黄连、厚朴、法半夏、茯苓、陈皮、藿香、佩兰、六一散等。

（7）与化痰行瘀法的配合应用：本病瘀热内蕴，气血痹阻，血不利则为水，水饮内停，聚饮为痰，同时正气亏虚，脾失健运，水湿内停，聚湿生痰。痰瘀交阻，更致病情复杂难愈。怪病多痰，无处不变；久病多瘀，气血痹阻。临床常表现为形体肥胖、头晕目眩、手足麻木、胁下癥块、舌黯红苔腻，脉弦滑。治法兼以化痰散结、活血化瘀。处方可用黄连温胆汤、菖蒲郁金汤等加减化裁,药用黄连、法半夏、茯苓、陈皮、枳实、竹茹、制南星、山慈菇、皂角、石菖蒲、郁金、天竺黄等。

(8)与泻下通瘀法的配合应用:本病瘀热内蕴,血热瘀毒交结,病程中尚可出现瘀热相搏,热结肠腑,阳明腑实,更致瘀热难解,从而加重病情。常因患者饮食不节,过食辛辣油腻之物,或感受外邪,邪毒内结,阳明热甚。患者常表现为腹满胀痛,大便秘结难解,口干苦,舌红苔黄,脉滑数。治法以清热通腑、泻下通瘀为主,处方选用桃核承气汤、抵当汤等加减,药用大黄、桃仁、枳实、芒硝、水蛭、炮山甲、地鳖虫、虎杖、丹皮、赤芍等。其中大黄为清热通腑、泻下通瘀的要药,大黄具有泻下通瘀、凉血解毒的作用,为"足太阳、手足阳明、手足厥阴五经血分药",能泻热毒、破积滞、行瘀血。

(9)与搜风通络法的配合应用:瘀热相搏,痰浊邪毒内结,痹阻经脉,交结难解,正虚不足,形成正虚邪实之证候。沉疴顽疾,瘀结凝痰,草木药物难以直达病所,唯有虫类药走窜力强,搜风剔络、破瘀散结,才能直达病所,临床配合使用虫类药,能提高疗效。虫类有搜风通络法也具有消癥散结的功效,临床常用处方有抵当汤、大黄䗪虫丸、鳖甲煎丸等,药用鳖甲、丹皮、生地、赤芍、地鳖虫、水蛭、炮山甲、僵蚕、地龙、全蝎、蜈蚣、守宫等。

【验案精选】

案 1

王某,女,11 岁。2001 年 4 月 6 日初诊。

去年 7 月因后脑颈部疼痛,去医院检查发现血小板增多,计数为 $600 \times 10^9/L$,骨髓象示"粒系、红系和巨核系增生活跃,血小板成大片可见",血小板计数多达 $800 \times 10^9/L$,诊断为"原发性血小板增多症",曾用干扰素等治疗,疗效差。目前血小板计数波动在$(400\sim600) \times 10^9/L$,今日诊前化验血小板计数 $457 \times 10^9/L$。现症:头痛头昏,疲劳乏力,出汗多,口干欲饮,舌质红苔黄薄腻,脉细滑。

拟从络热血瘀、肝肾不足治疗。

处方:水牛角(先煎)15g,生地 15g,赤芍 12g,丹皮 10g,丹参 10g,白薇

12g,山栀 10g,玄参 12g,紫草 10g,凌霄花 6g,女贞子 10g,枸杞子 10g,制大黄 3g,生甘草 3g。7 剂。

二诊:2001 年 4 月 13 日。

复查血小板计数 695×10⁹/L,未见头痛,自觉症状不多,口不干,但今日上午发热 38.2℃,不恶寒,伴咽痛咳嗽,舌质黯红苔黄薄腻,脉细滑数。

治守原意,兼以治标,加清热解表之剂。

上方去女贞子、枸杞子、生甘草,加连翘 10g、大青叶 15g、青蒿 15g。7 剂。

三诊:2001 年 4 月 20 日。

复查血小板计数 414×10⁹/L,发热已解,无咽痛咳嗽,但易疲劳,膝关节疼痛,舌质黯红、苔薄黄,脉细。

仍从络热血瘀、肝肾不足治疗。

处方:水牛角(先煎)20g,生地 15g,赤芍 12g,丹皮 10g,丹参 10g,白薇 12g,山栀 10g,玄参 12g,紫草 10g,凌霄花 6g,制大黄 3g,女贞子 10g,墨旱莲 20g,大青叶 15g。7 剂。

其后一直以此法加减治疗,持之以恒,基本处方用药为水牛角、生地、赤芍、丹皮、丹参、白薇、山栀、玄参、紫草、凌霄花、制大黄、女贞子、墨旱莲、大青叶等。治疗过程中加减运用鬼箭羽、水蛭、桃仁、红花、炮山甲、泽兰、黄精、乌梅、僵蚕等。坚持治疗 6 个月余,至 2001 年 10 月 19 日复查血小板计数下降至 220×10⁹/L,其后多次复查血小板稳定在(195~300)×10⁹/L。病情控制稳定。

按语:本例患者,证系肝肾阴伤,水不涵木,阴虚内热,络热血瘀,瘀热内蕴。故治法以清热凉血,解毒化瘀,滋阴生津。一直以此法加减治疗,守方服药,持之以恒,坚持治疗 6 个月余,终使疾病控制稳定。处方用大量的凉血散瘀药如水牛角、赤芍、丹皮、丹参、白薇、山栀、紫草、凌霄花、鬼箭羽;佐以水蛭、桃仁、红花、炮山甲、泽兰、制大黄活血化瘀通络;生地、玄参、女贞子、墨旱莲、白薇滋阴清热。用药配伍严谨,紧扣本病瘀热相搏,络热血瘀的病机。立法处方充分体现凉血活血散瘀、滋阴清热固本的治疗大法。

案2

李某,女,30 岁。2003 年 5 月 27 日初诊。

患者于 2003 年 3 月因头昏乏力,胸闷心慌气短,经检查确诊为原发性血小板增多症,当时化验血小板计数最高为 $1\,300 \times 10^9/L$,骨髓检查巨核细胞增多,血小板明显增多,并有骨髓纤维化。住院治疗服用羟基脲 0.5g,每日 2 次,注射干扰素 1 个月余仍难控制病情,每周需行 2 次单采血小板去除术。症见:形体消瘦,面色黧黑,经常形寒怕风,畏寒腰冷,大便每日 2~3 次,尚成形,食纳一般,厌油腻,近 2 个月来月经逐渐减少,经行 1 天即净,色黧黑有血块,舌质黧紫苔薄腻,脉细弱。

证属阳气不足,瘀血内阻。治以益气温阳、活血化瘀。

处方:生黄芪 20g,当归 10g,赤芍 10g,川芎 10g,桃仁 10g,红花 6g,泽兰 15g,水蛭 5g,鬼箭羽 20g,川牛膝 10g,熟地 10g,山茱萸 10g,桂枝 10g,砂仁(后下)3g。

二诊:2003 年 6 月 3 日。

因查血小板计数为 $850 \times 10^9/L$,而做血小板去除术治疗,后复查血小板计数 $420 \times 10^9/L$,停用羟基脲,注射干扰素反应也较大,难以继续使用,故停用。现症:头胀胸闷均缓解,自觉舒适,食纳不佳,乏力气短,体重减轻,舌淡苔薄,脉细弱。

治从前法,加强温阳活血。

处方:上方加鹿角霜 10g、仙灵脾 10g、鸡血藤 15g、炒谷麦芽各 10g。

三诊:2003 年 6 月 24 日。

复查血小板计数为 $676 \times 10^9/L$,再服羟基脲 0.5g,每日 2 次,自觉气短不能多言,稍有胸闷,头昏乏力,怕冷尿频,食纳好转,月经过期 6 天不潮,舌质黧紫有齿印、苔薄腻,脉细弱。

治从益气温阳,活血化瘀。

处方:党参 15g,鹿角片 10g,仙灵脾 10g,补骨脂 10g,山茱萸 10g,菟丝子 15g,熟地 10g,怀山药 15g,枸杞子 10g,丹皮 10g,丹参 15g,怀牛膝 10g,鬼箭羽 20g,水蛭 6g,黄芪 25g,当归 10g,肉桂 3g,砂仁(后下)3g。

四诊:2003 年 7 月 3 日。

复查血小板计数($216 \times 10^9/L$)已在正常范围,白细胞计数 $3.5 \times 10^9/L$,停用羟基脲后血小板计数稍有波动,经潮欠畅,稍有头痛,胸闷气短好转,怕冷已不明显,二便正常,舌质黧紫、苔薄腻,脉细弱。

仍从前法巩固。其后一直以此法治疗,病情控制平稳,血小板计数波

动在 $200 \times 10^9/L \sim 500 \times 10^9/L$。

　　按语：正虚瘀毒为原发性血小板增多症主要病因，瘀热相搏是原发性血小板增多症的基本病理状态，临床患者以肝肾阴亏为主，但也可出现气血不足，甚则阳虚瘀阻等多种病理变化。本例患者，证系阳气不足，瘀血内阻，与上一病案肝肾阴亏，瘀热内阻证型完全不同。该患者临床表现为面色黯黑，经常形寒怕风，畏寒腰冷，大便稀溏，每日 2~3 次，经行量少，色黯黑有血块，舌质黯紫苔薄腻，脉沉细弱。脾肾阳虚，瘀血内阻无疑，周老治之始终以益气温阳、活血化瘀为法。仲景曰："观其脉证，知犯何逆，随证治之。"知常达变，辨证求机，理法方药是中医治疗的精髓和宗旨，也是取得临床疗效的关键。本案周老始终以黄芪桂枝五物汤、桃红四物汤加党参、鹿角片、仙灵脾、补骨脂、肉桂等益气温阳活血、健脾补肾通络治疗，同时以丹皮、丹参、鸡血藤、怀牛膝、鬼箭羽、水蛭活血化瘀。持之以恒，守方服药，取得良好的疗效。

（陈健一　整理）

第二十五章 特发性血小板减少性紫癜辨治经验

【概述】

特发性血小板减少性紫癜是由于病毒、细菌、化学物质以及药物等引起，自身血小板抗体破坏血小板，从而导致血小板减少的一种疾病，又称免疫性血小板减少症。患者临床表现为肌肤瘀斑、皮下出血点、牙龈出血、鼻衄、咯血、尿血、便血等，女性月经量多，甚则颅内出血。属于中医学"血证""紫癜"范畴。西医认为，本病发病机理是由于自身免疫紊乱，产生自身血小板抗体破坏血小板，同时 T 淋巴细胞亚群失衡加重了自身免疫紊乱。目前对特发性血小板减少性紫癜的治疗主要采用肾上腺皮质激素、脾切除术和免疫抑制剂等。周仲瑛教授认为，本病病机多为肝肾亏虚，阴血不足；或脾肾气虚，统摄无权；同时均有瘀热内蕴，血失归藏，血溢脉外。肝藏血、脾统血、肾藏精生髓，肝肾精血同源。因此，益肾健脾兼以凉血化瘀是基本治疗大法，临床应用效果显著。兹择要介绍周仲瑛教授治疗特发性血小板减少性紫癜的临证经验和医案，以飨读者。

【临证要点】

1. 阴伤气虚为原发性血小板减少性紫癜的主要病因病机 《景岳全书·血证》云："血本阴精，不宜动也，而动则为病。血主营气，不宜损也，而损则为病。盖动者多由于火，火盛则迫血妄行；损者多由于气，气伤则血无以存。"心主血，脾统血，肝藏血，肾藏精化血，故病变责之心脾肝肾。历代医家认为，其发病有火盛、血热、瘀血、阴伤、气虚、肝郁等不同病机。

周仲瑛教授认为，本病病机多为肝肾亏虚，阴血不足；或脾肾气虚，统摄无权；同时均有瘀热内蕴，血溢脉外，血失归藏。瘀热病理因素贯穿始终，瘀热深蕴营血,伤阴耗气动血。出血后更致阴伤气虚,肝肾阴亏或脾肾气虚,从而加重病情,缠绵难愈。

2. 瘀热血溢是原发性血小板减少性紫癜的基本病理状态　"血证""紫癜"之病机多因正气亏虚,复感外邪,热毒入里,内蕴营血,正虚邪实;基本病理是因热致瘀或瘀郁化热,瘀热相搏,络损血溢,或瘀热深蕴营血,伤阴耗气动血,瘀热相搏,壅遏血脉,经脉损伤,而致出血。瘀热病理因素贯穿始终,是本病的基本病理状态。本病病情复杂,正虚邪实,正虚包括阴血亏虚及阳气虚衰;邪实包括瘀热、肝火、风邪、热毒、湿热等。

3. 凉血化瘀止血为原发性血小板减少性紫癜的基本治疗大法　根据瘀热相搏的基本病理状态,周仲瑛教授指出凉血化瘀止血是治疗特发性血小板减少性紫癜的基本治疗大法,犀角地黄汤、化斑汤等为本病治疗的代表方,常用的药物为水牛角、生地、赤芍、丹皮、山栀、紫草、连翘、凌霄花、羊蹄根、白薇、虎杖、鬼箭羽、大黄、甘草等。其中水牛角、生地清热凉血、解毒化瘀,共为君药。水牛角"凉血解毒、止衄,治热病昏迷……吐血、衄血,血热溺赤",实验证明其具有双相调节作用,可使血小板减少患者血小板计数增加。生地清热凉血、滋阴生津,"能消瘀血,凉血补血有功","血热妄行,或吐血、或衄血、或下血,宜用之为主"。丹皮、赤芍、山栀、紫草、连翘共为臣药,加强君药凉血解毒、散瘀止血的功效。

4. 凉血化瘀止血与其他治疗方药的配合运用　凉血化瘀止血虽为特发性血小板减少性紫癜的基本治疗大法,但本病病情复杂,正虚邪实,正虚包括阴亏、血虚、气虚等,邪实包括热毒、肝火、瘀血、风邪、湿热等,证候尚有变化,变证丛生。病程中尚可出现肝火上炎、湿热内蕴、风盛血热、阴伤精亏、气血不足,甚则阳虚不摄等多种病理变化,临证需审其主次偏重,合理配合运用清肝泻火、清热化湿、凉血祛风、滋阴清热、补气摄血、温阳固摄等治法。

(1) 与清肝泻火法的配合运用:肝藏血,肝失疏泄,肝郁化火与血热瘀毒互结,则肝火更盛。肝火上炎病人常表现为面红目赤、头昏头晕、烦躁易怒、胁肋胀痛、口干苦、舌红苔黄、脉弦数等症。单用凉血化瘀,肝火上炎难以平息;仅恃清化之法,则瘀热与肝火相搏而结聚不散,故当凉血化瘀解毒与清肝泻火合法并进,气血两清,治气治血并调。可取龙胆泻肝汤合犀角地黄汤加减化裁。药用龙胆草、丹皮、山栀、柴胡、白芍、夏枯草、生地、水牛角、凌霄花、紫草、芦荟、肿节风、甘草等使得肝火得降,血热得清,瘀血得消,血自循经。

(2)与清热化湿法的配合应用:肝藏血,脾统血,情志失调,肝郁脾虚,同时药毒伤正,导致脾虚运化失司,湿浊内生,复加感受外邪,湿热蕴结使得疾病缠绵难愈,湿热蕴结的病人常表现为胸闷脘痞、口苦而黏、头重困倦、四肢酸软、不思纳食、舌红苔黄腻、脉濡数等症。单用凉血化瘀,湿热难以清化;仅恃泻火之剂,则湿热与瘀毒相搏而结聚不散,当凉血化瘀解毒与清化湿热合法并进,宣畅气机,通调三焦,湿热分消,才能血脉得畅,血自循经。可选四妙丸合犀角地黄汤加减化裁,药用黄柏、生苡仁、苍术、茯苓、六一散、丹皮、山栀、白芍、生地、水牛角、凌霄花、紫草、肿节风等。

(3)与凉血祛风法的配合应用:本病以血热瘀毒,瘀热相搏为基本病机,但同时常因感受外邪而诱发。风邪为百病之首,风邪外感,入营动血,更使血热尤甚,热灼营血,血热妄行,病情进展。风盛血热患者常表现为皮肤出血点鲜红、皮肤瘙痒,或有发热咽痛、舌红苔黄、脉浮数。"治风先治血,血行风自灭。"风盛血热治疗方法应以凉血止血,兼以疏风清热,宣透外邪为主,方选银翘散、升降散合犀角地黄汤加减化裁,药用金银花、连翘、蝉衣、僵蚕、荆芥、大青叶、紫草、羊蹄根、生地、水牛角、凌霄花、丹皮、玄参、甘草等。

(4)与滋阴清热法的配合应用:瘀热血溢是原发性血小板减少性紫癜的基本病理状态。血热瘀毒易致阴伤精亏,瘀热深蕴营血,伤阴动血,出血后更致阴伤,肝肾两虚,水不涵木,加重病情。肝肾阴伤,虚热内生,患者常表现为消瘦乏力、牙龈出血、皮肤出血点色鲜红、面颧潮红、手足心热、低热盗汗、腰酸耳鸣、舌红苔少干裂、脉细数等症。阴虚血热治法当以滋阴清热、凉血止血,方选茜根散、二至丸合犀角地黄汤加减化裁,药用生地、白芍、玄参、麦冬、山萸肉、女贞子、旱莲草、阿胶、地锦草、茜草、水牛角、凌霄花、紫草、羊蹄根、肿节风等。

(5)与补气摄血法的配合应用:肝藏血,脾统血,情志失调,肝郁脾虚,饮食不节或药毒伤正,瘀热血溢导致耗伤气血,气虚统摄无权则加重病情,形成正虚瘀热内阻,血溢脉外。患者常表现为消瘦乏力、面色萎黄、气短心悸、少气懒言,皮肤瘀斑色黯淡,舌淡边有齿印,脉细弱。气虚不摄治法当以补气健脾化瘀止血,方选归脾汤、八珍汤,药用黄芪、党参、白术、茯苓、山药、当归、白芍、阿胶、熟地、仙鹤草、茜草、红景天、花生衣、陈皮、甘草等。

（6）与温阳固摄法的配合应用：瘀热血溢是原发性血小板减少性紫癜的基本病理状态，但病变发展特别是疾病后期，病机演变可导致正气虚衰，阴损及阳，阴阳两虚甚则阳虚固摄无权，血失归藏，从而加重病情。唐容川《血证论》云："邪之所凑，其气必虚，去血既多，阴无有不虚者矣，阴者阳之守，阴虚则阳无所附，久且阳随而亡，故又以补虚为收功之法。"阳虚固摄无权患者常表现为皮肤瘀斑色黯淡，或有黑便、神疲乏力、面色黯黑、四肢不温、畏寒怕冷、腹胀便溏、少气懒言，舌淡苔白滑、边有齿印，脉细弱而沉。治当健脾温肾，温阳固摄。方选温脾汤、右归丸加减，药用党参、黄芪、白术、茯苓、干姜、附子、肉桂、熟地、菟丝子、仙灵脾、仙茅、补骨脂、仙鹤草、鸡血藤、红景天等。

【验案精选】

案1

陈某，女，28 岁，淮安人。2009 年 5 月 20 日初诊。

1998 年患者出现鼻腔、牙龈出血，皮肤瘀斑反复发作已 10 年余。诊断为"特发性血小板减少性紫癜"，曾用大剂量激素、免疫抑制剂等治疗，病情反复难愈。2009 年 3 月全身皮肤瘀斑、紫癜，化验血小板计数 $12 \times 10^9/L$，曾在当地医院使用大剂量激素泼尼松（强的松）治疗 2 个月余，血小板计数仅升至 $35 \times 10^9/L$，就诊时肌肤散见瘀斑，偶有齿衄，月经量多，神疲乏力，腰酸腿软，夜寐梦多，口干欲饮，二便尚调，舌质黯红苔薄黄，脉细数。

拟从肝肾亏虚，阴血不足，血失归藏治疗。

处方：大生地 15g，山萸肉 10g，制首乌 10g，白芍 10g，黄精 10g，阿胶珠 10g，女贞子 10g，旱莲草 12g，地锦草 15g，丹皮 10g，肿节风 20g，鸡血藤 15g，茜草根 10g，仙鹤草 15g，血余炭 10g，花生衣 20g，炙甘草 3g。每日 1 剂，浓煎，日服 2 次。

患者上方连续服药 2 个月余，并停用激素治疗，皮肤瘀斑消失，无出血，月经正常，血小板逐渐上升至正常，2009 年 10 月 16 日化验血小板计数 $103 \times 10^9/L$。

2009 年 12 月 23 日复诊,诸症已消,无出血及瘀斑,化验血小板计数 134×10⁹/L,同时血甘油三酯 5.48mmol/L、胆固醇 4.9mmol/L。效不更方,继守原方加味巩固,加山楂 10g、决明子 10g、泽泻 12g 泄浊降脂。继续服药,临床随访观察中。

按语:本案患者为难治性特发性血小板减少性紫癜,属中医"血证""紫癜"范畴。病机为肝肾亏虚,阴血不足,瘀热内蕴,血失归藏。乃本虚标实之候。清代唐容川《血证论》中提出"止血、消瘀、宁血、补虚"之治血四法,四者乃通治血证之大纲。周仲瑛教授治疗本案患者,亦遵此四法,辨证准确,紧扣病机,组方严谨。药用生地、山萸肉、制首乌、白芍、黄精、阿胶珠、女贞子、旱莲草以补虚,即六味阿胶饮合二至丸之意滋阴养血、补益肝肾;以地锦草、丹皮、肿节风凉血宁络;鸡血藤、茜草根以活血消瘀;仙鹤草、血余炭、花生衣以止血养血。全方熔补虚、消瘀、宁络、止血于一炉,相得益彰,故临床疗效显著。

案2

汪某,女,27 岁。2011 年 4 月 1 日初诊。

特发性血小板减少性紫癜病史 2 年余,服用激素治疗 3 个月余,目前口服强的松每日 15mg。皮肤瘀斑紫癜,鼻衄、齿衄,口腔时有血疱,近半月来月经量多,淋漓不尽,头昏痛,视物模糊,胃脘胀痛,苔黄薄腻,舌质黯红、边有齿印,脉细滑。血常规示血红蛋白 99g/L,白细胞计数 10.9×10⁹/L,血小板计数 7×10⁹/L。

拟从肝肾亏虚,络热血瘀治疗。

处方:水牛角(先煎)15g,生地 20g,丹皮 10g,赤芍 10g,肿节风 30g,穿山龙 30g,仙鹤草 15g,紫草 10g,地锦草 15g,旱莲草 15g,鸡血藤 15g,茜草 10g,羊蹄根 10g,花生衣 20g,大蓟 20g。14 剂。

二诊:2011 年 4 月 15 日。

仍有皮肤瘀斑,牙龈肿胀出血,口腔黏膜易发血疱,月经已止后期未潮,面多痤疮,下肢花纹,口干,苔黄薄腻舌质黯红,脉细滑数。复查血红蛋白 139g/L,白细胞计数 10.2×10⁹/L,血小板计数 7×10⁹/L。

病机仍为肝肾亏虚,络热血瘀,守法攻撤,继守原方加白茅根 30g、大黄炭 5g、景天三七 20g。继服 14 剂。

三诊:2011 年 4 月 29 日。

口腔黏膜血疱不多,牙龈肿胀消失,但牙龈持续渗血不净,面多痤疮,皮肤痒,下肢有青紫瘀斑,月经两月未潮,口干纳差。复查血小板计数 3×10^9/L。

治以凉血化瘀止血。

处方:水牛角(先煎)15g,生地 20g,丹皮 10g,赤芍 10g,肿节风 30g,穿山龙 30g,仙鹤草 15g,紫草 10g,地锦草 15g,旱莲草 15g,羊蹄根 10g,大蓟 20g,槐花 15g,苍耳草 15g,地肤子 15g。继服 14 剂。

四诊:2011 年 5 月 13 日。

复查血小板计数 16×10^9/L,口腔黏膜血疱消失,但牙龈仍有渗血,面多痤疮,头痛,夜寐差。继守原方加苦参 10g、夜交藤 25g、景天三七 20g、阿胶珠 10g。继服。

五诊:2011 年 6 月 23 日。

月经来潮已 8 天,量多不止,肌肤有瘀斑,头昏目花,面色浮黄无华,手足麻木眴动,脉细数,苔黄薄腻舌质黯红,复查血小板计数 10×10^9/L。继守原法。

2011 年 4 月 1 日方加侧柏叶 15g、乌贼骨 25g、青黛(分吞)3g、血余炭 10g。继服 21 剂。

六诊:2011 年 7 月 15 日。

患者已无口腔牙龈出血,肌肤瘀斑消退,月经来潮量稍多,经期延长,血红蛋白 99g/L,白细胞计数 7.4×10^9/L,血小板计数 30×10^9/L。

继以凉血化瘀治之。

处方:水牛角(先煎)15g,生地 20g,丹皮 10g,赤芍 10g,肿节风 20g,穿山龙 30g,仙鹤草 15g,紫草 10g,地锦草 15g,旱莲草 15g,鸡血藤 15g,大蓟 20g,玄参 10g,槐花 15g,苍耳草 15g,地肤子 15g。上方服药近 2 个月。

七诊:2011 年 9 月 9 日。

患者已停用激素 1 个月余,一般情况好,肌肤瘀斑消退,有小出血点,有痒感,无口腔牙龈出血。复查血红蛋白 84g/L、血小板计数 63×10^9/L。

原方去紫草、槐花,加黄精 15g、花生衣 20g、紫珠草 15g、茜草 10g、红藤 15g、败酱草 15g、连翘 10g、地榆 15g。继服。

八诊:2011 年 10 月 21 日。

已无出血,月经量正常,皮肤无瘀斑,胃痛,晨起便溏,面色萎黄,神疲乏力,脉细弱,苔黄薄腻舌质黯淡。血红蛋白99g/L,白细胞计数5.6×10⁹/L,血小板计数78×10⁹/L。

证属脾肾两虚,气血不足;治以补益气血,化瘀和络。

处方:党参12g,黄芪15g,白术10g,当归10g,熟地15g,黄精15g,阿胶珠15g,穿山龙30g,地锦草15g,旱莲草15g,仙鹤草15g,鸡血藤15g,大蓟20g,玄参10g,槐花15g,地榆10g,炙甘草3g。继服巩固。

按语:本案为重症难治性特发性血小板减少性紫癜,患者长期服用激素但病情仍未控制。初诊时出血明显,皮肤瘀斑紫癜,鼻衄、齿衄,口腔时有血疱,月经量多,淋漓不尽。《景岳全书·血证》云:"血本阴精,不宜动也,而动则为病。血主营气,不宜损也,而损则为病。盖动者多由于火,火盛则迫血妄行。"周老辨证精准,始终抓住肝肾亏虚,络热血瘀,血热妄行的病机,治法以清热凉血、化瘀止血为主,兼顾滋补肝肾。守方服药,持之以恒。以犀角地黄汤加减化裁,药用水牛角、生地、丹皮、赤芍、紫草、肿节风、地锦草、旱莲草、羊蹄根、大蓟、槐花、白茅根清热凉血化瘀;仙鹤草、鸡血藤、阿胶珠、当归、熟地、黄精、花生衣滋阴养血活血;侧柏叶、乌贼骨、血余炭、地榆清热收涩止血;景天三七、穿山龙、茜草化瘀通络。2011年10月21日复诊患者病机转变,证型变化,表现为脾肾两虚、气血不足,治以补益气血、化瘀和络。药用党参、黄芪、白术、当归、熟地、黄精、阿胶珠、仙鹤草、鸡血藤等补益气血,并仍用地锦草、旱莲草、大蓟、玄参、槐花、地榆清热凉血。本案处方用药充分体现《血证论》"止血、消瘀、宁血、补虚"治血四法之精髓,也充分体现了"瘀热病机"学说在血液病中的重要作用。

(陈健一　整理)

第二十六章 再生障碍性贫血辨治经验

【概述】

再生障碍性贫血(aplastic anemia,AA)是由多种病因引起的骨髓造血功能衰竭,以造血干细胞损伤、外周血全血细胞减少为特征的疾病。在中国年发病率为 0.74/10 万,各年龄组均可发病,但以青壮年多见,男性略高于女性。一般表现为贫血、出血、感染、发热、乏力、头晕等症状。根据病情、血象、骨髓象及预后,AA 可分为重型 AA(severe aplastic anemia,SAA)和非重型 AA。AA 发病机制复杂,至今尚未完全明了。随着医疗水平的提高,人们对于 AA 的认识已从一组以形态学改变为基础的综合征,转变为由造血干细胞衰竭、免疫介导的造血干细胞损伤及造血微环境缺陷等因素引发的一类疾病。

中医典籍中没有"再生障碍性贫血"之名,但有"髓劳""虚劳""血证"等相似疾病的记载。至 20 世纪 50 年代,中医学引用了再生障碍性贫血的病名及诊断方法,但治疗仍采用中医的理法方药,多从"气血辨证"论治;其后经过 10 余年的探索,开始重视"脏腑辨证",其中以"补肾"为主的辨证治疗逐渐在业界形成共识,临床疗效也有了进一步提高。1982 年全国首次中西医结合血液病座谈会拟定了全国统一的再生障碍性贫血中西医结合分型标准(其将急性再生障碍性贫血辨证分为急劳温热型,慢性再生障碍性贫血分为肾阴虚型、肾阳虚型、肾阴阳两虚型),1987 年又进一步制定了相关的诊断标准和疗效标准,并在全国试行,此后 30 余年,中医界大多采用上述规范进行临床研究,一般以健脾补肾为基础,或结合"清肝""化瘀""解毒"等治法。同时,通过不断探索,中医学在与现代医学雄激素、免疫抑制剂乃至骨髓移植等常规疗法结合方面,也初步总结出了一定的经验。

【临证要点】

1. **脾肾亏虚导致气血生化乏源是根本** 中医学认为血液的生成与脾肾两脏有密切关系,如《灵枢·痈疽》云:"肠胃受谷……中焦出气如露,上注溪谷而渗孙脉,津液和调,变化而赤为血……"《灵枢·决气》云:"何为血?岐伯曰:中焦受气取汁,变化而赤,是谓血。"脾主运化水谷精微,化生气血,为后天之本,肾为先天之本,主命门之火,藏精,精血同源,后天脾运依赖先天命门温煦,故肾精亏损是气血不足的主要原因。肾精不仅可以化生为肾气,而且也能够化生为血液。《张氏医通》指出:"气不耗,归精于肾而为精;精不泄,归精于肝而化清血。"因此血的生成与肾精关系密切。在肾精充足的情况下,血液才旺盛,肾精不足时则血液亏少。

2. **瘀热相搏是迁延难愈的主要原因** 周仲瑛教授在长期临床实践中发现,在某些内伤杂病(尤其是疑难病症)发展的一定阶段,许多患者同时兼具血热血瘀见证,单纯运用清热凉血法或活血化瘀法治疗,往往疗效欠佳,且是内伤诸病迁延不愈的主要原因。据此提出"瘀热相搏"证。瘀热是由"血瘀"与"血热"两种病理因素胶结和合而成的新的继发性复合病理因素,病机为"瘀热搏结,脏腑受损","治疗大法为凉血化瘀"。临床用此理论指导处方用药,治疗再生障碍性贫血的瘀热相搏证,能显著提高临床疗效。

3. **标本缓急和阴阳虚实是辨证重点** 脾肾亏虚,精伤血少为本,血热瘀毒为标。出血、发热是其变证,当随证施治。急性者,发病急,病情重,变化多端,发热、出血症状重,甚则厥脱之变,多预后不良。慢性者,发病缓慢,病程较长,症状较轻,发热、出血不常见,预后较好。治疗原则以补益为治疗大法,补肾法为主,急则治其标,缓则治其本。治标主要为清热解毒、凉血止血化瘀,治本主要以补肾固本,兼以健脾养血。应积极防治热毒炽盛,邪犯营血,内陷心包,以及血溢脉外之危候。

本病属于危重疑难之症,临床必须做到早期治疗、长期坚持治疗及中西医结合治疗,方可取效。

【验案精选】

黄某,女,21岁。

　　患者多次行骨髓穿刺检查确诊为"再生障碍性贫血"已9年。近于江苏省中医院再次行骨髓穿刺检查,符合再生障碍性贫血并输血2次。血常规示RBC 1.38×10^{12}/L,WBC 2.2×10^9/L,Hb 50g/L,PLT 24×10^9/L。腹部B超检查示肝损害。血清检查:乙肝、丙肝病毒指标(−),甲状腺功能正常。目前症状见头晕,疲劳乏力,心慌,常有腹痛,下肢浮肿,纳可,月经基本正常,间有齿衄,口干欲饮,夏季多汗,怕热,面浮、色黄无华,舌苔薄黄腻、质黯,脉细滑。

　　拟从肝肾不足,气血两伤治之。

　　处方:潞党参15g,枸杞子12g,炙龟甲10g,鹿角片10g,炙黄芪30g,当归12g,山茱萸10g,菟丝子15g,鸡血藤20g,仙鹤草15g,熟地黄10g,女贞子10g,旱莲草12g,红景天10g,灵芝5g,焦白术10g,茯苓10g,炙甘草3g,生地榆12g,肿节风20g,花生衣15g,川石斛10g,黑料豆10g。14剂,每日1剂,水煎,早晚分服。

　　二诊:近来疲劳乏力,天热饮水多,自觉肿胀不舒,大便干结如栗,口干,肌肤出现皮疹瘙痒。脉细滑。血常规示WBC 2.7×10^9/L,Hb 40.5g/L,PLT 28×10^9/L。

　　拟从肝肾不足,气阴两伤治之。

　　处方:炙鳖甲15g,炙龟甲10g,枸杞子10g,大生地15g,地锦草12g,旱莲草12g,仙鹤草15g,鸡血藤20g,阿胶珠10g,炙女贞子10g,肿节风15g,花生衣20g,石斛10g,地榆15g,生黄芪15g,当归10g,菟丝子10g,淫羊藿10g,太子参12g,黑料豆10g,楮实子10g,黑芝麻20g,桑椹子15g。煎服法同前。

　　三诊:代诉,怕热,颈侧多汗,口干,全身有肿胀感,胸闷心慌,牙龈肿痛出血,便秘,手足心发热,经潮量少。

　　转从肝肾阴虚,营血伏热治之。

　　处方:水牛角片(先煎)15g,赤芍12g,牡丹皮10g,生地15g,炙女贞子10g,旱莲草12g,肿节风20g,花生衣20g,仙鹤草15g,生地榆12g,鸡血藤15g,川石斛10g,羊蹄根10g,熟大黄5g,紫草10g。煎服法同前。

　　四诊:诉上周曾感冒,最近基本缓解,但有咳嗽,劳累后睡眠不酣,仅睡2~3小时,午睡后目胞浮,下肢肿,右下侧齿龈肿胀,夜晚燥热,手足心汗多,大便干,面浮、色黄无华,舌苔淡黄、质淡,脉细滑。血常规示RBC

$2.7 \times 10^{12}/L$，Hb 60g/L，PLT $26 \times 10^9/L$。

处方：三诊方加露蜂房 10g、红景天 10g、灵芝 6g、制何首乌 12g、制黄精 10g。煎服法同前。

五诊：代诉，口干腿肿近减，便秘严重，数日一行。用脑感觉头痛，疲劳，腹胀，不能耐热。血常规示 WBC $2.4 \times 10^9/L$，Hb 55g/L，PLT $22 \times 10^9/L$。

仍从肝肾阴虚，营血伏热治之。

处方：水牛角片（先煎）20g，赤芍 12g，牡丹皮 10g，生地 20g，玄参 10g，楮实子 10g，石斛 10g，夜交藤 25g，熟酸枣仁（杵）25g，鬼箭羽 15g，肿节风 20g，花生衣 20g，羊蹄根 12g，熟大黄 5g，枸杞子 10g，露蜂房 10g，仙鹤草 15g，旱莲草 12g。煎服法同前。

此后均以此方加减治疗，基本用药为水牛角、赤芍、牡丹皮、生地、炙女贞子、旱莲草、夜交藤、熟酸枣仁、鸡血藤、花生衣等。至 2009 年 7 月底之前，每次复查血常规，RBC 波动在 $(2.3 \sim 2.9) \times 10^{12}/L$，WBC $(2.2 \sim 3.2) \times 10^9/L$，HB 36.4~70g/L，PLT $(22 \sim 35) \times 10^9/L$。现患者一般情况良好，目前仍继续服用中药。

按语：患者慢性再生障碍性贫血，起病慢，病程长，以贫血为主要表现，可有轻度出血或发热，多属"血虚""虚劳"和"血证"的范畴，治疗以补益肝肾为本，兼以益气活血。本例患者病情迁延日久，初诊时根据其面色萎黄不华，头晕心慌，疲劳乏力，下肢浮肿，苔薄腻，脉细滑；辨证当属肝肾不足，气血亏虚；治从补益气血，滋养肝肾入手。二诊时根据患者口干，大便干及皮肤瘙痒等，考虑为气阴两伤。然效果均不显著。复诊时周仲瑛教授再三思量，根据患者怕热、时有全身燥热、手足心热、口干等特点，认为其是肝肾不足，阴血亏虚，阳气外浮，血分有热，其病根在于肝肾阴虚，营血伏热，治疗当抓其病根，故转从凉血化瘀、滋养肝肾治疗，继而起效。

（杨月艳 整理）

第二十七章 系统性红斑狼疮辨治经验

【概述】

系统性红斑狼疮（systemic lupus erythematosus，SLE）是一种较常见的累及多系统、多器官的自身免疫性疾病，由于细胞和体液免疫功能障碍，产生多种自身抗体。病情呈反复发作与缓解交替过程。本病以青年女性多见，约占90%，且常为育龄妇女。我国患病率高于西方国家，约为70/10万。

本病属于中医学"阴阳毒""蝴蝶斑"等范畴。

【临证要点】

1. 肝肾亏虚、气血失调为发病之本，风毒痹阻、络热血瘀为发病之标　系统性红斑狼疮在中医典籍中并无相应名称，究其成因，则肝肾亏虚、气血失调为本。本病多发于年轻女性。"女子以肝为先天"，"乙癸同源"，患者先天禀赋不足，肝肾本虚加之情怀久郁，肝郁化火，耗伤肝肾阴精；或热病之后，阴伤未复；或接触某些化学毒物，损伤气血，致使脏腑气机紊乱，气血营运失调，此乃发病之基础。

风毒痹阻，络热血瘀为发病之标。气血失调，郁热内起，化生风毒，毒热锢结，郁于血分；遇有日晒、情怀不畅或外感扰动，则外见皮肤红斑，疹点隐隐，肌肤瘙痒，关节肿痛；内见络损血瘀，脏腑受戕，而成低热绵绵，久久不退，或高热鸱张，反复难已，甚或热盛神昏，腰酸胁痛，心悸气喘，尿多脂沫，种种变证均由风毒瘀热而来。

2. 分证论治　周老认为，系统性红斑狼疮以火毒为先因，但在不同的病变阶段，又有生风、致瘀、伤气阴、损阴阳、产水湿之变，因此由于病期不同，证候各异。因此分型治疗中，清热又有泄营透热、清营凉血、清退虚热之别;解毒则有清热解毒、凉血解毒、祛风解毒、化瘀解毒、逐水解毒之异;化瘀另有疏络祛瘀、活血化瘀、搜络剔瘀之分。因此在一些常用清热、解毒药物的基础上,也会分别选择其他具有相关功效的药物随症加减运用。

(1)风热痹阻,络热血瘀证:症见肌肤瘙痒,周身关节肿痛,两膝为甚,或痛处游走不定,可伴局部关节红肿热痛,屈伸不利,低热绵绵,口干而渴,心烦易躁,红斑隐隐,尿赤便结,舌质黯,或有紫色,舌尖偏红,苔薄白,或薄黄,脉来弦数,或弦滑。本证多见于系统性红斑狼疮内脏、关节损害型。治宜祛风解毒,凉血化瘀。药用秦艽丸加减:秦艽、功劳叶、漏芦、广地龙、乌梢蛇、凌霄花各10g,青风藤15g,白薇、大生地、鬼箭羽各12g,商陆根9g。

(2)血分毒热,气阴耗伤证:症见忽起壮热,流连难平,或寒热往来,或定时发热,并无恶寒,届时自平,反复数月,甚或数年不已,面部红,手臂胸腹红疹隐隐,肌肤灼热,关节酸痛,头痛目赤,口干咽痛,溲赤便干,神疲乏力,精神不振,食纳无味,苔薄少津,舌质红,或黯红,脉来弦滑数,重按无力。本证多见于系统性红斑狼疮急性期、发作期。治宜清透血热,益气养阴。药用清骨散加减:青蒿(后下)15~30g,白薇、炙鳖甲(先煎)、大生地、太子参各15g,鲜草藓30g,银柴胡、知母、丹皮、雷公藤各10g,炒常山6g,白芍12g。

(3)肝肾阴虚,内毒留恋证:症见低热绵绵,或低热时起时平,稍事劳动即热度渐升,精神不振,食纳无味,不耐疲劳,面颧升火,皮疹色黯,活动后或情绪激动时疹色增红,关节酸楚,头昏耳鸣,腰膝酸痛,头发稀疏或枯焦,月经不调,或经闭不行,小溲短少,大便偏干,苔薄少,舌质红少津或有裂纹,脉细,或细数。本证多见于系统性红斑狼疮稳定型、缓解期。治宜培补肝肾,祛风解毒。药用狼疮肝肾方:功劳叶10~15g,大生地12~15g,制黄精、制首乌、枸杞子、秦艽、漏芦、乌梢蛇、炙僵蚕、白薇、凌霄花各10g,川石斛12g,紫草6g。

(4)脾肾两虚,血瘀水停证:症见面色㿠白无华,目胞及下肢浮肿,面颧红斑色黯,或见色素沉着,心悸气短,胸腹胀满,胁下结块,精神萎靡,周身乏力,足跟疼痛,形寒怕冷,肢清不温,小便不利,大便或见溏薄,苔薄或腻,舌质紫黯、色淡,舌体胖,或边有齿痕,脉细弱。本证多见于系统性红斑狼疮晚期,或合并狼疮性肾炎。治宜补肾健脾,活血行水。药用狼疮脾肾方:太子参、雷公藤各15g,生黄芪20g,附子5g,大生地、天仙藤各12g,仙灵脾、制黄精、木防己、泽兰、泽泻、露蜂房各 10g,商陆 9g。

3. 常用药对

（1）漏芦与狗舌草：漏芦,味苦咸,性寒,具有清热解毒、消肿排脓、下乳、通筋脉之功;《神农本草经》谓其能"主皮肤热,恶疮疽痔,湿痹,下乳汁"。狗舌草,味苦性寒,具有清热解毒、利水杀虫之功,常用于治疗肺脓肿、肾炎水肿、疖肿、疥疮等。两者均具清热解毒之功,合用于系统性红斑狼疮（SLE）活动期有显效。

（2）白残花与人中白：白残花,又名蔷薇花,味甘性凉,清暑和胃止血,治暑热吐血、口渴、泻痢、疟疾、刀伤出血等;《医林纂要》言其"干之可罨金疮,去瘀生肌"。人中白为人尿自然沉结的固体物,味咸性寒,无毒,清热,降火,消瘀,常用治劳热、衄血、口舌生疮等;《本草正》云其"大治诸湿溃烂,下疳恶疮,生肌长肉,善解热毒"。两者合用,取其清热凉血、化瘀生肌之功,以治瘀热所致之口腔溃疡,疗效颇佳。

（3）鬼箭羽与凌霄花：鬼箭羽,又名卫矛,味苦辛性寒,归肝、脾经,既善破瘀散结,又善活血消肿止痛,兼能解毒杀虫,用于女子经闭、癥瘕、痛经、产后瘀阻腹痛及风邪、热毒、虫毒浸淫肌肤之疾;《名医别录》云其"主中恶腹痛,去白虫,消皮肤风毒肿",《本经逢原》称其"专散恶血"。凌霄花,味辛酸性寒,归肝经,清热凉血,化瘀散结,祛风止痒;《本草求真谓："凡人火伏血中,而见阳结血闭,风痒,崩带,癥瘕,一切由于血瘀血热而成者,所当用此调治。"两者相须为用,清热凉血、活血散瘀之力均有增强,且兼祛风止痒之功,常配合犀角地黄汤用于 SLE 斑疹焮红、瘙痒者。

【验案精选】

案 1

朱某,女,56 岁。1998 年 2 月 11 日初诊。

患者自 1993 年起患系统性红斑狼疮,长期服用泼尼松（强的松）,最大剂量达 40mg/d。多方求中西医治疗,均未取得明显效果。目前仍服强的松 15mg/d,雷公藤多苷片 2 片 /d,病仍反复发作。去年查尿常规示尿蛋白弱阳性,抗核抗体阳性,血沉 90mm/h。来诊时面颧部红斑成片,色赤,瘙痒,火热疼痛,周身关节肿痛而热,两目充血,口干苦,小便黄,大便调,舌质黯紫,苔薄黄,脉细滑。

证属风毒痹阻,营血热盛,肝肾亏虚。治当祛风解毒,凉血通痹。方选犀角地黄汤加味。

处方:水牛角片(先煎)12g,大生地15g,赤芍12g,丹皮10g,秦艽10g,青蒿(后下)20g,漏芦12g,白薇15g,青风藤15g,广地龙10g,菝葜20g,葎草20g,人中黄6g,紫草10g。

二诊:1998年2月18日。

面部瘙痒、关节疼痛均有减轻,但一时尚难控制。口干口苦,烘热易汗,舌边尖红,苔薄腻,脉细滑。

治守原法,上方加土茯苓20g。

三诊:1998年2月25日。

面部红斑缩小、转淡,瘙痒减轻。两目充血,口干,背痛减轻,痛时仍有烘热感,手指原有裂口愈合,大便或溏。舌质黯,苔黄腻,脉细。

守法继进。原方加知母10g、功劳叶10g。

四诊:1998年3月4日。

面部红斑逐渐消退,但仍阵发性升火,面部潮红,烘热时作,汗出,口苦,恶心,关节疼痛减轻,腰酸胁痛,小便色黄,舌质黯,苔黄薄腻,脉细兼数。

病机仍为营血伏热,风毒痹阻,肝肾阴虚。前方去葎草、甘中黄,加黄柏6g。

五诊:1998年3月18日。

周身关节痛减不尽,面部红斑消退,面红升火,潮热发作时间后移2~3小时,至下午2点即退,仍口干口苦。曾一度出现尿路刺激症状,尿痛不畅,服用头孢氨苄胶囊缓解。近日大便偏烂,一日2次,尿黄,舌质黯红有裂,苔黄薄腻,脉细弦滑。

原方去知母,加防己12g。

六诊:1998年3月25日。

面部潮红升火已延至中午前后,面颧痒感不显,红斑余迹不著,两目充血有火热感,关节疼痛减轻。口苦。苔黄腻,质黯红,脉细滑。

治当清热凉血,祛风化湿。原方去漏芦,加炒苍术12g。

七诊:1998 年 4 月 8 日。

两颧红斑、刺痛消失,但有陈旧性斑块色素沉着,烘热减轻仍作,腰肩膝关节仍有阵发性酸痛,舌质黯红,苔黄薄腻,脉小滑数。

守原法继进。嘱:中药已取得一定疗效,强的松和雷公藤多苷片可缓缓减量,逐渐停药。

原法及主方不变,随症适当加减,调治至 8 月下旬,患者面部红斑全部消退,关节疼痛基本消失,面部烘热偶有发生。患者精神状态明显好转。继续巩固治疗。

按语:本例病人病延日久,虽经多方杂治,然营血伏热,风毒炽盛之征仍十分突出。分析其病机为:外邪入侵,羁留不去,郁久化热,积热成毒;风毒搏结于营血,致使气血壅滞,脉络痹阻。《金匮要略》指出:"热之所过,血为之凝滞。"故营血热盛者多有瘀血之证,此与本病患者病情颇为相符。治疗标本兼顾,祛风解毒与凉血通痹并行,选犀角地黄汤加味。方中,水牛角代替清热凉血解瘀毒,秦艽祛风清热通经络,风血同治,共为君药。生地滋阴清热,丹皮、紫草凉血散瘀,赤芍活血和营,共助水牛角增强清热凉血散瘀解毒之功;青蒿、白薇清营分之热,青风藤、广地龙清热息风而通络,漏芦、菝葜等舒筋通脉,散皮肤之瘀热,共辅秦艽祛风清热通痹阻。诸药合用,既协同增效,又各有所司,故使病邪无所遁藏。

案2

周某,女,21 岁。1995 年 10 月 7 日初诊。

患者于 1988 年 5 月无明显诱因导致发热,稽留不退,体温达 40℃左右,全身出现充血样皮疹,面部红斑,并有面部及下肢浮肿,尿蛋白阳性,肝脾肿大,予多种抗生素治疗效果不佳。确诊为"系统性红斑狼疮、狼疮性肾炎"。应用大剂量强的松(60mg/d)及雷公藤(15mg/d)发热下降,体温降至正常后则予强的松 10~20mg 维持。遇疲劳、情绪波动或外感则体温复升,弛张难平,必须反复应用大剂量激素方能控制。但近 4 个月来,强的松减至 30~40mg 即起身热。发热通常上午为甚,并无形寒,午后身热渐降,体温38.7~40.1℃,两膝及手指关节疼痛,手心灼热,经闭 2 年有余。苔黄薄腻、舌红带紫,脉来细数。颈、臂散发紫红疹点,下肢内侧有青紫瘀斑,胁下胀痛(肝、脾肿大 2 度)。

此乃内伤发热,肝肾阴虚,瘀热内扰。治宜清透血热、凉血散血。

处方:银柴胡 10g,青蒿(后下)30g,白薇 15g,炙鳖甲 15g(先煎),知母 10g,炮山甲(先煎)10g,炙僵蚕 10g,葎草 30g,丹皮 10g,大生地 15g,鬼箭羽 15g,商陆根 6g,炒常山 6g。强的松仍用 40mg,清晨顿服。

二诊:1995 年 10 月 14 日。

服药 1 周,体温有所降低,晨起 37.2~37.8℃,上午最高体温 38.4℃,午后汗出热退,疲劳乏力。

治守原法,酌加益气之品。原方加太子参 12g,去鬼箭羽。

三诊:1995 年年 10 月 21 日。

续服药 2 天,体温又有下降,并鼻衄 1 次、血色鲜红,近日来体温已正常。晨起纳差腹胀,背后酸楚,皮肤时有痒感。苔黄薄腻、舌质偏红,脉细。

药已中的,血热有减,原方续服。

四诊:1995 年 11 月 18 日。

连续服药,身热未起,强的松已减为 30mg/d。唯右手指关节僵硬疼痛,口不干,牙根肿痛,苔脉如前。

原方加片姜黄 10g 通络止痛。

五诊:1995 年 12 月 23 日。

体温已正常近 2 个月,强的松减为 25mg/d,自觉无明显不适,面部已无红斑,颈、臂疹点渐隐,下肢青紫斑褪去,月经于本月 18 日来潮,口干不著。

予养阴清热、和营凉血继进。

处方:银柴胡 10g,青蒿 20g,白薇 15g,炙鳖甲(先煎)15g,炮山甲(先煎)6g,大生地 15g,知母 10g,丹皮 10g,太子参 15g,蝉衣 5g,商陆根 9g,炒常山 9g。

六诊:1996 年 2 月 10 日。

体温正常。日来面部瘙痒潮红、稍有热感,口干。苔黄薄腻、舌边尖红、舌质偏黯,脉细。

证属肝经郁热,气阴两伤,风毒郁于肌肤。

处方:柴胡 10g,炒黄芩 10g,山栀 10g,青蒿 15g,丹皮 10g,知母 10g,大生地 15g,功劳叶 10g,蝉衣 3g,炙僵蚕 10g,商陆根 9g,太子参 15g。强的松减为 20mg/d。

患者坚持来诊,症情平稳,月经按时来潮。服中药同时,激素继续缓慢递减,发热未再复作。

按语:发热为系统性红斑狼疮的常见症状之一,每需用大剂量激素抑制免疫反应方平,但大剂量激素所导致的肥胖、骨质疏松、消化道溃疡出血、霉菌感染、闭经、糖尿病等副反应也直接影响患者身心健康。

本案患者发热持续 4 个月,属于肝肾阴虚、痰热内扰不难识别。周老施以青蒿鳖甲散主方,7 剂药后发热即减,14 剂发热已退,足见周老辨证、用药之精准,如汤沃雪,果效若桴鼓也。由于发热已久,病疾深痼,故周老嘱其缓慢撤减激素,坚持守方 2 个月余,方改丹栀逍遥丸续治。古人云,治内伤如相,信矣!

（陈四清　整理）

第二十八章 类风湿关节炎辨治经验

【概述】

类风湿关节炎（rheumatoid arthritis，RA）是一种原因不明的以关节滑膜慢性炎症为特征的自身免疫性疾病，多见于中年女性，我国患病率为0.32%~0.36%。临床表现为对称性、慢性、进行性多关节炎，病程早期可见关节肿痛，晚期由于关节软骨、软骨下骨破坏，导致关节畸形及功能障碍。通过临床表现、结合类风湿因子、放射学等检测可明确诊断。本病致残率高，目前西医治疗药物包括非甾体抗炎药物、抗风湿药、细胞毒药物、植物药等。

周仲瑛教授认为，本病当属中医"顽痹""尪痹"范畴，有别于一般的痹证，是痹证中的特殊类型。早在《素问·痹论》中即有相关论述，"风寒湿三气杂至，合而为痹"是痹证病因病机的基础。《类证治裁·痹证》曰："诸痹……风寒湿邪乘虚内袭。"张景岳《景岳全书·风痹论》提出："诸痹者皆在阴分，亦总由真阴衰弱，精血亏损，故三气得以乘之而为此诸证。"清代喻昌《医门法律·中风门》言：痹证"非必为风寒湿所痹，多因先天禀赋肾气衰薄，阴寒凝聚于腰膝不解"。

周仲瑛教授在总结历代名医对本病认识的基础上，结合多年临床经验，认为本病基本病机为肝肾亏虚、风湿痹阻，后期可见痰瘀互结。病理性质本虚标实，以肝肾亏虚，阴虚为本；风湿痰瘀痹阻为标。据此病机，立滋补肝肾、祛风除湿为大法，根据寒热偏性加减化裁，晚期注重化痰祛瘀散结。

【临证要点】

1. 病因当审外受内生　本病的病因可分为外邪和内伤。外邪致痹，始见于《黄帝内经》。《素问·痹论》曰:"风寒湿三气杂至,合而为痹也……其热者阳气多,阴气少,病气胜,阳遭阴,故为痹热。"《张氏医通·痛风》中提到:"痛风一证,《灵枢》谓之贼风,《素问》谓之痹,《金匮要略》名曰历节,后世更名白虎历节,多由风寒湿三气乘虚袭于经络,气血凝滞所致。"这些古代医籍指出致痹的主要因素是风寒湿热诸邪。《黄帝内经》的"三气"学说成为众多中医对痹证病因阐述的主要依据。从临床实际来看,"三气"说并不能全面解释本病的病因病机,外邪并非发病的必然因素,亦非病变的本质所在,多数只是起病的诱因或加重因素而已。

内因者,正气虚也。《景岳全书·杂证谟·风痹》曰:"风痹之证,大抵因虚者多,因寒者多。惟血气不充,故风寒得以入之;惟阴邪留滞,故经脉为之不利,此痛痹之大端也。"指出营卫失和,气血不调为内因也。叶天士也提出"奇经络阻""血虚络涩""肝胆风热"(《临证指南医案·痹》),均指出血耗肝失所藏,筋失所养,肾虚骨髓失充,骨节失于营养而致痹。因此,应充分重视内因对于类风湿关节炎的辨治作用。

金代刘河间认为"人一身之气,皆随四时五运六气盛衰而无相反",即人体脏腑虚实皆可内生六气。就尪痹而言,周老指出当审内生"三气"。外邪入侵人体,使之发病,在其迁延不愈、反复消长变化中,外邪未必始终羁留难去,多因内外相引,同气相召,进一步导致风寒湿热诸邪内生,内生诸邪成为久痹的病理基础,若复感外邪,又可加重病情发展。具体言之,内风可由外风引触身中阳气变生,内寒可由外寒郁伤阳气变生,内湿则由外湿困遏所变化,亦可内外合邪致病,如经络先有蓄热,复加外受客热。

痹证初起,应以邪实为主,唯其邪气有偏胜,故疼痛性质及其机体反应状态亦有所差异,临床不可不辨。邪留日久,损伤正气,往往表现虚实互见之证,寓去邪于补正之中,安内攘外。

2. 正虚为内在基础,邪实为外在条件,病机兼夹复合转化

(1)正虚为痹证发生的内在基础:脏腑亏虚既是痹证发生的内在基础,也是痹证经久不愈,内传入里的结果。《素问·痹论》所说:"五脏皆有合,病久而不去者,内舍于其合也。"痹证日久,邪气结郁,皆可耗损津液;津液之伤,阴血之损,由微至甚,其历节之患必渐内涉肝肾。清代唐容川云:"骨内有髓,骨者髓所生,周身之骨,以脊背为主。"筋脉挛急,活动不利,骨节僵硬变形,无不涉及肝肾者,故临证当辨病性,针对病变主脏,补内虚,强脏

腑。一方面脏腑亏虚导致痹证的发生,另一方面影响病邪消长、病情进退等转归及预后。

叶天士云:"至虚之处,便是留邪之地。"气虚,则腠理不固,而风寒易受;血虚,则不能濡养筋脉。周老认为,若气血亏虚,便不能濡养和滋润机体,且易招致风寒湿诸邪的入侵,可见筋惕肉瞤、手足不温、关节空痛的病理表现;若气血瘀滞,则经气不畅、络血不行、津凝成痰、痰瘀互结,出现周身痛甚、肌肉刺痛、肌肤甲错、皮下结节等病理表现。

(2)"风寒湿热"是痹证发生的常见病因:吴鞠通对痹证分类的描述为:"大抵不外寒热两条,虚实异治。"痹证有寒热之不同,但根据中医阴阳互根之理,无纯寒纯热,必寒中有热,热中有寒,临床上辨证当注意偏胜一方。如风湿热证中,风热偏胜者,多见关节痛无定处,疼痛灼热,口干少饮;湿热偏胜者,关节肿痛重着,烦闷不安;风寒湿证中,风寒偏胜者,关节窜痛,痛处怕冷,疼痛似掣;寒湿偏胜者,疼痛冷痛重着,肌肤麻木不仁,活动不利。

(3)邪实正虚相互转化兼夹:周仲瑛教授认为,痹证的形成以正虚为基础,外邪侵袭为必要条件。外邪性质与其诱发原因、侵袭的部位直接相关,如所涉及的病理因素包括风、寒、湿、热、瘀、痰等。各种病理因素可相互兼夹,共同致病,如可表现为风湿瘀阻、痰瘀互结、湿热阻络等;诸邪虽有不同,但其间存在消长、转化的关系。如寒湿久羁,郁久化热可致寒热错杂;若热去湿留,素体阴偏盛者,又可湿从寒化;寒热错杂之证可见于寒湿久痹而外受客热,或经络蓄热而外乘客寒。病久风寒湿热痹阻络脉,湿邪转化为痰,气血津液运行阻滞,血液迟涩生成瘀。正虚主要表现为肝肾气血亏虚,又以阴虚为多。

周老认为,疑难杂病中较为单一的病机固然存在,但病机交叉相兼的情况更为多见,久痹患者往往表现为病实体虚、虚实夹杂的局面,所以临证之际要分清邪正虚实的轻重缓急,选择祛邪和扶正治法的主次、先后,这是提高痹证疗效的关键。

3. 临证当辨病性虚实、病邪偏胜 本病初起,先宜辨其风、寒、湿、热四者的偏胜,以确定其病性。如表现为游走不定而痛者,风邪为胜;疼痛剧烈,遇冷加重,得热则减者,寒邪为胜;重着固定,麻木不仁者,湿邪为胜;病变处焮红灼热,疼痛剧烈者,热邪为胜;久病后痰瘀痹阻临床可见病变处有结节、肿胀、瘀斑或肢节变形。

根据病程长短及全身状况辨别虚实。一般起病较急,或病程短者,多为实证。反复发作,经久不愈者,多虚实夹杂。疲乏少动者,多气虚;面色苍白,心悸者,多血虚;肌肉麻木,四肢关节屈伸不利者,多肝虚筋失所养;骨节变形,腰膝酸软,多肾虚骨痹不已。

4. 辨证用药经验

(1)辨病位特点用药:痹证发病的部位不一,周老指出应根据病位选药。如痛在上肢项背,用羌活、葛根、片姜黄、桂枝、防风;痛在下肢腰背,用川续断、牛膝、独活、防己、木瓜、蚕砂;威灵仙、路路通、油松节、千年健、伸筋草治疗痛在全身关节筋脉;同时注意久病入络,选用相应的藤类药循络引经,增加药效:祛络中之风用青风藤、海风藤;天仙藤行湿利水,通络止痛;通利关节可用络石藤;忍冬藤清热解毒;鸡血藤养血活络。

(2)病证结合特色用药:中医历来有"病证结合"的治疗原则,如张仲景的《金匮要略》篇名均以"病脉证并治"冠首,就含有病证结合之义。周老认为组方用药应结合辨证辨病,用药配伍的前提是突出辨证,同时也要结合宏观辨病。

痹证证型繁多错杂,针对不同证型,用药亦有不同。地黄、仙灵脾阴阳相济,益肾蠲痹;知母、忍冬藤清热解肌;石楠藤、鹿衔草补虚祛风湿;功劳叶、白薇治阴虚络热;鬼箭羽、凌霄花化瘀通络;芍药、甘草缓急止痛;防己、木瓜利水渗湿,舒筋活络;漏芦,土茯苓清解湿毒。不同用药配伍,提高临床疗效。

(3)慎用毒性药物:治疗痹证药物种类繁多,有些药物治疗效果显著,但存在一定的毒副作用,临床使用应小心谨慎。比如治疗寒痹之要药——川乌、草乌,大辛大热有毒,须先煎减弱毒性。若症状顽固不化,可用生川乌、生草乌,宜由小剂量开始递增;雷公藤属蠲痹专药,但对肝肾功能及生殖、血液系统均有损害,也从小量开始,去皮先煎减毒,与他药组成复方水煎服以使毒性减弱,并且间歇应用为宜。周老认为对于有毒中药既不可滥用,也不可畏如虎狼弃用之,原则是"有斯证方用斯药",以知为度,中病为宜。

(4)藤类药物的使用:中医学存在取象比类的哲学观点,藤类药的形质条达,与关节经络同气相求,善于走经络、舒筋脉,《本草汇言》指出:"凡藤蔓之属,藤枝攀绕,性能多变,皆可通经入络。"周老在痹证临床运用中取之祛风湿通经络之性,收效甚好。周老认为,藤蔓之类,其性攀越缠绕,坚实柔韧,善于祛风除湿、行气活血,亦可作引经通络之使药。周老在辨证施治的前提下,常使用天仙藤和鸡血藤的药对,有活血行气、疏经活络、利水消肿的功效;络石藤和忍冬藤二药长于清热通络、凉血消肿,多用于治疗局部关节红肿所属热痹患者;青风藤与威灵仙的配伍,既能除外在风湿痹阻、络脉不通,又能行内部水湿痰瘀、寒凝阳虚,此药对用于关节疼痛明显的风湿阻络患者。

（5）虫类药的使用:吴鞠通有言:"以食血之虫,飞者走络中气血,走者走络中血分可谓无微不入,无坚不破。"周老对顽痹的治疗,认为性善走窜、搜风剔络的虫类药必不可少。但性味差别较大,当酌情选用。乌梢蛇、全蝎、蜈蚣、露蜂房等,针对阳虚寒凝阻络之证;广地龙、炙僵蚕等,可用来祛风清热通络;地鳖虫、穿山甲、虻虫、水蛭等,性峻猛,破瘀消癥散结之力较强。临证之时,需结合各类药效特性,随证选择运用。

【验案精选】

案 1

孙某,女,61 岁。2001 年 2 月 8 日初诊。

患者有类风湿关节炎病史,去年 11 月以来两膝关节疼痛发作,天阴加重,怕冷恶风,颈部酸胀,手指关节疼痛不明显,口稍干,小便微黄,出汗不多,舌苔薄黄腻,舌质黯红,脉细滑数。抗 O、ESR 正常。

证属肝肾亏虚,风湿久痹。治宜标本兼顾,祛风散寒,宣痹通络,温养肝肾。

处方:秦艽 10g,炙桂枝 10g,白芍 10g,葛根 15g,油松节 12g,木防己 12g,威灵仙 15g,青风藤 15g,生地 10g,仙灵脾 10g,鹿衔草 15g,炙全蝎 5g,千年健 15g,蜂房 10g。7 剂,常法煎服。

二诊:2001 年 2 月 15 日。

天阴关节疼痛加重,怕风,右膝关节为著,膝关节局部肿胀,两膝关节 X 线片检查示有骨质增生,尿黄,舌苔薄黄腻,舌质黯红,脉细滑,左手小弦滑。

痹证顽痼,难求速效,守原方加味再求。

2月8日方加细辛3g、骨碎补10g、制南星10g。7剂。

三诊:2001年2月22日。

两膝关节肿胀疼痛减轻,怕风,乏力,疲劳无力,尿黄,口干欲饮,舌苔黄薄腻,舌质黯红,脉濡滑。

风湿久痹,痰瘀互结,肝肾亏虚。

2月8日方加川断15g、生黄芪12g、细辛3g、骨碎补10g、制南星10g,去葛根、千年健、鹿衔草。7剂。

四诊:2001年3月1日。

关节疼痛基本缓解,行走活动自如,天阴时稍有不适,颈部酸胀,口稍干,尿黄稍淡舌苔黄,舌质黯,脉细滑。

效不更方,原方继用。上方,7剂。

五诊:2001年3月8日。

两膝关节肿胀基本消退,疼痛缓解,可以蹲起行走,精神改善,颈部稍有不适,鼻干,舌苔薄黄腻,舌质黯红有裂纹,脉小滑数。

2月8日方加川断15g、生黄芪12g、骨碎补10g,改生地15g。7剂。善后。

按语:《素问·痹论》说:"风寒湿三气杂至,合而为痹也。其风气胜者为行痹,寒气胜者为痛痹,湿气胜者为着痹。"周老进一步指出,痹证总由外受风寒湿邪而引发,但外邪作用于人体发病后,在其久延不愈反复消长过程中,外入之邪,未必始终羁留不去,每因内外相引,同气相召,进而导致风寒湿邪内生而成为久痹的病理基础。因此,风寒湿邪既是致病原因,更是重要的病理因素。风寒湿邪痹阻经络、肌骨之间,影响气血运行,津液布散失常,痰瘀内生而为病。痹证日久,累及筋骨、肌肉、关节,日久耗伤气血,损及肝肾,虚实夹杂。因此,培补肝肾,祛风、散寒、除湿和化痰活血为痹证治疗之大法。

本案孙某,两膝关节疼痛多年,膝关节局部肿胀,天阴关节疼痛加重,怕冷恶风,故辨证当属肝肾不足、风寒湿痹、痰瘀阻络之虚实夹杂证。故治疗以秦艽、桂枝、细辛、葛根、威灵仙祛风散寒;木防己、青风藤、油松节、千年健祛湿消肿;制南星化痰通络;全蝎、蜂房,虫类药搜风止痛,深入隧络,攻剔痼结之痰瘀,以通经达络止痛;川断、骨碎补、鹿衔草、白芍、生地黄、仙灵脾温养精气,平补阴阳,强壮肾督。气为血帅,予生黄芪益气以行血活血,使"气血流畅,痹痛自已"。诸药合用,共奏补肝肾、益气血、祛风湿、蠲寒痛、散痰结、活瘀血之功。

周老进一步指出,寒主收引,寒性凝滞,疼痛是痹证的主要症状,因此治疗痹证用药总以温通为要。本案孙某,虽有口干、舌质黯红、脉细滑数阴虚热郁现象,但治疗仍以温补、温散为主,提示治疗疾病要善于抓住本质,治疗主要矛盾,方能药到病除,事半功倍。

案2

牟某,女,52岁。2004年8月13日初诊。

周身大小历节疼痛多年,以肩背明显,影响工作,面浮,手背肿胀,劳累后手指僵硬明显,下肢肿,怕冷,背寒喜温,多汗,口干,易烦,大便偏干,舌质红、苔薄黄腻,脉细弱。

证属肝肾亏虚,风湿痹阻,气血失和。治拟滋养肝肾,祛风除湿,调和气血。

处方:功劳叶10g,石楠藤20g,青风藤15g,鸡血藤15g,天仙藤12g,路路通10g,片姜黄10g,楮实子10g,大生地12g,仙灵脾10g,生黄芪12g,汉防己12g,桑寄生15g,白薇12g,鹿衔草15g。7剂,每日1剂,常法煎服。

二诊:2004年8月20日。

药后手背肿胀明显减轻,手指活动转灵,口干减轻,颈肩肘腰关节仍然疼痛,卧床时转侧困难,心慌,怕冷明显,烘热易汗,大便偏干,日行2次,舌质黯红、苔薄黄,脉细滑。

药已合机,原方加味再求。8月13日方加肿节风20g、秦艽10g,改生黄芪20g、白薇15g。7剂。

三诊:2004年8月27日。

手背肿胀消退,小关节疼痛好转,颈肩背大关节酸痛程度亦有减轻,烘热感不著,舌质黯、苔薄黄,脉细。原方出入。

处方:功劳叶10g,石楠藤20g,青风藤15g,鸡血藤15g,天仙藤12g,秦艽10g,肿节风20g,路路通10g,片姜黄10g,楮实子10g,大生地12g,仙灵脾10g,川续断20g,生黄芪15g,汉防己12g,桑寄生15g,白薇20g,鹿衔草15g。7剂。

四诊:2004年9月3日。

两手浮肿消退,关节疼痛缓解,腰脊关节晨起僵硬、酸痛。舌质黯、苔薄,脉细。

8月27日方加千年健15g。14剂,继求。

五诊:2004年9月17日。

两手浮肿消退未起,夜晚握手稍胀,手臂、腕、指关节痛减,颈僵,大便正常。舌质黯、苔薄,脉细。

9月3日原方14剂,以善其后。

按语:《素问·痹论》说:"风寒湿三气杂至,合而为痹也。""所谓痹者,各以其时,重感于风寒湿之气也。""其热者阳气多,阴气少,病气胜,阳遭阴,故为痹热。"指出痹证是由外受风寒湿热之邪,痹阻经络、肌骨之间,影响气血运行而为病。而另一方面,肝主筋,肾主骨,风寒湿热诸邪久着不去,伤及气血阴阳,病及脏腑及其五体而致虚,轻则气血不足,重则损及肝肾。本案患者周身大小历节疼痛多年,怕冷、背寒喜温、手背肿胀提示有风寒湿痹之征,而口干、多汗、易烦、大便偏干、舌质红、脉细弱则为肝肾阴虚之象。故治疗当标本兼顾,扶正蠲痹,滋养肝肾、强壮筋骨以治本,祛风除湿、调和气血以治标。

案中以大生地、功劳叶、白薇滋阴清热,仙灵脾、川续断、桑寄生补肾强筋壮督,秦艽、千年健、肿节风祛风除湿、通络止痛、利水消肿,生黄芪、鸡血藤、路路通调和气血,并巧妙地运用了石楠藤、青风藤、鸡血藤、天仙藤等藤类药。运用藤类药治疗痹证是周老多年临床摸索总结的经验之一,周老指出,凡藤蔓之属,善于攀越缠绕,质地坚韧,不但具有祛风除湿、行气活血功效,更是通络引经之使药佳品,用于痹证尤宜。但祛风通络当用青风藤、海风藤、络石藤、丝瓜络等,清热通络当用忍冬藤、桑枝等,补虚活血通络当用石楠藤、鸡血藤、天仙藤等。其中天仙藤一味,现代药理研究证实其含有马兜铃酸,对肾脏有一定损害,如若辨证准确,配伍在复方中适量运用,其祛湿消肿功效非一般药物可取代,其消肿机理值得进一步研究探索。

(方 樑 整理)

第二十九章 食管癌辨治经验

【概述】

食管癌是世界最常见的恶性肿瘤之一,中国又是食管癌发病率和死亡率最高的国家。食管癌是指从下咽到食管胃结合部之间食管上皮来源的癌。临床常见吞咽食物时有哽噎感、异物感、胸骨后疼痛或出现明显的吞咽困难,胃镜活检病理学检查确诊,或食管造影发现食管黏膜局限性增粗、局部管壁僵硬、充盈缺损或龛影等表现,或胸部 CT 检查发现食管管壁的环形增厚或不规则增厚。

周仲瑛教授认为,从临床表现看,食管癌属于中医"噎膈"范畴。《济生方》云:"倘或寒温失宜,食饮乖度,七情伤感,气神俱忧……结于胸膈则成膈,气流于咽嗌,则成五噎。"指出饮食、酒色、年龄等因素皆可导致噎膈的发生。《局方发挥》中述及的"胃脘干槁",即指热结津亏,食管不畅。张景岳所说的"精血枯槁"则属噎膈的重证。食管癌属于"风、痨、臌、膈"四大难治之症,预后较差。古代李中梓、程杏轩等医家对噎膈不治之证的论述有:粪如羊屎、口吐白沫、胸腹嘈痛如刀割、枯瘦津衰、饮食不纳、滴水不进、吐血等。

周仲瑛教授在总结历代名医对食管癌的认识基础上,结合多年临床经验,认为癌毒是特异性致病因子,痰瘀郁毒、气阴两伤是基础病机病症,痰瘀郁毒与脾虚气滞、气阴两伤相互关联,虚实兼夹导致食管癌发生、发展。据此病机,立益气养阴和胃、祛瘀化痰、抗癌解毒之治法。

【临证要点】

1. 气郁痰阻、癌毒侵袭为食管癌主要病机 周仲瑛教授认为本病的发生,多由忧思恼怒、饮食辛辣厚味、劳伤过度,脾胃运化失健,肝失疏泄,湿热中阻,痰瘀阻络,癌毒蕴结,复经手术脾胃气虚,放化疗又耗伤气阴,晚期癌毒残留或流注他脏。

《素问·至真要大论》:"审察病机,无失气宜。"《素问·举痛论》曰:"百病皆生于气。"《灵枢·上膈》:"气为上膈者,食饮入而还出。"即说明气阻隔于上,是发生噎膈的病理机制。食管癌病变气机失常主要表现为忧思郁怒可导致气机郁滞,气滞则津停生痰,久则痰瘀阻络,食管吞咽不畅,妨碍饮食。正如《证治要诀》卷三中云:"诸痞塞及噎膈,乃是痰为气激而生,气又为痰所隔而滞,痰与气搏,不能流通。""第贲门之槁,顽痰之聚,瘀血之阻者,皆由忧思过度则气结,气结则施化不行。"《杂症会心录·膈证》即是对三者关系的论述。

2. 癌毒是癌病的特异性致病因子　周仲瑛教授明确提出癌毒是癌病的特异性致病因子。目前中医界治癌是基于临床审证求因所获得的感性认识,普遍应用抗癌祛毒治则,取得一定疗效,此客观事实反证"癌毒"是导致癌病的一类特异性致病因子。它是在脏腑功能失调、气血郁滞的基础上,内外多种因素诱导而生成,与相关非特异性病理因素杂合而为病,毒必附邪,邪盛生毒,毒因邪而异性,邪因毒而鸱张,以痰瘀为依附而成形,耗精血自养而增生,随体质、病邪、病位而从化,表现证类多端,终至邪毒损正,因病致虚,癌毒与痰瘀互为搏结而凝聚,在至虚之处留着而滋生,与相关脏腑亲和而增长、复发、转移。从而为应用解毒、攻毒等法治癌供了理论依据。但不能误解为据此可以从实验中找到"癌毒"的病理实质。食管癌即为癌毒在食管,与痰、气、瘀相互搏结,滋生蕴结。

3. 注重邪正虚实的消长变化,辨证论治　《医宗必读》积聚篇所提初中末分治三原则,对肿瘤的分期治疗,就具有普遍指导意义:"初者,病邪初起,正气尚强,邪气尚浅,则任受攻:中者,受病渐久,邪气较深,正气较弱,任受且攻且补:末者,病魔经久,邪气侵凌,正气消残,则任受补。"概言之,初期邪不盛,正未虚,当予攻消;中期邪渐盛,正日虚,当消补兼施;末期正虚明显,邪积已深,则当补中寓消,养正除积。

特别要把握攻邪与扶正的辩证关系,理解攻邪亦是扶正,邪去则正安,但当衰其大半而止,忌过度攻伐伤正,扶正在于祛邪,正盛则邪却,但忌纯补滋邪,姑息养奸,要审时度势,斟酌攻补的主次先后,病之初起正虚不著,或邪毒鸱张,当以祛邪为主,采取积极主动的策略。而年老体衰,病情深重,不任攻伐者,则当以扶正为主,不宜过度治疗,采取防御性的姑息疗法,缓解痛苦,提高生活质量,延长其生存期。

4. 复法大方多环节增效,是治疗食管癌的基本治疗大法 食管癌属中医四大难症之一"噎膈"范畴,病因有其多样性、特异性,饮食不节、情志忧思郁怒、癌毒入侵;病理因素有复合性,涉及痰、气、瘀、毒、虚多个病理因素;晚期癌毒走注,多脏器同病,多症交错,虚实夹杂,因果互动,病势复杂多变。因而必须采取复法大方,才能对应这种复杂的病情,多环节、多途径增效,达到综合治疗的目的。

周仲瑛教授所用的复法大方渊源于中医"七方"中的复方、大方。七方始于《素问·至真要大论》,是以方剂的药味多寡、分量轻重及功用性质划分的组方原则,包括大、小、缓、急、奇、偶、复七方,用以针对病位的高下远近及病证的表里。周仲瑛教授所用的复法中,治法一般有3~4种,大方概率较高,组方用药一般在15味以上、至30味左右。

食管癌常用复法主要包括益气健脾法、益气养阴法、和胃化湿法、化痰祛瘀法、清热解毒法。常用四君子汤、香砂六君汤为主加减以益气健脾;麦门冬汤、沙参麦冬汤、益胃汤加减以益气养阴,旋覆代赭汤、黄连温胆汤、左金丸、半夏厚朴汤和胃降逆、清化郁热。癌毒热盛,一般周老选用解毒、化毒之品,而非攻毒之品,这有别于治疗颅内肿瘤等其他肿瘤,用药中常配以善走消化道的清热解毒、化痰祛瘀之品。热毒选用白花蛇舌草、石见穿、半枝莲、蚤休、急性子、威灵仙、山慈菇、藤梨根等;湿毒常用土茯苓、菝葜、石上柏、半边莲;痰毒常用法半夏、露蜂房、白毛夏枯草、炙僵蚕、地龙;瘀毒常用桃仁、刺猬皮、鬼箭羽、凌霄花等祛瘀解毒。

5. 辨证与辨病结合 周仲瑛教授倡导在中医整体观、辨证论治的指导下,同时参考现代西医认识,结合辨病治疗,来选方用药。辨证用药能因人而异,因地制宜;辨病用药可体现对导致食管癌的癌毒特异性致病因子的作用。在方中有针对性地选择蛇舌草、石见穿、半枝莲、丹参、黄连、八月札、瓦楞子、莪术等具有抗消化系统癌肿作用的药物。这既体现了中医辨证立方的思想,又提高了中医用药的针对性、有效性。

【验案精选】

案1

黄某,女,53岁。2012年11月14日初诊。

2009年12月食管癌根治术,术后伴有狭窄,病理示食管糜烂型低分化鳞癌,手术后未放化疗。2010年10月复查胃镜示吻合口狭窄,行支架置入术。2011年8月、10月行吻合口内镜下扩张术。2012年间断扩张治疗3次。刻下自觉食管常有疼痛,火辣不适,泛吐酸水,嗳气为舒,饮食仅食稀饭,面条亦不能下,饮水亦有泛出,大便干结日行,咳嗽有痰,舌苔中后部黄腻,舌质黯紫,脉细滑。

证属痰气瘀阻,津气两伤,和降失司。

处方:南北沙参各12g,大麦冬10g,太子参12g,丹参15g,旋覆花(包煎)6g,代赭石20g,法半夏15g,山慈菇15g,泽漆20g,独角蜣螂2只,炒莱菔子15g,黄连3g,吴萸3g,全瓜蒌15g,桃仁10g,煅瓦楞子20g,炙刺猬皮10g,公丁香(后下)3g。每日1剂。

服药21剂,烧心、泛酸减少,泛吐饮水消失,能进食面条。

按语:本例患者,证系痰气瘀阻,癌毒蕴结,复经手术脾胃气虚,术后食管狭窄,多次行吻合口内镜下扩张术,津气两伤,病情复杂,虚实夹杂,故选用复法大方治疗。综合益气养阴、和胃降逆、清热解毒、活血祛瘀等大法,方选沙参麦冬汤、旋覆代赭汤、小陷胸汤、左金丸等加减。对食管癌胸骨后疼痛、吞咽不畅,周教授善用炙刺猬皮,刺猬皮苦泄,降逆和胃,散瘀止痛。《本草纲目》谓刺猬皮"烧灰酒服用治胃逆,又煮汁服止反胃"。周教授用药精当,讲究发挥一药多能。由于患者烧心、疼痛、大便干结,选独角蜣螂,其性辛温,可通便、攻毒、破瘀止痛。辨病与辨证相结合,结合现代药理研究,选山慈菇、泽漆清热解毒。复法大方,组合有序,诸药合用,共奏良效。

案2

患者,男,66岁,已婚,退休。2008年8月20日初诊。

胸膈胀塞、吞咽困难半年。患者自2008年春节开始进食时吞咽困难,呈渐进性加重,经查诊为食管癌,2008年6月24日行"食管中下段鳞癌根治术",术中见胃左淋巴结转移 2/2,因血小板计数低(30×10⁹/L)而无法化疗。2008 年 7 月 22 日 CT 复查:食管癌术后改变,左侧胸腔中等量积液伴左下肺压缩性膨胀不全,右肺中叶、左肺舌叶陈旧性结核灶,脾大,胆囊壁稍增厚。查:白细胞计数 $3.47×10^9$/L,血红蛋白 115g/L,血小板计数 $42×10^9$/L。肿瘤标志物 CA125 155.57U/ml,余均正常。形体瘦弱,面黄小华,餐后胸膈胀塞不适,大便 1~2 日一行、时稀,舌苔薄黄腻,舌质黯红有裂纹,脉细。

证属脾胃虚败,生化乏源,痰气瘀阻。治拟扶脾补虚,和胃降逆,顺气化痰,祛瘀消肿。

处方:党参 12g,焦白术 10g,茯苓 10g,炙甘草 3g,仙鹤草 20g,鸡血藤 20g,薏苡仁 15g,肿节风 20g,地榆 12g,红景天 12g,灵芝 5g,法半夏 12g,花生衣 15g,当归 10g,炒枳壳 10g,木香 5g,砂仁(后下)4g,炙鸡内金 12g,地骷髅 15g,公丁香 3g。14 剂,每日 1 剂,水煎服。

二诊:2008 年 9 月 3 日。

药后可食面条,然胸膈阻塞不下,食入约 1~2 小时可通,大便时干时稀,舌苔黄薄腻,舌质黯红,脉小滑。

上方去地骷髅,加旋覆花(包)6g、代赭石(先煎)25g、急性子 10g、炒莱菔子 12g、八月札 12g。继服 14 剂。

三诊:2008 年 9 月 17 日。

饮食吞咽梗塞感减轻,腹胀好转,食纳知味,无嗳气,无泛酸,大便基本正常,仅腹泻 1 次,舌苔黄薄腻,舌质黯红隐紫,脉小滑。

守方加石见穿 20g、炙刺猬皮 15g、煅瓦楞子 20g、南沙参 10g。继服14 剂。

四诊:2008 年 10 月 15 日。

食管已通畅,餐后胃胀嗳气不多,大便多烂或干,舌苔中薄黄,舌质黯红、有裂纹,脉弦滑。

以 8 月 20 日方加石见穿 20g、炙刺猬皮 15g、煅瓦楞子 20g、南沙参 12g、山药 12g、炒六曲 10g。继服 14 剂。

五诊:2008 年 10 月 29 日。

复查血 CA125 53.53U/ml,铁蛋白 90.60ng/ml。胸腹部 CT 示:食管癌术后,左侧胸腔积液,右肺中叶及左下肺纤维灶,脾略大。血常规检查示:

白细胞计数 $3.53 \times 10^9/L$，血红蛋白 120g/L，血小板计数 $60 \times 10^9/L$。饮食吞咽顺畅，餐后胃中隐有痛胀，无胸闷咳嗽，稍有嗳气，大便正常，舌黯红，苔薄白，脉弦滑。

上方加泽泻 15g、冬瓜子 10g、冬瓜皮 15g、桑白皮 15g。继服 14 剂。

此后来诊，上方或加黄芪健脾益气，或加北沙参、大麦冬滋阴润燥，或加旋覆花、代赭石顺气降逆，或加冬凌草、老鹳草、白花蛇舌草解毒抗癌。2009 年 3 月 18 日复查血常规示：白细胞计数 $3.83 \times 10^9/L$，血红蛋白 141g/L，血小板计数 $64 \times 10^9/L$。肿瘤标志物示 CA125 39.42U/ml，余均正常。饮食可进稀饭、面条，食干饭时胸膈有梗塞感，嗳气。2009 年 4 月 15 日复诊，饮食可进干饭一小碗，餐后气滞不舒，吞咽顺畅，嗳气，二便调。2009 年 6 月 10 日饮食吞咽尚顺，无梗塞感，两肩臂痛，影响活动，加片姜黄 15g、炮穿山甲 6g 通络止痛。

2009 年 7 月 15 日及 2010 年 1 月 27 日复查肿瘤标志物均阴性，胸片示右侧胸膜增厚。目前患者能吃干饭 1 小碗，吞咽顺利，无梗塞感，精神状态亦可。

按语：本案患者手术时原发肿瘤具体情况不详，但有区域淋巴结转移，术后 1 个月 CT 复查见左侧胸腔中等量积液，无其他原因可解释，有可能为胸膜转移所致，因此病情当属中晚期，预后不良，又因血小板计数极低而难以化疗。本案患者在周师处服用中药达 2 年之久，病情得到有效控制，肿瘤标志物转阴，胸水吸收，自觉症状消失，精神状态可，生活质量明显提高。

根据饮食吞咽困难、咽下有梗阻感等临床表现，食管癌应属中医"噎膈"范畴。因内伤饮食、忧思郁怒、脏腑功能失调，三者相互影响，互为因果，导致气滞、痰阻、血瘀，而发为本病，日久可兼津亏、阴伤、气虚等。《素问·通评虚实论》云："隔塞闭绝，上下不通，则暴忧之病也。"《医宗必读·反胃噎塞》云："大抵气血亏损，复因悲思忧恚，则脾胃受伤，血液渐耗，郁气而生痰，痰则塞而不通，气则上而不下，妨碍道路，饮食难进，噎塞所由成也。"本案患者手术后出现血小板低，左侧胸腔中等量积液伴左下肺压缩性膨胀不全，形瘦面黄，餐后胸膈胀塞不适，大便时溏，舌苔薄黄腻，舌质黯红有裂纹，脉细。初诊时，周师从脾胃虚败，生化之源入手。盖脾胃为后天之本，气血生化之源。食管癌病位又主在胃，脾胃一虚，诸证蜂起。故治以四君子汤合薏苡仁健脾益气和胃以补后天之本,加半夏、木香、砂仁和胃降逆、行气化痰;合参、术、苓、草为香砂六君之意,炒枳壳、炙鸡内金、地骷髅、公丁香加强和胃降逆、理气化痰之力,仙鹤草、鸡血藤、肿节风、生地榆、红景天、灵芝、花生衣、当归养血活血化瘀、解毒消肿抗癌。全方合用,健脾胃、益气血,和胃降逆、顺气化痰,活血化瘀、消肿抗癌。之后根据病情变化,或合旋覆代赭汤、八月札、莱菔子、炒六曲降逆和胃、顺气化痰,或加石见穿、炙刺猬皮、煅瓦楞子、急性子、泽漆、冬凌草、老鹳草、白花蛇舌草解毒抗癌,或加黄芪、山药加强健脾益气之功,或合沙参麦冬汤滋阴润燥。通过扶正补虚,祛邪抗癌,缓缓图治,患者血小板升高,肿瘤标志物转阴,胸水吸收,病情得到有效控制。患者带病延年,生活质量明显提高。周师善用复法大方辨治恶性肿瘤由此可见一斑。

(董 筠 整理)

第三十章　颅内恶性肿瘤辨治经验

【概述】

颅内恶性肿瘤包括颅内的原发性肿瘤和身体其他部位癌肿转移到颅内的继发性肿瘤,临床以神经胶质瘤及肺癌、乳腺癌脑转移最为常见。CT、MRI 检查可以看到颅内占位性病变,肿瘤体积较小时可以没有症状,肿瘤增大后压迫神经或者致脑组织水肿时可以有肢体偏瘫、头晕、头痛、呕吐、视歧、抽搐等症状和体征,如果得不到及时有效的治疗,常在短时间内死亡。

周老认为,由于历史条件的限制,中医古代医籍中无类似颅内恶性肿瘤的病名,其证候见于头痛、头风、癫痫、中风、眩晕等疾病中。现代中医对颅内恶性肿瘤的诊断得益于现代医学检查手段的进步,因而在病名诊断上,应以"脑癌"名之,病理因素上有癌毒、风痰、瘀血等多种病理因素,治疗上倡复法大方,重视祛风化痰。

【临证要点】

1. 癌毒聚脑是致病主因,风痰相搏、痰瘀互结是致病特点　周老认为,癌毒是致成各种癌病的主要病理因素,脑癌也不例外。其癌毒或原发于脑,或源于其他脏腑的癌病,癌毒走注,侵袭至脑。毒邪与痰瘀相搏,致成脑部癌瘤。周师还认为脑癌的病理因素除了毒、痰、瘀外,还多风,盖头为清阳之府,高巅之上,唯风可到,痰随风行,风动痰应,风痰毒瘀,搏击于脑,是以脑癌患者多晕眩抽痉之风动证候。

2. 正气不足重在肝肾亏虚　癌病系邪实正虚之病。周老认为脑癌之形成,多由素体禀赋不足,肝肾亏虚,癌毒内生,痰瘀痹阻脑络或者癌病后期,他脏癌毒走注于脑府而形成。脑为髓海,肾者主骨生髓,若肝肾精血不足,不能上承养脑,则易为邪乘。是以脑癌患者,正气虚衰可能会有多个方面,而肝肾之不足,则更为突出。肝肾阴虚,精亏髓空,甚则阴损及阳,阴阳两虚,症见头昏目眩,头脑空痛,头重脚轻,步履蹒跚,腰酸膝软。故肝肾亏虚,髓海不足是其本,毒瘀风痰是其标。

3. 治疗上倡复方大法,尤重解毒祛风,化痰消瘀 脑癌患者正虚与邪实并存。周师认为,病至此,病重邪甚,邪气鸱张是病情不断恶化的主要因素,而邪实方面又常包含有癌毒、风痰、瘀血等多种病理因素。因而,周师主张以复法大方来治疗,即融合多种治法于一方,多点突破,多面围攻,攻补兼施。周师常集合解毒抗癌、活血化瘀、祛风化痰、补益肝肾等诸法于一方,祛邪消瘤,祛邪扶正,在攻补的主次上,重视祛邪。常用药有炙蜈蚣、炙全蝎、露蜂房、制白附子、山慈菇、法半夏、胆南星、僵蚕、泽漆、天麻、钩藤、白蒺藜、羚羊角粉、珍珠母、石决明、龙骨、牡蛎、紫贝齿、漏芦、鳖甲、龟甲,党参、黄芪、北沙参、麦冬等。

【验案精选】

案 1

周某,男,56岁。2003年11月26日初诊。

脑胶质瘤术后,至今6年,4年前复发,已在我门诊服用中药至今,头痛已经不显,头昏不尽,头颈左侧歪斜已轻,发作减少,视花,模糊,纳佳,大便不爽,舌苔黄薄腻,舌质黯红,脉小弦滑。

证属肝肾亏虚,风痰瘀阻,清阳失用。

处方:制白附子10g,制南星15g,炙僵蚕10g,炙全蝎5g,川芎10g,葛根20g,炙蜈蚣3条,土鳖虫6g,泽漆15g,山慈菇10g,漏芦15g,蛇舌草20g,太子参12g,大麦冬10g,石菖蒲9g,制大黄5g,桃仁10g,枸杞子10g,泽兰15g,泽泻15g。

二诊:2004年11月24日。

脑胶质瘤,经治病情减轻,但仍有头颈向左侧不自主歪斜,胃中冷,嗳气,大便正常,夜晚口中流涎,苔薄黄腻,质黯红隐紫,脉小滑。

证属肝肾亏虚,风痰瘀阻,肝胃不和。

上方改制大黄6g,加九香虫5g、法半夏10g、赤芍12g、高良姜6g、制香附10g、制附片5g、肿节风20g。

三诊:2005年4月8日。

右侧头部隐痛不尽,痛在头角、后脑,头昏不清,头颈不自主左侧歪斜发作基本少见,右大腿外侧时有麻木,尿黄不畅,大便偏烂,两目视糊,嗳气,胃部怕冷,苔黄薄腻,质黯红,脉小弦滑。

证属风痰瘀阻,肝肾不足,气阴两伤。

处方:制白附子10g,制南星15g,炙僵蚕10g,炙全蝎5g,川芎10g,葛根20g,炙蜈蚣3条,土鳖虫6g,泽漆15g,山慈菇12g,漏芦15g,熟大黄5g,桃仁10g,炙水蛭3g,蛇舌草20g,石斛10g,太子参12g,大麦冬10g,泽兰泻各15g,枸杞子10g,白薇15g,石菖蒲9g,法半夏10g,制香附10g,高良姜6g,吴萸3g。

四诊:2005年4月12日。

药后病情尚属稳定,头昏有减轻,右侧头角疼痛亦减轻,头颈向左歪斜现象发作较少,间隔时间较长,视糊,右腿足麻,苔薄黄腻,质红隐紫中剥脱,脉小滑。

证属风痰瘀阻,肝肾阴虚。

2005年4月8日方改熟大黄9g、炙水蛭4g,去高良姜,加黄连4g、煅瓦楞子20g、红豆杉15g、露蜂房10g、炒牛蒡子25g。另:复方马钱子胶囊,每次0.3g,每日2次。

五诊:2005年10月21日。

近来头昏不痛,头颈不自主左歪现象发作极少,行路稍有左偏,目花,右腿麻木,大便日行不畅、偏烂,尿有分叉、不爽,口干欲饮,苔黄薄腻,质偏黯,脉细滑。B超示膀胱壁稍糊、前列腺肥大。

2005年4月8日方改熟大黄8g、水蛭4g,去高良姜,加煅瓦楞子15g、露蜂房10g、泽兰15g、泽泻15g。另:马钱子胶囊,每次0.3g,每日2次。

之后,仍以服用上方出入调理,头已不昏,肢麻亦渐有改善,病情稳定。

按语:中医认为脑为奇恒之腑,诸阳之会,位高而属阳,十四经之手足三阳经均交会于巅顶,故巅顶有"百会穴"之称。头属阳而脑属阴,阳气盛而阴邪不得入,正气虚则邪气乘虚而入,邪气入头,上入脑络,故头痛、眩晕,吐逆,甚至昏仆不知人。《类经》指出:"五脏六腑之精气,皆上升于头,以成七窍之用,故为精明之府。"

周师指出,本病尤与肾及肝关系密切,因肾与脑密切相关,肾主骨生髓,肾精充则脑海足。由于先天不足、房劳、惊恐伤肾、久病及肾,致肾脏亏虚,脑失所养,诸邪易乘虚而入,"脑为髓之海……髓海不足,则脑转耳鸣,胫酸眩冒,目无所见,懈怠安卧"(《灵枢·海论》),且肝肾不足则水不涵木,虚风内生,与痰瘀相搏,上扰清空,格阻脑络,脑部清阳之气失用,久而久之,发为癌肿。病理特点有二:其一,本病是以肝肾亏虚为本,风痰瘀毒热为标。肝肾亏虚则髓海失养,诸邪可乘虚而入;风痰瘀毒热等均为化生之邪,为本病之标。临床上"本证"不一定表现得突出,有时仅仅表现为头昏、视糊、腰脊酸软等,而"标证"往往比较明显,如头痛、恶心呕吐、偏瘫等,故在治疗时宜有所侧重。其二,本病往往多证相兼,尤重风毒二邪,"巅顶之上,惟风独到",故脑为清明之府,属阳中之阳,故脑瘤多与风相关,然风痰瘀热搏结,不独生瘤患,若能致癌则必与毒邪相结,亦谓之"癌毒"。其具备伏毒的特性:隐伏、缠绵、暗耗、暴戾、多变等特点,一旦罹患,则胶着难解,或潜于脏腑经隧,或充斥三焦,或深入骨髓经脉,耗损正气,如此反复,则毒与日俱增,机体愈虚,终致毒盛正损,气阴难复之恶境。因此,在本病之中,风与毒两个致病因素起着至关重要的作用。

本案为胶质瘤术后复发病例,风痰瘀阻,清阳失用,当属主要的病理因素,而肝肾亏虚是其病理基础,气阴两伤是其病理演变结果。周师从风痰瘀阻,清阳失用,肝胃不和进治,药用白附子、制南星、泽漆、山慈菇等祛风化痰,炙僵蚕、炙全蝎、蜈蚣、九香虫等虫类药搜风通络;漏芦、蛇舌草等解毒散结;大黄、桃仁等活血散瘀;兼以太子参、麦冬等益气养阴。因有胃冷、嗳气,故在治疗本病的基础上佐以高良姜、制附子、吴茱萸温中和胃。值得一提的是,马钱子有大毒,但炮制正确、用量适当,对脑部肿瘤确有一定作用。至于兼症又当随症佐药。此例用中药治疗后一是头痛缓解,二是头颈不自主向左侧扭至十去七八,三是病情获得长期控制稳定。

另外,周师指出,牛蒡子对于脑水肿引起的颅内压增高所致头痛有较好的缓解作用,用量宜大,20~25g。如果脾虚便溏者则非所宜,因本药性寒质润。马钱子为周师治疗脑肿瘤的常用药物,但因马钱子有大毒,所以在临床上较少应用,周师指出本药有较好的抗肿瘤作用,尤其是治疗脑部肿瘤,有通经络、消结肿之功效,对于风痰阻络所致偏瘫、语謇等疗效较好;另外,本药还有较好的止痛作用。本药不入汤剂,炮制后装胶囊,以每服0.3g为宜。

案2

刘某,男,43岁,脑膜瘤术后。2001年6月19日初诊。

1999年因巨大脑膜瘤手术后做伽马刀2次,尚有部分残余,近2个月两侧头痛,视糊,手足心热,大便溏,日三四次,尿黄,苔薄质黯红,脉小弦滑。

辨证当属风痰热毒瘀阻,清阳不展。

处方:水牛角片(先煎)15g,赤芍10g,大生地12g,丹皮10g,白薇15g,炙全蝎5g,炙蜈蚣3条,制南星10g,炙水蛭5g,炮山甲(先煎)6g,炙僵蚕10g,山慈菇12g,泽兰15g,泽泻15g,杞子10g,天冬10g,露蜂房10g,川芎10g。

二诊:2001年10月29日。

服药2个月余,头痛缓解,视糊减轻,手足心发热,大便正常,苔黄质黯衬紫,脉细滑。

证属风痰热毒瘀阻,肝肾下虚。

用2006年6月19日方改杞子15g,加地骨皮12g、黄柏10g、知母6g、制龟甲(先煎)10g。

三诊:2001年12月17日。

脑膜瘤术后头痛,经治缓解,右目视糊减轻,稍有胀感,苔黄质黯脉细滑。两足心热,大便不溏,日2次,舌苔薄黄质黯红,脉细滑。CT复查病灶稳定。

证属风痰热毒瘀阻,肝肾阴伤。

处方:炙鳖甲(先煎)15g,白薇15g,山慈菇15g,泽漆15g,泽兰泻各12g,炙蜈蚣3条,炙僵蚕10g,制南星10g,天麦冬各10g,天花粉12g,蜂房10g,炙全蝎5g,炙山甲(先煎)6g,丹皮10g,大生地15g,川芎10g,川石斛10g,甘杞子10g,黄柏10g,知母10g,山萸肉10g,熟枣仁25g,地骨皮15g,土鳖虫5g,煅瓦楞子15g。

此后以此方为基础,失眠,加苦丁茶10g、夜交藤25g;尿频,加用覆盆子 12g、煨益智 10g。用约半年,2002 年 5 月 29 日再诊:5 月 26 日 MRI 复查认为脑膜瘤伽马刀术后与 2001 年 12 月 6 日片相比相仿,未见新病灶,且原病灶有缩小。经治疗,自觉症状不多,头痛未发,视力不糊,视物清晰,口不干,面无烘热,食纳知味,大便稍软,尿黄,睡眠尚可,苔黄舌质黯红,脉细弦滑。

辨证为热毒瘀阻,肝肾阴伤。

处方:水牛角片(先煎)15g,炙鳖甲(先煎)15g,白薇 15g,赤芍 10g,大生地 15g,丹皮 10g,黄柏 6g,知母 6g,炙蜈蚣 3 条,炙僵蚕 10g,制南星 10g,炙全蝎 5g,蜂房 10g,炮山甲(先煎)6g,山慈菇 15g,土鳖虫 5g,泽兰泻各 12g,泽漆 12g,夜交藤 20g,煨益智 10g,天麦冬各 10g,天花粉 12g,杞子 12g,红豆杉 20g,葛根 15g,焦白术 15g。

持续治疗至今并随诊,患者病情稳定,无病灶扩大与转移,临床症状基本消失,治疗有效。

按语:脑膜瘤为颅内肿瘤的一种,发病率约为脑部肿瘤的 13%~19%,临床有良恶性之分。目前是西医以手术切除为主要治法。但因本病来源于各种脑膜组织,组织类型复杂,临床症状多样,肿瘤完全切除率低,故中医药治疗是很好地减缓症状、防止复发的手段。本例病人为脑膜瘤术后,尚有部分瘤组织残余,临床以头痛、视糊、手足心热为主症,当属"头痛",由风痰热毒瘀阻,肝肾阴伤所致。故治疗予以凉血清热解毒的水牛角片、赤芍、大生地、丹皮、川芎,搜风祛痰化瘀通络的全蝎、蜈蚣、制南星、土鳖虫、炙水蛭、炮山甲、炙僵蚕,配合养肝肾之阴的杞子、天麦冬,滋阴降火之黄柏、知母,不忘以山慈菇、露蜂房、泽漆抗癌解毒,防肿瘤的增大、复发与转移。治疗效果满意。

案 3

单某,男,38 岁。2008 年 12 月 17 日初诊。

去年 10 月初胸闷,CT 查见右上肺占位,2007 年 11 月 24 日在上海胸科医院手术。病理示肺腺癌,化疗 6 次。今年 10 月 4 日在上海 411 医院 MR 查见:颅内占位,考虑为转移瘤。行伽马刀治疗。目前稍有咳嗽,有痰色白,胸闷,剑突下和右胁肋痛,偶有头痛,口干唇燥。舌苔中部淡黄腻,舌质黯,脉小滑。

证属痰瘀郁毒阻肺,走注于脑,肺虚络损,气阴两伤。

处方:炙鳖甲(先煎)15g,南北沙参各12g,大麦冬10g,太子参12g,生黄芪12g,山慈菇15g,猫爪草20g,泽漆15g,肿节风20g,法夏10g,制南星10g,炙僵蚕10g,蛇舌草20g,半枝莲20g,桃仁20g,光杏仁10g,露蜂房10g,八月札12g,旋覆花5g,茜草根10g,炒苏子10g,仙鹤草15g,炙款冬10g。28剂。

二诊:2009年1月14日。

病情同前,口干好转,咳嗽不甚,纳谷二便尚调,舌苔淡黄腻,舌质黯红,脉细滑。

邪深病顽,守法继图。

处方:炙鳖甲(先煎)15g,南北沙参各12g,大麦冬10g,太子参12g,生黄芪12g,山慈菇15g,猫爪草20g,泽漆15g,肿节风20g,法夏10g,制南星10g,炙僵蚕10g,蛇舌草20g,半枝莲20g,桃仁20g,光杏仁10g,露蜂房10g,八月札12g,旋覆花5g,茜草根10g,全蝎5g,蜈蚣3条。28剂。

此后治疗,周师均以上方为基本方加减,至2009年6月10日来诊诉右背后痛缓解,左腰肾还酸,不能久坐,稍有咳嗽,偶有意念性头痛,右胸隐痛,食纳尚好,二便正常。苔薄略黄、质黯红,脉细弦滑。

1月14日方改黄芪20g、制南星15g,加九香虫5g、鸡血藤15g、川断15g、白毛夏枯草12g。28剂。

按语:本案患者肺癌脑转移,年龄轻,病期晚,病情重。周师认为癌毒痰瘀郁伏于肺,走注于脑,邪毒势盛,正气亏虚,又因为手术及放疗、化疗的损伤,正气愈发不足,气阴两亏。是以治疗上必须兼顾,以复法大方图之。方中炙鳖甲、南北沙参、大麦冬、太子参、生黄芪益气养阴;猫爪草、泽漆、肿节风、蛇舌草、半枝莲、露蜂房、白毛夏枯草、全蝎、蜈蚣、仙鹤草解毒抗癌;法夏、制南星、炙僵蚕、炙款冬化痰散结;桃仁、光杏仁、八月札、旋覆花、茜草根、炒苏子、九香虫、鸡血藤化瘀和络。融多法多药于一方,最多时药用至近30味,但法虽多而不乱,药虽多而不杂。药后患者病情得以稳定,虽然未能消除肿瘤,但能带瘤生存,一般状况良好,取得了较好的延年减症的治疗效果。至笔者整理此案时,仍然在继续治疗中。

顾某,女,64 岁。1995 年 10 月 18 日初诊。

近 3 个月来头巅昏痛,今年 9 月 29 日在南京军区总医院做磁共振检查确诊为"脑底脊索瘤,位于枕骨斜坡处,大小 5.2cm×4cm×4.6cm,伴有脑积水、脑萎缩、脑梗阻"。目前自觉头昏眩晕,视物晃动,流泪,左眼睑下垂,后脑颈项僵硬酸痛,转动不利,晨起恶心欲吐,咳嗽有痰,口干饮水不多,周身浮胀,行路不稳,大便数日 1 行,或有手麻,舌苔黄薄腻,舌质黯红,脉细。

证属癌毒上攻,风痰瘀阻,清阳失用,肝肾下虚。

先拟益气升清、化痰祛瘀、息风通络为主,兼补肝肾。

处方:葛根 15g,生黄芪 15g,川芎 10g,陈胆星 10g,竹沥半夏 10g,制白附子 9g,制大黄 6g,桃仁 10g,炙鳖甲(先煎)15g,炙僵蚕 10g,炙蜈蚣 3 条,漏芦 12g,杞子 10g。

药后曾有 2 次腹泻,但泻后反觉舒适。服药半月,头晕头痛减轻,恶心、咳嗽不著,目花少作,偶有肢麻,时欲呵欠,苔黄中腻、质黯红,脉细滑。

拟从痰瘀上蒙,清阳失用,久病正虚治疗。原方改制大黄 3g,加泽漆 10g、炙水蛭 5g。继服 1 个月,头痛眩晕、目花、咳嗽诸症均平,唯咽干,大便稍结,苔黄中薄腻质黯,脉细。

法转益气养阴、化痰祛瘀、扶正解毒。

处方:葛根 15g,黄芪 20g,川芎 10g,陈胆星 10g,炙僵蚕 10g,天花粉 15g,炙蜈蚣 3 条,漏芦 12g,桃仁 10g,杞子 10g,炙鳖甲 12g,川石斛 12g。

调治 1 个月,病情稳定,自觉症状,无明显不适。

嗣后一直从息风祛痰、化瘀消癌、滋养肝肾、益气升清复法治疗,病情稳定,脑部病灶逐渐缩小。1996 年 9 月 6 日 MRI 提示右侧斜坡脊索瘤体较前缩小约 1cm,1999 年 4 月 6 日 MRI 复查脊索瘤肿块缩小至 3.6cm×2.6cm×3cm,2001 年 10 月 17 日 MRI 复查示病灶约 2cm×3.2cm×4cm,2002 年 10 月 23 日南京脑科医院复查 MRI 示"上斜坡处肿块约 2.5cm×2.4cm×3.2cm,形态不规则。对照历年变化逐渐趋向缩小,病情稳定控制。目前仍定期来门诊巩固治疗。

按语:巅顶之上,唯风可到。患者高年肝肾亏虚,癌毒乘虚驾风上攻。癌毒盘踞,血行失畅,终成癌毒风痰瘀阻清空,经络失司,清阳不升之证,故治疗离不开息风祛痰、活血化瘀、消癌解毒及益气升清、滋养肝肾之复法大方,以挟药多力宏之综合优势,遏制癌毒的生长发展。由于辨证精当,因而不但诸多不适症状随药而解,而且脑部实质性病灶亦逐渐消散,诚为标本同治之范例也。

（张成铭　整理）

第三十一章 原发性肝癌辨治经验

【概述】

原发性肝癌是指发生于肝细胞或肝内胆管上皮细胞的癌变,是我国常见恶性肿瘤之一。据统计,全世界每年死于肝癌的患者约 26 万人,其中我国占 42.5%。肝癌具有高度恶性,进展快,侵袭性强,预后差,病死率高等特点。肝癌的病因至今尚未十分明确,医学界认为是多种因素共同作用的结果,主要与乙型肝炎病毒、丙型肝炎病毒、黄曲霉素、饮水污染、某些微量元素缺乏等有关。目前医学界以肿瘤的大小划分,直径小于 5cm 或多发肿瘤中数目少于 3 个,且 3 个直径之和小于 5cm 为一类,称为早期肝癌或小肝癌;直径大于 5cm 或数目多于 3 个,而直径之和大于 5cm 的另为一类,称为中晚期肝癌。小肝癌患者术后的 5 年存活率高达 70%~80%,明显高于其他治疗方法,如手术切除、介入治疗等,5 年以后复发几率非常小,几乎为零;而晚期肝癌患者因为有复发风险,术后的 5 年存活率还不到 50%,约 30%,且一般只能活 1~2 年。

周仲瑛教授认为,肝癌属于中医的"肥气""肝积""黄疸""鼓胀""胁痛""癥气"等范畴,病理因素表现为湿浊、湿热蕴结,痰凝毒瘀郁结肝胆,致使肝胆疏泄不利。治拟益气养阴,化痰祛瘀,软坚散结,扶正抗癌,清热解毒等综合治疗。

【临证要点】

1. 多因相合,癌毒内生为原发性肝癌致病关键 周老认为,肝癌的形成是一个极其复杂的病理过程,"癌毒"是与肝癌直接相关的首要病理因素,贯穿疾病发展的始终。一方面癌毒形成,蕴结体内,气血运行不畅,胁肋气机阻滞,可见胁痛隐隐、胀闷不舒;血瘀脉络,结而成块,瘀血滞留局部,痛如针刺,固定不移,继而血瘀水停,水泛为肿;或日久蕴热,胆汁不循常道,发为黄疸等诸多变证。另一方面,癌毒还掠夺体内精微物质自养,致气血津液亏虚,机体失于濡养,脏腑功能不足,肺虚则见咳嗽短气,脾虚则见乏力消瘦,肝虚则筋骨酸软、目涩爪枯、女性月事不调,心虚则心悸、易惊,肾虚则腰膝酸软、水肿等,最终可有大肉尽脱、大骨枯槁的恶病质表现。

2. 邪实正虚,虚实夹杂为原发性肝癌的基本病理状态　周老指出:从肝癌患者的症状表现来看,既有邪实、病邪乖张的一面,如胁部肿块、局部疼痛、胸腹闷胀、目睛尿黄染、发热、烦躁不安等;亦有正虚、正气不能抗邪的一面,如倦怠乏力、少气懒言、形体消瘦、自汗、盗汗等。从所致癌毒病理因素的多样性可以发现,气滞、血瘀、痰凝、湿聚、火郁热毒致病,临证皆多发为邪实表现;从癌毒耗气伤阴,久病或禀赋正气不足,手术化疗伤正而言,肝癌患者又常出现一系列的虚弱征象,多以气阴两伤、气血不足、脾胃虚弱、肝肾阴虚为主。总体而言,邪实正虚,本虚标实,因虚致病,因邪致实,因实致虚,虚实夹杂是肝癌病理性质的总概括。一般而言,早期以实为主,中、晚期以虚实并重为主。从个体肝癌患者正虚邪实究竟孰轻孰重,邪实何轻何重,则取决于多种因素的影响,如致病原因的种类、癌毒偏于何种病理因素及其性质为何、素体阴阳的偏盛、疾病时期的早晚等。概言之,肝癌虽表现为局部结块、肝胆之变为主,实际上是脏腑功能失常、气血失调的全身性疾病。其标为实,其本为虚。

3. 病位在肝胆,涉及脾胃肾是原发性肝癌病变所在　肝合胆,邪犯肝胆,疏泄失司,可出现胁痛、口苦、恶寒、发热之症;中焦蕴热,积于肝胆,湿热留恋,胆汁泛溢,则可出现目睛黄染、肤黄、尿黄等黄疸之征;情志内伤,肝失疏泄,气血运行不畅,气滞、血瘀,则情绪急躁易怒,或忧郁难解,出现胁肋胀满、刺痛诸症;多因相杂,各种病理因素胶结不解,癌毒内生,死血、顽痰、邪毒在肝胆暗结"恶肉",腹部积块乃生,肝癌即成。脾胃为后天之本,脾运失健,常见食纳欠馨、纳食减少、厌食油腻、脘腹胀满、腹泻便溏等症;胃失和降,则多见恶心欲吐、呕吐食物、胃脘不舒。脾主四肢,脾运不健,不能化生精微,肌肉肢体失养,可导致机体乏力,困重不适。肝胆与脾胃同居中焦,脾胃的运化功能有赖肝胆疏泄,故肝胆之病易于传变至脾。在肝癌病程中,癌毒中的各种病理因素或皆有表现,或有偏盛突出,但皆蕴于肝胆。故肝癌在病程中的不同阶段、不同程度地表现出肝脾失调、肝胃不和、脾胃虚弱之症状。因此,本病病位在肝胆、脾胃。肝肾乙癸同源,肾为先天之本,脾为后天之本。肝癌癌毒伤正,肝脾不调,肝阴暗伤,穷必及肾。许多中晚期肝癌患者常出现气短乏力、倦怠不支、纳少、便溏、形体羸瘦、面色晦暗无华、潮热盗汗、鼻衄、头晕耳鸣、舌红少津、苔花剥或光亮无苔、脉弦细数等气阴不足、气血亏虚、脾胃亏虚、肝肾不足之象。因此,肝癌病位不仅涉及脾,与肾亦密切相关。

4. 清化湿热、化瘀解毒为原发性肝癌的基本治疗大法　湿热留滞是本病慢性化的重要原因,湿热郁久成毒,化热伤阴。周老认为,本病的主要病理因素为湿热瘀毒结聚,治疗以清化湿热、化瘀解毒为主,病机复杂,多法并进。

周老认为,癌毒致病,病机错综复杂,各种病理因素因果相关,虚实夹杂,实证有气滞、痰阻、血瘀、湿聚、热郁等,虚证又有气阴两伤、气血亏虚、阳虚气弱、阴阳两虚等,临床难以用一方一法来治疗。周老提出"复法大方"是治疗本类疾病的一种有效途径,其中"复法"是针对各种病理因素夹杂的情况而设,表现为症状杂、证候多、病理因素间互为因果,此时必须将多种治疗大法熔为一炉,复合而成。周老在肝癌的治疗中,多根据患者不同的病程阶段、证候特点,灵活运用活血化瘀、清热解毒、化痰散结、疏肝理脾、益气养阴、健胃助运等治疗大法。针对癌毒,有的放矢地选择药物。癌毒为病,走窜脏腑经络,周老在临床治疗癌毒时,针对癌毒侵犯不同机体部位和致病性质,选用特定的抗癌毒药物,同时辅以化痰软坚、培补正气之品,调理脏腑功能,达到治疗作用。在肝脏癌毒的治疗中,周老临床多选用白花蛇舌草、山慈菇、土茯苓、红豆杉、制南星、白毛夏枯草、炙蟾皮。热毒重者,选用蛇舌草、山慈菇、漏芦、半枝莲;瘀毒重者,选用炙蜈蚣;痰毒重者,可予制南星、炙僵蚕等。偏于血分者,配伍炙水蛭、土鳖虫、炮穿山甲、莪术;兼有气分者,配伍八月札、路路通。肝癌患者多见湿热瘀郁,结聚不散,抗癌毒的同时,周老临证常用茵陈、虎杖、垂盆草、鸡骨草、酢浆草、蒲公英、水红花子、苦参、石打穿、肿节风等清热祛湿、活血化瘀之品。

5. 清化湿热、化瘀解毒法与其他治疗方药的配合运用

(1) 与滋阴益气法的配合应用:肝为刚脏,赖肾水以滋养。如肾阴不足,水不涵木,或肝郁化火,火甚伤阴,均可导致肝肾阴虚诸症。如肢麻,头

昏,四肢筋挛拘急,耳鸣,面部烘热,午后颧红,口燥咽干,少寐多梦,舌质红干少津、苔少,脉细弦数等。治疗在清化湿热、化瘀解毒的同时,常配以柔肝滋肾,育阴潜阳,而肝肾并治。

（2）与疏肝理气法的配合应用:肝主疏泄,喜条达而恶抑郁,若木失条达,疏泄无权,气机阻滞不畅,经脉痹塞,则为痞为积。临床常见:胁痛,时或胀痛或刺痛,嗳气频频,呕吐吞酸或呕出黄绿苦水,腹痛便泄,便后不爽,苔薄,脉弦。治疗在清化湿热、化瘀解毒的同时,常配以疏肝理气,散郁消积,而条达肝木。

（3）与辛味通络法的配合应用:积伤入络,气血皆瘀,则流行失司。血败瘀留,损及营络,久病之人必伤及脉络,致"气钝血滞,日渐瘀痹,而延癥瘕"。其治疗大法"通血脉,攻坚垒,佐以辛香,是络病大旨"。故在治疗上,清化湿热、化瘀解毒的同时,加入辛味通络的药物,以通脉络养气血。"藉虫蚁血中搜逐,以攻通邪结。""食血之虫,飞者走络中气分,走者走络中血分,可谓无微不入,无坚不破。"

（4）与健脾益气法的配合应用:肝随脾升,胆随胃降,肝木疏土,助其运化,脾土营木,成其疏泄之用,肝郁气滞,亦可乘侮脾胃,脾胃不健,肝气常易乘虚侵犯。临床常见腹痛,腹泻,腹胀肠鸣,纳差,嗳气,苔薄,脉弦缓。见肝之病,知肝传脾,当先实脾。治疗在清化湿热、化瘀解毒的同时,常配以健脾益气,调理肝脾,而扶土抑木。

【验案精选】

案1

吴某,男,20岁,江苏盐城人。2011年8月10日初诊。

乙肝病史10多年,去年底自觉胃中不适,服用和胃药,今年6月当地查见肝占位,在上海中山医院手术,术后1个月去东方肝胆医院行介入治疗。病理:左肝肝细胞肝癌,分化二～三级。诊断:原发性肝癌切除术后,肝炎后肝硬化,乙肝病毒携带者。血常规:WBC 2.96×10^9/L,RBC 4.38×10^{12}/L,PLT 80×10^9/L,AFP＞121μg/L,CA19-9 51U/L,CEA 3.1μg/L。ALT、AST正常,TBA 38.8μmol/L,γ-GT 117U/L。介入后5天,身热持续未解,测温 38.8℃上下,先冷后热,用药汗出热退,胃中嘈杂不舒,恶心,大便干结,尿黄,舌苔黄、中后部腻,舌质红、中裂,脉细滑。

证属湿热瘀毒互结,肝脾两虚,枢机不和。

处方:柴胡 10g,黄芩 10g,青蒿(后下)20g,法半夏 10g,太子参 10g,生大黄(后下)5g,茵陈 15g,炒枳实 10g,全瓜蒌 15g,蛇舌草 20g,半枝莲 20g,龙葵 20g,南北沙参各 10g,藿香 10g,芦根 15g,鸭趾草 20g,广郁金 10g。14 剂。

另:片仔癀 3 盒,每次 0.6g,每日 2 次。

二诊:2011 年 8 月 31 日。

药服 3 天热退,寐差,仅睡 2~3 小时,入睡难,早醒,纳差,二便正常,舌苔黄,中部腻,质黯红,有裂,脉细滑。8 月 22 日肝功能:ALT 27.2U/L,AST 43.4U/L,AKP 155.9U/L,γ-GT 113.8U/L,AFU 48.2μmol/L。B 超:肝硬化,肝内高回声,考虑术后改变。

证属湿热瘀毒互结,肝脾两伤。

处方:柴胡 10g,炒黄芩 10g,法半夏 10g,黄连 4g,吴萸 3g,煅瓦楞子 20g,太子参 10g,蛇舌草 20g,半枝莲 20g,石打穿 20g,龙葵 20g,南北沙参各 10g,夜交藤 20g,合欢皮 15g,山慈菇 12g,制南星 12g,地肤子 15g,泽漆 15g,莪术 10g。14 剂。

另:片仔癀 3 盒,每次 0.6g,每日 2 次。

按语:本例患者,年仅 20 岁,肝炎后肝硬化,肝癌切除术后介入治疗,高热不退。周老辨为湿热瘀毒互结,枢机不和,肝脾两虚。病在少阳,兼有阳明腑实,急则治其标,方选大柴胡汤加减,和解少阳,内泻结热,3 天热退。再以小柴胡汤合左金丸,和解少阳,清肝泻火,配合益气、养阴、化湿、安神、祛痰、清热解毒等法,复方多法并施,扶正祛邪兼顾,积小效而奏大功。

案 2

徐某,男,65 岁。2004 年 7 月 29 日初诊。

有慢性乙肝病史多年,2004 年 5 月体检发现左肝 6.5cm×5.5cm 肿块,2004 年 6 月 3 日于某肿瘤医院手术切除左肝及胆囊,术后甲胎蛋白(AFP)从 26μg/L 上升至 377μg/L,昨日复查 AFP 928μg/L。患者目前自觉尚好,眠食俱佳,肝区不痛,二便正常,尿黄。

周老辨证为湿热毒瘀互结,气阴两伤;治拟益气养阴,清化湿热毒邪。

处方:炙鳖甲(先煎)15g,太子参12g,天麦冬各10g,枸杞子10g,仙鹤草15g,炙女贞子10g,旱莲草10g,生地黄12g,川石斛10g,白花蛇舌草20g,半枝莲20g,漏芦15g,山慈菇15g,莪术6g,八月札12g,炙鸡内金10g,蜀羊泉20g,土鳖虫5g。

2004年9月27日复诊:自觉症状不显,食纳良好,二便正常。复查AFP 17.2μg/L,乙肝"两对半"病毒指标"大三阳"转为"小三阳"。后继续服用中药调理巩固。

按语:肿瘤的治疗有时无证可辨。本例患者术后无明显自觉症状,苔、脉、二便及眠食俱佳。周师指出此时宜从病因病机入手,认为肝癌的发病多与慢性肝病有关,疏泄失司、肝脾两伤、湿阻热郁、耗气伤阴为其总的病机,或有偏胜,或有兼证,虚实不明显者,以两调为主。本例术后正气已伤,AFP不降反升,有癌毒复萌之兆,故方中以益气阴、补肝肾之鳖甲、太子参、麦冬、枸杞子、生地黄、二至丸等为主肝肾同补,气阴兼顾;以化痰散结、解毒抗癌之白花蛇舌草、漏芦、半枝莲、蜀羊泉为辅,以祛邪安正;配以八月札、莪术及土鳖虫理气活血。诸药相合,收效较好。本例为病因病机辨证、随因而治的案例。

案3

贾某,女,63岁。2011年11月23日初诊。

患者2001年因胆结石行胆囊切除术,术中发现肝硬化。2004年因精神创伤,长期不舒,少寐不饥,2010年住院治疗期间查见肝硬化腹水。2011年11月18日CT示:肝右叶多发占位,考虑原发性肝癌,肝硬化,脾大,腹水。左侧胸腔积液,脾静脉、门静脉扩张。血CA125 264.9U/L,AFP 3.5μg/L,CEA 2.2μg/L。刻下:自觉周身经脉堵塞不舒,胃脘胀满,纳差,舌质黯红,苔黄、中后部腻,舌面罩灰,脉细弦滑。

证属肝失疏泄,久病入络,气滞湿阻。

处方:醋柴胡5g,赤芍10g,青皮10g,香附10g,八月札12g,旋覆花5g,片姜黄10g,茜草根10g,煅瓦楞子25g,路路通10g,厚朴5g,法半夏10g,九香虫5g,莪术10g,泽兰泻各15g。

二诊:2011年12月21日。

周身经脉堵塞感减轻,但仍胃胀不舒,大便日 2 次,食纳知味,口苦,尿黄偏少,舌苔黄腻微灰,脉小弦。

上方加焦白术 10g、炒枳壳 10g、鸡血藤 15g、天仙藤 5g,去九香虫。

按语:肝癌右胁胁掣痛,经脉堵塞感,胃脘胀满,纳差为临床常见症状。周老辨为肝失疏泄,久病入络,气滞湿阻。常以叶天士之辛味通络法调治,柴胡疏肝散、香附旋覆花汤、兰豆枫楮汤等是他常选用的方子。《温病条辨》:"伏暑、湿温胁痛,或咳,或不咳,无寒……香附旋覆花汤主之。"江尔逊认为香附旋覆花汤的典型适应证为:胸胁掣痛——牵扯作痛,移动体位则疼痛加剧。本患者以上三方加减使用,周身经脉堵塞感减轻迅速。治病抓主症,对患者治疗信心的建立,具有至关重要的意义。

案4

朱某,男,55 岁。初诊:2001 年 9 月 19 日。

2000 年 6 月 8 日体检发现"肝右叶高分化肝癌",行肝癌切除术。术后第 9 天介入化疗。今年 8 月中旬,复查紧邻原病灶处又见肝癌病灶,未能手术化疗。刻下:自觉症状不多,但面黄不华,疲劳乏力,检查肝功能、AFP、两对半均为正常。苔淡黄腻质黯,脉细弦数。

拟从扶正抗癌,清热解毒,化痰消结治疗。

处方:炙鳖甲(先煎)10g,土鳖虫 5g,莪术 10g,蛇舌草 25g,石打穿 25g,半枝莲 25g,漏芦 12g,山慈菇 15g,生黄芪 15g,天冬 12g,枸杞子 10g,鬼馒头 15g,灵芝 6g,炙蜈蚣 3 条,仙鹤草 15g,生薏苡仁 20g,生白术 15g,制南星 10g。21 剂,水煎服,每日 1 剂。

二诊:2001 年 12 月 12 日。

CT 复查肝右叶病灶从 4.5cm×5.0cm 缩小到 3.0cm×4.0cm,AFP(−),肝功能(−),自觉肝区隐痛,食纳,二便正常,梦多,精神尚可。舌苔淡黄腻质紫,脉小弦滑。

治守原意加味。9 月 19 日方加炙蟾皮 5g、鸡血藤 20g、八月札 12g、泽漆 12g、枸杞子 12g,改生黄芪 20g、仙鹤草 20g。服法同上。

三诊:2002 年 3 月 6 日。

CT 再次复查肝右叶肿块缩小至 2.7cm×3.3cm,肝区隐有痛意,天阴不适,天晴稳定。余无任何不适,食纳知味,腹部不胀,二便正常,面色欠华。

苔薄中部稍腻,质稍红,脉小滑兼数。

拟从扶正抗癌,消瘀解毒。

处方:炙鳖甲(先煎)15g,土鳖虫5g,莪术10g,蛇舌草25g,石打穿25g,漏芦12g,山慈菇15g,黄芪25g,枸杞子10g,炙蜈蚣3条,灵芝9g,炙蟾皮5g,制南星10g,八月札12g,泽漆12g,炙鸡内金10g,水红花子12g。服法同上。

四诊:2002年8月14日。

B超复查肝右叶肿块缩小至2.0cm×1.9cm,甲胎蛋白(-),体重稍增,肝区不痛,腹不胀,口稍苦,入睡较难。近查血糖8.7mmol/L,病情稳定。目前再次住八一医院,注射无水酒精。苔黄薄腻,质黯,脉小弦。

3月6日方加生黄芪12g、地骨皮15g、合欢皮15g、生薏苡仁20g、茜草根15g。服法同上。

五诊:2002年10月23日。

在八一医院复查B超;肝右叶肿块消失,空腹血糖9.4mmol/L,血小板计数降低,肝区间有不适,口干,稍有饥感。苔黄薄腻,质红偏黯,脉小弦滑,面黄欠华。注射无水酒精4次。

3月6日方加生地12g、地骨皮15g、花生皮10g、女贞子10g、旱莲草10g。服法同上。

经过近9年的随诊,基本方为2001年9月19日方。根据出现的兼夹症状,加减调理。现患者食纳如常,多次腹部B超示病灶逐渐缩小,甲胎蛋白(AFP)、癌胚抗原(CEA)、肝功能均(-)。

按语:本病属痰湿热毒瘀互结,凝滞脉络,日久发为积聚、癥瘕,累及肝脏之疏泄,脾之健运。面黄不华,肝区隐痛,口苦,苔淡黄薄腻,质黯,脉细弦为湿热瘀毒蕴结肝脏,影响疏泄功能之征;"见肝之病,知肝传脾",肝病日久,横逆乘脾,则见食纳平平,腹胀、矢气多。癌毒易耗伤元气及阴津,且化疗也易伤气血,表现气阴两伤,见疲劳无力、口干等。治拟益气养阴,化痰祛瘀,软坚散结,扶正抗癌,清热解毒等综合治疗。方中以八月札、炙鸡内金、白术、生薏苡仁、泽漆健脾,化湿泄浊;蛇舌草、半枝莲、漏芦、仙鹤草、生薏苡仁、蜈蚣、炙蟾皮解毒抗癌;以山慈菇、漏芦、制南星化痰散结;以土鳖虫、莪术、石打穿、鸡血藤、水红花子活血化瘀;以炙鳖甲、生黄芪、天冬、枸杞子、鬼馒头、灵芝、二至丸、白术益气养阴,扶正培本。本方组方严谨,诸药相合,以攻为主,寓补于攻。基本维持原方,在治疗过程中,根据出现的兼杂症状加以化裁,如夜寐欠安,加夜交藤、合欢皮;血小板计数降低加用花生衣、阿胶;疲倦乏力,加生黄芪;血脂高加用生楂肉等。经近9年的治疗,患者病情稳定,多次复查腹部B超示病情控制稳定,未见肿瘤复发。肝功能、甲胎蛋白正常,血常规正常,眠食俱佳。

此案中,周老用到炙蟾皮,此药味辛,有毒。归心、肝、脾、肺经。功效散热解毒,利水消肿,杀虫消积。主治痈疽,疔疮,发背,瘰疬,恶疮,癥瘕癖积,鼓胀,水肿,小儿疳积,破伤风,慢性咳喘及胃癌,肺癌,膀胱癌,肝癌,食管癌及白血病等。解毒利水是其特点。周老多在肝癌病例中应用,但指出慎勿动血。另外,用炙蟾蜍外敷治疗癌性疼痛。这也是周老的经验用药。

(陈玉超　整理)

第三十二章　支气管肺癌辨治经验

【概述】

支气管肺癌是指原发于支气管黏膜和肺泡的癌肿。近20年来,肺癌的发病率和死亡率呈明显上升趋势,是当今对人类健康与生命危害最大的恶性肿瘤之一。由于肺癌的早期诊断目前尚缺乏有效手段,70%~80%的病人确诊时已处于中、晚期,5年生存率大约8%~13%。化疗虽有进展,但许多病人难以忍受,而且缺少有力的支持依据说明此类患者因化疗而获益,且极少能达到完全缓解。从总体远期生存看,放、化疗并没有因瘤体缓解率高而使生存时间延长。近数十年来,中医药在肺癌的治疗方面运用越来越广,并具有肯定的临床疗效。周仲瑛教授早在20世纪50年代,即开始从事肿瘤研究,对运用中医药治疗肿瘤颇具心得,积累了丰富经验,创见性地运用癌毒理论指导肺癌的辨证论治,取得显著疗效。

【临证要点】

1. 癌毒阻肺是肺癌发病关键

(1)烟毒袭肺,肺气䐜郁,酿生癌毒:肺为娇脏,喜润而恶燥。清代顾松园认为:"烟为辛热之魁,极能伤阴。"(《顾松园医镜》)故烟性辛热,长期抽烟,灼伤津液,烟毒之气内蕴,羁留肺窍,阻塞气道,肺气䐜郁,酿生癌毒,渐长成块而演成肺积重症。正如《杂病源流犀烛》所云:"邪积胸中,阻塞气道,气不得通,为痰为食为血,皆邪正相搏,邪既胜,正不得制之,遂结成形而有块。"现代研究也证明抽烟的确与肺癌有关,约有3/4肺癌患者都有重度抽烟史。

(2)邪毒侵肺,肺气䐜郁,酿生癌毒:肺为娇脏,不耐寒热,为脏腑之华盖,外来邪毒每易袭肺。如雾霾、工业废气、石棉、矿石粉尘、油漆毒气、煤焦烟炱,以及接触放射性物质等日久,邪毒从咽喉或皮毛内合于肺,盘踞不散,影响肺气的宣发与肃降,肺气膹郁,酿生癌毒,渐长成块,而演成肺积重症。

(3)七情伤肺,肺气膹郁,痰浊瘀结,酿生癌毒:忧为肺志,过忧可直接伤肺,其他情志失节,亦可通过五行生克制化关系,间接伤及肺脏,引起肺气膹郁,肺失治节,气机不畅,津聚为痰,血滞为瘀。痰浊瘀结内阻于肺,久则酿生癌毒,渐长成块,而演成肺积重症。正如《素问·举痛论》中说:"百病生于气也。"因此,七情伤肺亦是导致肺癌的重要病因之一。

(4)正气亏虚,肺气膹郁,痰浊瘀结,酿生癌毒:邪之所凑,其气必虚。《灵枢·百病始生》云:"壮人无积,虚人则有之。"《诸病源候论》亦云:"积聚者,乃阴阳不和,脏腑虚弱,受于风邪,搏于脏之气所为也。"古人的这些精辟论述告诉我们,正气亏虚是肺癌发生的重要因素。

2. 癌毒阻肺,病变乖戾　癌毒一旦犯肺,则肺气壅滞,肺失治节,津聚成痰,血滞成瘀,痰浊、瘀血、癌毒胶结成块,深藏肺中,进一步郁而化热,耗气伤阴,形成咳嗽、咯痰、气喘、咯血、胸痛、消瘦、疲乏等复杂表现。因此,癌毒阻肺,进一步诱生痰浊、瘀血、热郁、气虚、阴伤,是肺癌的多个基本病理环节。正是由于肺癌具有癌毒为主,夹有痰浊、瘀血、热郁、气虚、阴伤等的多个病理环节,因此造成肺癌临床证候复杂、难以有效治疗、预后不良的结果。

3. 癌毒阻肺,症状多端

(1)癌毒阻肺为致病之根

1)癌毒阻肺,肺失宣肃:故肺癌患者每有咳嗽症状。

2)癌毒阻肺,络损血溢:癌毒阻肺,化热生火,灼伤肺络,迫血妄行,血溢脉外,故肺癌每有咯血症状。

3)癌毒阻肺,气滞血瘀:癌毒痰浊瘀血胶结阻肺,肺气不利,气滞血瘀,不通则痛,故肺癌患者每见有胸痛症状。早期多以气滞为主,故胸痛不著。延至晚期,疼痛明显,为癌毒浸渍,瘀血不行所致。

4)癌毒阻肺,阴虚热郁:癌毒阻肺,痰浊瘀滞,郁而化热,灼伤肺阴,阴虚火旺,故肺癌患者每见发热症状。发热每以低热为主,以午后或夜间发热为多,亦偶见高热,多因虚体受感,肺卫不和,或外邪袭肺,内合肺中,痰浊化热所致。

（2）癌毒伤正为病变之源

1）癌毒阻肺，耗伤肺气：肺中肿瘤一旦形成，易耗伤肺气，因此，肺癌患者每见气虚征候。除肺气虚外，还有肾气虚、脾气虚证候。

2）癌毒阻肺，灼伤肺阴：癌毒与痰浊瘀滞阻滞于肺，日久则郁而化热，进一步灼伤肺阴。因此，肺癌晚期患者每易见肺阴虚证候。

3）癌毒阻肺，上实下虚：五脏穷必及肾，肺癌日久可进一步导致肾虚，形成上实下虚证。

4）癌毒阻肺，阴阳俱损：肺癌晚期气阴亏虚严重，气血生化泛源，阴血耗竭，病机由实转虚，病情由轻转重。终则阴损及阳，而致阴阳俱虚，表现为咳嗽，痰多白黏量多，气喘气促，动则喘甚，言语微弱无力，精神疲惫，面浮足肿，四末不温，小便清长，形寒，舌苔淡白，脉迟弱。

（3）癌毒走注为传变之因

1）癌毒阻肺，饮停胸胁：肺主气，通调水道，为水之上源。癌毒阻肺，痰浊瘀结，气阴两伤，肺失通调水道之功，可致饮停胸胁。

2）癌毒阻肺，金病不鸣：声音出于肺而根于肾。癌毒阻肺，肺气不利，则金实不能鸣，可发生声音嘶哑。癌毒阻肺日久，内夺肺肾之阴，喉失濡养，功能衰弱，兼以虚火上炎，而致金破不鸣，声音开合不利，故见声音低沉费力，甚则声音嘶哑，不耐多言。

3）癌毒犯脑，经络失司：脑为元神之府，癌毒犯脑，阻滞清窍，清窍不利，滋生痰浊，蕴瘀阻窍，致清宫失宁，可出现头昏头痛、眩晕等症。如经络失司，故可发生半身不遂、肢体麻木、口眼㖞斜、失语诸症；癌毒夹痰瘀阻脑，蒙蔽神明，亦可出现神志不清、烦躁、谵妄等不同程度意识障碍。

4）癌毒犯骨，血瘀气滞：金生水，癌毒阻肺，耗伤正气，久则及肾，致肾虚于下。而肾主骨，肾虚则癌毒乘虚随血液流注犯骨，阻滞血脉，气滞血瘀，不通则痛，出现肋骨、脊椎骨、骨盆及锁骨、肩胛骨、长骨等部位疼痛不已。

5）癌毒犯肝，湿热内蕴：癌毒可随血脉流注犯肝，导致肝失疏泄，湿热内蕴，导致肝区疼痛、黄疸、腹水等症状。

4. 肺癌辨证要点

（1）辨病理因素：主要有辨癌毒、辨痰浊、辨瘀血、辨郁热、辨气虚、辨阴虚6个方面。

（2）辨病位：肺癌病位主要在肺，但由于五行生克制化关系，肺病可影响及心、肝、脾、肾，因此，肺癌病位不离于肺，亦不止在肺，应注意识别。

（3）辨病理性质：肺癌病理性质以虚实夹杂为特点，但由于癌毒阻滞部位、癌肿大小、病人禀赋、治疗时间等的不同，虚实夹杂中又有一定差异，或虚多实少，或实多虚少，或虚实俱甚等，应注意识别。

（4）辨预后：出现张口短气、喉哑、声嘶、咯血、皮肤干枯、脉沉涩或细数无神者，则生机已殆。

5. 肺癌治疗七大方法

（1）软坚散结，消散癌肿法：肿瘤形成后，聚结成块，坚硬如石。虽然用传统的望闻问切四诊手段不能发现，但通过 X 线、CT 或 MRI 等现代影像学及支气管镜、手术等手段仍可明确肺部有肿块硬结，边缘不清，固定不够，增大迅速，与腹部可扪及的癥积有类同表现，因此其治疗应宗《黄帝内经》中提出的"坚者削之……结者散之""客者除之"之法，采用软坚散结法，以期消散癌肿。周仲瑛教授常选用夏枯草、生牡蛎、鳖甲、僵蚕、蜂房、莪术、土鳖虫、猫爪草、浙贝母、天南星、半夏、瓜蒌、海藻等软坚散结药物治疗肺癌。

（2）化痰祛浊，消癌畅肺法：癌毒阻肺，既可产生与咳嗽、喘证等肺病发病机理相似，因肺部继发炎症感染，通过支气管、气管分泌的黏液性物质——痰液，也可产生有形之痰浊与癌毒相互胶结，形成肺部的实质性肿块，因此治疗肺癌，必须采用化痰祛浊法，以期消癌畅肺。周仲瑛教授认为，治疗肺癌咯吐之痰浊较易，运用半夏、陈皮、鱼腥草、金荞麦根、杏仁、桔梗、桑白皮、大贝母等宣肺肃肺、化痰祛湿药一般即可达到治疗目的。但若要消除形成实质性肿块之"痰"，则须用南星、生半夏、海浮石、牡蛎、蜂房、地龙、皂角刺、山慈菇等既具化痰功效，又具消癌作用的药物。

（3）活血化瘀，消癌止痛法：肺癌的形成、发展也与瘀血有关。癌毒阻肺，阻滞气机，血行不畅，可导致瘀血。瘀血形成，与癌毒搏结，可致肿块迅速生长增大。瘀血阻滞，郁而化热，可导致发热。瘀血不去，出血不止，可导致反复痰中带血。瘀阻气滞，不通则痛，可引起胸背部疼痛。因此，治疗肺癌须应用活血化瘀、消癌止痛法。周老常用于治疗肺癌的活血化瘀药物有穿山甲、桃仁、地鳖虫、五灵脂、蒲黄、延胡索等。

（4）清热解毒，消癌护津法：中、晚期肺癌患者常有毒热内蕴或邪热瘀毒之表现,如发热、口渴、便秘、舌苔黄、舌质红、脉数等。现代医学研究认为,炎症和感染往往是促使肿瘤发展和病情恶化的因素之一,而清热解毒法不仅具有抗癌活性,也能控制和消除肿瘤周围的炎症和感染,所以能减轻症状,在恶性肿瘤某一阶段起到一定程度的控制肿瘤发展的作用。因此,治疗肿瘤离不开清热解毒消癌法。周老常选用黄芩、鱼腥草、白花蛇舌草、龙葵、山豆根、白毛夏枯草、漏芦等清热解毒药。

(5)以毒攻毒,消癌无殒法:肺癌的发生、发展本质上是由于癌毒阻肺所引起,气阴亏虚、痰浊、瘀血、郁热皆因癌毒阻肺而继发。癌毒深藏,非攻不可,临床上常须用一些有毒之品,性峻力猛,以有毒之品来攻克肺癌,即以毒攻毒消癌法。由于癌毒之邪实存在,因此适当使用一些有毒之药,一般并不会对机体造成伤害,而对癌肿的杀伤力则常常是较为明显的。根据肺癌的病理特点,结合现代药理研究成果,周仲瑛教授常选用蜈蚣、露蜂房、泽漆等以毒攻毒药物来治疗肺癌。

(6)益气消癌,增强免疫法:不但肺癌的发生与肺气不足、正气亏虚有关,而且癌肿一旦形成,又不断消耗肺气,使正气愈虚,癌毒愈张,肿块生长愈快,病情加重,因此治疗肺癌,益气消癌、增强免疫法必不可少。周老常应用党参、太子参、黄芪、薏苡仁、冬虫夏草等益气药物治疗肺癌。

(7)养阴润燥,化痰消癌法:肺癌的发生与肺阴不足有关,而且癌肿一旦形成,又不断消耗肺阴。肺阴愈虚,癌毒愈张,肿块生长愈快,并走窜流注他脏,导致病情加重。另外,运用某些化疗药期间,也易损伤肺阴。因此治疗肺癌,养阴消癌法必不可少。周老常选用百合、天门冬、麦门冬、天花粉、羊乳、南沙参、北沙参等治疗肺癌。

6. 病分三期,治各有异　正虚邪实,虚实夹杂贯穿肺癌的整个病理演变过程,治疗当以扶正消癌为原则,但肺癌早、中、晚三期病理性质各有特点,治疗应有所偏倚侧重,区别对待。

(1)早期正盛邪轻,速攻祛邪:肺癌早期,肿瘤尚小,正气尚盛,正盛邪轻,治疗多采取以攻为主或大攻小补,或先攻后补的原则,此时祛邪即所以扶正,误用补益则可能贻误病情,反有姑息养奸之弊。此期以软坚积、化痰浊、祛瘀血、清郁热、解癌毒为主,结合体质偏颇,辨证论治,以期迅速遏制癌毒的发展。对条件适合手术切除癌肿的病人,应尽早施行手术切除。

(2)中期邪盛正伤,攻补兼施:肺癌中期,咳嗽、胸闷,咯血痰,肺部肿块明显,同时气阴耗损亦显,表现为口干舌燥、潮热盗汗、舌红苔黄腻等。此期邪盛正伤,虚实夹杂,正邪相争,治宜攻补兼施。

(3)晚期正虚邪盛,补不忘攻:肺癌晚期,正虚邪盛,机体气血和精微物质耗伤严重,正虚已成为矛盾主要方面,不扶正则无以祛邪,故治疗以取补为主或大补小攻,或先补后攻的原则。此期"扶正即所以祛邪","养正积自除",治疗以益气、养阴为主。但应切记癌毒阻肺是肺癌发生、发展、加重之根本原因,故待病人正气有所恢复后,应辅以攻邪消癌药物。

7. 病有缓急,急则治标 肺癌的发生发展过程极其复杂,常常有邪正盛衰、病因病症缓急、旧病未愈新病又起等问题,在临证时必须分清疾病的标本主次、轻重缓急,而采取"急则治其标,缓则治其本"的方法。具体言之,有以下 2 种情况时须急则治标:

(1)虚体受感,解表为先:肺癌病人正气亏虚,外邪容易乘虚侵袭,而发生恶寒、发热、鼻塞流涕等表证,当先予解表方法,待表证解除后,再设法消癌扶正。

(2)化疗伤正,调养脾胃:由于化疗药的毒副作用,肿瘤患者会出现不同程度的恶心、呕吐、纳差、腹胀、乏力、便秘等副反应,脾胃运化功能受损严重,饮食量锐减,此时当改用调养脾胃之药,以助脾胃运化,促进气血生化。

8. 审证求机,辨证施治 辨证论治是中医的主要特色所在,也是中医疗效赖以存在的基础。肺癌治疗仍应遵循辨证论治的原则进行。因此临证时还要抓住咳嗽、咯血、胸痛、气喘、发热、疲劳、消瘦等症状特点,抓住胸腔积液、声音嘶哑、脑转移、肝转移、上腔静脉综合征等远处转移特征,细审其因,辨证施治,方可取得理想效果。

肺癌以咳嗽为主症时,宜宣肃肺气,止咳化痰。咯血为主症时,宜凉血止血,降气泻火。胸痛为主症时,宜行气散结,活血止痛。气喘为主症时,宜降气化痰,纳肾平喘。发热为主症时,宜滋阴清热,解毒护津。虚证明显时,宜益气养阴,扶正延年。发生胸腔积液时,又宜行气活血,利水消饮。发生声音嘶哑时,当滋养肺肾,濡润咽喉。肺癌发生脑转移时,要息风化痰,祛瘀通络。发生肝转移时,要清热利湿,化瘀退黄。发生上腔静脉综合征时,要活血消肿,消癌散结。

【验案精选】

案 1

朱某,男,65 岁。2001 年 5 月 7 日初诊。

病史:2001 年 3 月 9 日 CT 等检查确诊为"右下肺原发性支气管肺癌"后手术,术后病理示"非角化性鳞状细胞癌,淋巴结转移(5/5)"。术后已放疗 6 次。

辨治经过:

2001 年 5 月 7 日—2001 年 6 月 25 日:此期临床症状以气喘、活动后加重为主,咳嗽间作,咯痰不多,舌苔黄薄腻中有剥苔,舌质黯,脉细滑。

证属肺肾交亏,气阴两伤,热毒痰瘀互结。治予补肾纳气平喘,化痰活血消癌。

处方:炒苏子 10g,法半夏 10g,胡桃肉 15g,山萸肉 10g,炙鳖甲(先煎)15g,生黄芪 15g,天麦冬各 12g,北沙参 12g,仙鹤草 15g,生苡仁 20g,山慈菇 15g,泽漆 15g,猫爪草 20g,蛇舌草 20g,漏芦 12g,露蜂房 10g,炙蜈蚣 3 条,海藻 10g,制僵蚕 10g。

另服西洋参、冬虫夏草各 1g,炖服,每日 1 次。

2001 年 6 月 26 日—2001 年 8 月 14 日:此期气喘气急缓解,接受肺部放疗,共按计划完成放疗 39 次。放疗期间口苦口干,食纳不香,偶有咳嗽,咯痰色白或黄,舌苔中部剥脱,脉细滑。

证属放疗伤正,气阴交亏,热毒痰瘀阻肺。治予养阴益气、润燥化痰消癌。

处方:炙鳖甲(先煎)15g,南北沙参各 12g,天麦冬各 12g,天花粉 12g,太子参 12g,生黄芪 12g,漏芦 10g,蛇舌草 25g,蜂房 10g,炙僵蚕 10g,山慈菇 15g,猫爪草 20g,鬼馒头 15g,炙蜈蚣 3 条,泽漆 15g,生苡仁 20g,仙鹤草 15g,枸杞子 10g,法半夏 10g,陈皮 6g。

2001 年 8 月 15 日—2002 年 9 月 6 日:此期断续进行 6 个疗程化疗,恶心呕吐不重,疲劳明显,精神萎靡,面色浮黄,贫血貌,咳嗽,咯痰不多,舌苔薄黄,舌质淡紫,脉细。肺部 CT 及癌胚抗原(CEA)等肿瘤标志物检查均未见复发依据。

证属药毒伤正,脾胃运化失健,气血亏虚。治拟健脾和胃,益气养血消癌。

处方:南北沙参各 10g,大麦冬 10g,太子参 10g,党参 12g,生黄芪 15g,焦白术 10g,枸杞子 10g,鸡血藤 20g,白花蛇舌草 20g,仙鹤草 15g,生薏苡仁 15g,猫爪草 20g,山慈菇 15g,炙僵蚕 10g,露蜂房 10g,红豆杉 20g,泽漆 12g,白毛夏枯草 10g,炙鸡内金 10g,陈皮 6g,炒六曲 10g,法半夏 10g,砂仁(后下)3g,夜交藤 20g。

按语:本案体现了周仲瑛教授治疗肺癌立足辨证,重视应用消癌药物,有机组合复法大方的学术思想。第一阶段,病理特点是上实下虚,故取苏子、半夏降气化痰,山萸肉、胡桃肉、炙鳖甲、冬虫夏草补肾纳气;第二阶段,为配合放疗,针对放疗易消灼阴津的特点,加大养阴润燥药物的运用,药用炙鳖甲、南北沙参、天麦冬、天花粉、太子参、枸杞子、知母等;第三阶段,为配合化疗对骨髓的抑制反应,宗脾胃为气血生化之源,而运用健脾和胃、益气养血之药,药用太子参、党参、生黄芪、焦白术、枸杞子、仙鹤草、生苡仁、炒六曲、陈皮、炙鸡内金、砂仁等。整个过程,不忘癌毒阻肺为致病之源,而施以炙鳖甲、白毛夏枯草、山慈菇、炙僵蚕软坚散结消癌;猫爪草、山豆根、半夏、海藻化痰祛浊消癌;漏芦、白花蛇舌草、红豆杉清热解毒消癌;泽漆、蟾皮、蜈蚣以毒攻毒消癌。

案2

殷某,男,59 岁。2002 年 9 月 24 日初诊。

嗜烟 40 年,每日 20 支以上。1 个月前出现痰中带血,发热,咳嗽,CT 查见"右上肺占位"病变。目前疲劳腿软,时发内热,有汗不多,咳嗽较开始减轻,痰中带血,大便偏干,口渴不显,食纳可,舌苔薄黄腻、中抽心,舌质红,脉小弦滑。

证属肺虚阴伤,热毒痰瘀互结。

处方:炙鳖甲(先煎)10g,牡蛎(先煎)25g,海浮石(先煎)10g,南北沙参各 12g,天麦冬各 12g,太子参 10g,山慈菇 15g,猫爪草 20g,泽漆 15g,露蜂房 10g,炙蜈蚣 3 条,漏芦 10g,蛇舌草 20g,仙鹤草 20g,生苡仁 15g,白薇 15g,法半夏 10g,知母 10g,旱莲草 15g,炙僵蚕 10g,白毛夏枯草 10g。

二诊:2002 年 10 月 15 日。

近来自觉内热,夜晚口干,痰中带血减少,胸不痛,右胸肋隐痛,食纳知味,夜晚多汗,胃胀,舌苔薄黄,舌质红,中部抽芯较轻,脉小滑。

9月24日方加茜草根12g、功劳叶10g、地骨皮15g、红豆杉20g。

三诊:2002年11月22日。

内热能平,咳嗽减轻,近10余天未咯血,腹胀,大便溏泄,日2次,口稍干,舌苔薄黄,舌质红,脉小弦数。原法出入。

9月24日方加茜草根12g、功劳叶10g、红豆杉20g、八月札12g、百合12g、焦白术10g、砂仁(后下)3g、炒六曲10g,去地骨皮、知母。

2003年2月6日电话随访,稍有咳嗽,余苦不多。嘱继坚持服用原方治疗。

按语:癌毒阻肺,不断耗伤肺阴。痰浊瘀血郁而化热,进一步灼伤肺阴。阴虚火旺,故患者自觉内热。虚火内迫营阴,营阴外泄,故患者夜晚多汗。舌质红、中部抽心,为阴虚火旺之征。因此治疗当滋阴清热,解毒护津,辅以化痰散结、活血消癌。药用炙鳖甲、牡蛎、功劳叶、南北沙参、天麦冬、百合滋阴透热,白薇凉血清热,知母、地骨皮苦寒坚阴,入阴退虚火。漏芦、蛇舌草、白毛夏枯草、红豆杉清热解毒护津,海浮石、山慈菇、猫爪草、炙僵蚕、生苡仁化痰散结,泽漆、露蜂房、炙蜈蚣以毒攻毒,茜草根、旱莲草、仙鹤草凉血止血,太子参、焦白术健脾益气,炒六曲、砂仁、半夏和胃助运。诸药合用,共奏养阴退热、扶正消癌之功。

(陈四清 整理)

第三十三章　颤证辨治经验

【概述】

颤证是指以头部或肢体摇动、颤抖为主要临床表现的一种病证。轻者仅有头摇或手足微颤,重者头部振摇大动,肢体颤动不止,甚则四肢拘急,生活不能自理。本病又称"振掉""颤振"。颤证在老年患者中较为常见,多见于现代医学的帕金森病、帕金森综合征、肝豆状核变性、小舞蹈病等。这类疾病治疗颇为棘手,目前尚无较好的治疗方法,西药只是在不同程度上减轻症状,而不能控制疾病的进展,存在不良反应多且长期用药后药效衰减的特点。本病年龄尚轻,病情轻浅者运用中医治疗能缓解症状,延缓自然加重过程,保持良好生活质量。若病情较重,逐渐进展,全身僵硬,活动困难,甚者痴呆,终至不能起床,预后不良。

【临证要点】

1. 颤证病机总属本虚标实,本虚主要由于肝肾亏虚,标实为风痰瘀阻　颤证的病因主要是由于年迈体虚、情志郁怒、饮食失宜、劳逸失当等各种原因导致气血不足,肝风内动,筋脉失养,久则肾精亏损,筋脉失于濡润。

颤证的基本病机为肝风内动,筋脉失养。"肝主身之筋膜",肝为风木之脏,肝风内动,筋脉不能任持自主,风性善动,牵动肢体及头颈颤抖摇动。其中又有肝阳化风、痰热动风、瘀血生风、血虚生风、阴虚风动等不同病机。

颤证病位在筋脉,与肝、肾、脾等脏关系密切。肝郁化火,热甚动风,扰动筋脉,而致肢体拘急颤动;或痰热内蕴,热极生风;或各种原因,导致气血亏虚不能濡养筋脉;或肝肾阴虚,虚风内动,筋脉失养,不得自持;或元阳虚衰,温煦失职,筋脉不用。

颤证的病理性质总属本虚标实。本虚主要由于肝肾亏虚，标实为风痰瘀阻。"颤证"大多发于中老年，肝肾亏虚是其发病本源。究其成因，又有两途：一则为生理性虚衰，中年之后肝肾自亏，更兼劳顿、色欲之消耗，而致阴精虚少，形体衰败，即《黄帝内经》所谓"年四十而阴气自半也，起居衰矣；年五十体重，耳目不聪明矣"；二是病理性肝肾虚损，高年多病重叠，或久病及肾，致使肝肾交亏。脑为髓海，肾虚则髓减，脑髓不充。本病患者CT及MRI等影像学检查多提示为"脑萎缩"，病理解剖提示多巴胺神经元变性可为佐证。同时，患者的临床表现体现出肝肾亏虚的特征。如常见头昏、痴呆健忘、迟钝少欲、耳聋耳鸣、腰酸腿软、不耐疲劳、夜间尿多等症状。然而本病以震颤、动摇为主症，是为肝风内动之征。然肝风之起，乃由肝肾亏虚、虚风内动所致，故内风实为发病之标。同时，在肝肾亏虚基础上，内生痰瘀，阻滞脑络，更加剧了内风暗动。在本病与他病重叠时痰瘀交阻表现尤为突出，如高血压、高脂血症、高黏滞综合征、动脉硬化症、冠心病、糖尿病等与本病并存时，痰瘀成为促使病情发展变化的重要病理环节。从上可知，肝肾亏虚固为根本，但内风暗动、痰瘀交阻实为重要的病理因素，故震颤总属本虚标实，虚实夹杂为病。

2. 培补肝肾、祛风化痰通络为基本大法　针对本病主要病机特点，治疗当以培补肝肾、祛风化痰通络作为基本大法。

一般而言，虚为本，风为标；震颤较甚、风象为著者，着重平肝息风，治标为先；震颤不甚者以补虚为要，治本为主，肝肾得养，肝风自平。

其次，当辨风、痰、瘀的兼夹与主次，适当兼顾。由于痰瘀阻滞每可激发或加重病情，故必要时又当着重化痰、祛瘀，兼顾息风培元，综合治理。有时重用活血祛瘀即可达到息风宁震的目的，此乃"治风先治血，血行风自灭"之理。

其三，本病多属内伤积损而来，又常有多病重叠，治疗颇费时日，既要守法守方，又宜根据症情发展演变，相机变通。

3. 方药应用特点　颤证患者临床常有怕热、多汗、烦躁、便秘、舌红、脉弦细等阴虚见证，故治法多以滋肾柔肝、平肝息风为主。仿地黄饮子立方，基本方为：地黄 12~15g，石斛 15g，白芍 15~30g，肉苁蓉 10~15g，续断 15g，白蒺藜 15g，海藻 12g，僵蚕 10g，炙鳖甲（先煎）15g，煅龙牡各（先煎）20g，石决明（先煎）30g，炮山甲（先煎）10g。

震颤显著,宜镇肝息风为主,可加珍珠母、天麻,亦可酌情加大方中鳖甲、龙骨、牡蛎、石决明用量,此类药物又能镇心、宁神、止汗,对兼有心悸、失眠、多汗之症者尤为合拍。筋僵、拘挛,肌张力较高,可选木瓜、钩藤及大剂白芍、甘草柔肝解痉,也可重用地龙、全蝎息风通络解痉。舌质紫黯、脉来细涩、面色晦滞,宜重用祛瘀药,如有中风,手足麻木、半身不利,则选水蛭、当归、鸡血藤、路路通;如兼胸痹心痛,可用丹参、檀香、赤芍、桂枝;如颈僵肩臂疼痛,宜入葛根、姜黄;糖尿病者,宜加鬼箭羽。痰浊内盛、舌苔厚腻或血脂较高时,可重用僵蚕、胆星、海藻,并增荷叶、苍术以化痰泄浊。内热偏盛、面赤红,可酌予白薇、功劳叶、女贞子、墨旱莲、槐花、夏枯草、黄柏等滋阴泻火两顾。阴精亏损、体虚显著时,可重用枸杞、首乌、黄精、杜仲、牛膝、桑寄生、楮实子、麦冬;阴损及阳或阳气本虚,可配巴戟天、仙灵脾、黄芪、锁阳之温润,忌用刚燥之属。失眠、心悸、紧张,除用重镇之品外,尚可加五味子、茯神、玉竹、熟枣仁养心宁神,或参用桂枝加龙骨牡蛎汤通阳宁神。反应迟钝、记忆不敏,可重用首乌、续断、石菖蒲、远志、五味子以补肾荣脑、化痰开窍。

【验案精选】

案 1

范某,男,19 岁。1996 年 5 月 24 日初诊。

震颤 1 年,经检查确诊为"肝豆状核变性"。经常两手不自主蠕动,身体晃动,步履艰难,紧张后加重,头昏,后脑时痛,语音不清,饮食咀嚼不利,口稍干,情绪易于激动,手心热,唇红,苔薄黄,质偏红,脉细数。

证属:肝肾阴虚,内风暗动。

处方:大生地 15g,大麦冬 10g,赤白芍各 20g,川石斛 15g,白薇 15g,炙甘草 5g,丹皮 10g,炙鳖甲(先煎)15g,牡蛎(先煎)30g,炙龟甲(先煎)15g,广地龙 10g,炙全蝎 6g,炙僵蚕 10g,阿胶(烊化)10g。7 剂。

另:羚羊角粉 0.6g,每日 2 次,冲服。

二诊:1996 年 5 月 30 日。

投滋液息风、育阴潜阳剂后,手足抖动较前减轻,口干不著,手心发热,语言欠爽,舌苔薄,质黯,唇红,脉细弦滑。继守原法。

处方:大生地 15g,大麦冬 10g,赤白芍各 20g,川石斛 15g,白薇 15g,丹皮 10g,牡蛎(先煎)30g,炙鳖甲(先煎)15g,炙龟甲(先煎)15g,阿胶(烊化)10g,广地龙 10g,炙全虫 6g,炙僵蚕 10g,炙水蛭 5g,炙甘草 5g。30 剂。

另:羚羊角粉 0.6g,每日 2 次(必要时服)。

三诊:1996 年 8 月 12 日。

上方服药 1 个月,手抖晃动已不明显,但蹲下后起立比较困难,头晕,构音困难,手心灼热,苔薄中黄腻,质红,脉细弦。

证属肾虚肝旺,内风暗动;治以育阴潜阳,滋液息风。

处方:大生地 15g,大麦冬 10g,赤白芍各 20g,白薇 15g,丹皮 10g,川石斛 15g,牡蛎(先煎)30g,炙鳖甲(先煎)15g,炙龟甲(先煎)15g,阿胶(烊化)10g,广地龙 10g,炙全虫 6g,炙水蛭 5g,陈胆星 6g,熟枣仁 15g,炙甘草 5g。30 剂。

四诊:1996 年 11 月 2 日。

前从肝肾亏虚、内风暗动治疗,病情基本稳定,抖动不著,语言转清,口干减轻,汗出减少,苔薄黄腻,舌尖边红,脉细弦滑。

滋肾养肝,育阴潜阳,息风和络,继进。

处方:川石斛 15g,大生地 15g,大麦冬 12g,赤白芍各 12g,白薇 15g,炙甘草 5g,炙鳖甲(先煎)15g,牡蛎(先煎)30g,炙龟甲(先煎)15g,阿胶(烊化)10g,广地龙 10g,炙僵蚕 10g,炙水蛭 5g,陈胆星 10g,熟枣仁 20g。

按语:肝豆状核变性是一种代谢障碍性疾病,属于现代医学中的疑难杂症,治疗颇为棘手。本案以肢体抖动为主症,故按"颤证"辨治。证属肝肾阴亏、内风暗动,治以滋阴息风、育阴潜阳,取三甲复脉汤化裁组方。大生地、大麦冬、大白芍、川石斛、阿胶等大队滋阴养血药基础上,配以血肉有情之品:炙鳖甲、炙龟甲、牡蛎,大补阴液,潜阳息风;伍用虫类走窜、搜风通络之品:广地龙、炙全蝎、炙僵蚕等;佐以丹皮、白薇、水蛭凉血活血。综观本方,遣药重点在于滋阴、潜阳、息风,故投药后患者的风动之象在短时间内能较好地得到控制。

案2

罗某,男,50 岁。2000 年 12 月 7 日初诊。

两手臂震颤半年,左中臂上举乏力,语言费力,口中渗水,语言构音终末不爽,伸舌略有抖动,腿软,舌苔薄黄,舌质黯红,脉小弦滑。头颅磁共振(MRI)检查未发现异常。

证属风痰瘀阻,肝肾不足。治以滋养肝肾,息风化痰,活血通络。

处方:天麻10g,白薇15g,炮山甲(先煎)10g,泽兰15g,炙蜈蚣3条,广地龙10g,生石决明(先煎)30g,牡蛎(先煎)30g,大生地12g,片姜黄10g,制白附子6g,制南星10g,赤白芍各10g。14剂。

二诊:2000年12月21日。

药服3天后,症状即见减轻,语言趋向流利,舌抖明显平稳,左手臂乏力及腿软好转,食纳知味,口不干,舌苔薄黄,舌质红,脉小弦滑。治守原意。

处方:天麻10g,白薇15g,炮山甲(先煎)10g,泽兰15g,炙蜈蚣3条,广地龙10g,生石决明(先煎)30g,牡蛎(先煎)30g,大生地12g,片姜黄10g,制白附子6g,制南星10g,赤白芍各12g,鸡血藤15g,炙僵蚕10g,川石斛12g。14剂。

三诊:2001年1月11日。

左手轻微抖动,伸舌稍有震颤,语言清晰,快速流畅,但入晚稍欠清,二便正常,食纳知味,舌苔薄白,舌质红,脉小弦滑。

2000年12月7日方加紫贝齿(先煎)25g、枸杞子10g、炙全蝎5g,改赤白芍各12g、制白附子9g。42剂。

四诊:2001年2月22日。

症状尚属稳定,两手震颤明显减轻,言语基本流畅清晰,已能坚持讲两节课,多言后咽喉有痰不舒,手足未见僵硬,行走尚可,厌闻烟味,口不干,舌苔薄,舌质黯红,脉细弦滑。

守原法继服,巩固疗效以善其后。

按语:本案患者年过五十,患病亦已半年有余,据症分析总体病机为肝肾下虚,阴不涵阳,肝风内动,痰瘀内生,阻滞经络。病理性质为本虚标实,而以风痰瘀阻之标实为主,故治疗用药重在治标,以天麻、制白附子、炙僵蚕、炙蜈蚣、炙全蝎、广地龙、制南星息风化痰;生石决明、牡蛎、紫贝齿介类之品平肝潜阳;炮山甲、泽兰、片姜黄、赤芍活血化瘀通络;生地、川石斛等滋养肝肾之阴,滋水涵木;用药组方包含有牵正散、白薇煎、镇肝熄风汤、天麻钩藤饮等方义。整个辨治过程,理法清晰,辨证准确,用药精当,故效若桴鼓。

(过伟峰 整理)

第三十四章 多发性骨髓瘤辨治经验

【概述】

多发性骨髓瘤（multiple myeloma，MM）是恶性浆细胞病中最常见的一种类型。特征是单克隆浆细胞恶性增殖并分泌大量单克隆免疫球蛋白。恶性浆细胞无节制增生、广泛浸润和大量单克隆免疫球蛋白的出现及沉积，正常多克隆浆细胞增生和多克隆免疫球蛋白受到抑制，从而引起广泛骨质破坏、反复感染、贫血、高钙血症、高黏滞综合征、肾功能不全等一系列临床表现并导致不良后果。中医学对本病早有认识，散见于"腰痛""骨痹""骨蚀""虚劳"等病证中。对于本病之名，《灵枢·刺节真邪》载："虚邪之中人也……其入深，内抟于骨，则为骨痹。"《素问》云："病在骨，骨重不可举，骨髓酸痛，寒气至，名曰骨痹。"关于病因病机的认识，《灵枢·刺节真邪》云："虚邪之入于身也深，寒与热相搏，久留而内著……内伤骨为骨蚀。"《中藏经·五痹》云："骨痹者，乃嗜欲不节，伤于肾也，肾气内消。"《类证治裁·痹论》中说痹证"久而不痊，必有湿痰败血瘀滞经络。"《杂病源流犀烛》认为："腰痛，精气虚而邪客病也……肾虚其本也。"《景岳全书》云："腰痛证……遇阴雨或久坐痛而重者，湿也；遇诸寒而痛，或喜暖而恶寒者，寒也。"

【临证要点】

1. 病因病机

（1）肾精亏损为本：本病多发于老年人，随着女子"七七"和男子"八八"的到来，肾气渐衰，故老年人常表现肾精不足之象。根据中医学的生理概念，肾为全身元气之根，藏精气，主骨，生髓。精血同源，精髓充足，则能化生血液。若骨枯髓虚,与临床常见面色无华、头晕、腰酸疼痛,甚至骨质脆弱、易于骨折等症相符。

(2)各型均见瘀血:由于恶性浆细胞的恶性增殖和单克隆免疫球蛋白大量分泌,导致免疫球蛋白包裹红细胞,减低红细胞表面负荷之间的排斥力而发生聚集,使血液黏滞度增加造成血流不畅,微循环障碍引起高黏滞综合征。临床表现为头晕,头痛,眼花,视力障碍,肢体麻木,局部刺痛,肾功能不全,甚至意识不清等瘀血症状。叶天士对于痹久不愈者有"久病入络""久病在络,气血皆窒"之说,倡用活血化瘀药及虫类药物,搜剔宣通络脉。在本病的治疗中加入活血化瘀之品可明显改善上述症状。

(3)外受毒邪发病:MM 的病因迄今尚未完全明确,临床观察、流行病学调查和动物实验提示,电离辐射、慢性抗原刺激、遗传因素、病毒感染、基因突变可能与 MM 的发病有关。提示本病与外感有关。中医治疗痹痛一证,因循《内经》"风、寒、湿三气杂至,合而为痹"之说,历来偏重祛风、散寒、利湿。但本病病程较长,病情较重,治疗困难,显然非风、寒、湿外邪所能致,因其邪浅病不深故也。"毒",通常亦称作"毒邪",毒生于邪,邪必含毒。它是中医病因学的概念之一,"毒"作为病因,可以是独立于六淫之外的一特殊致病物质。从临床对该病的观察和特点来看,毒邪导致本病有以下几个特点:①悄然潜入:本病在出现临床症状前,可有较长时间的潜伏期。②病深难除:毒邪入侵,深入骨髓,潜入脏腑,阻滞经络,痼结于体内。本病一旦诊断,即使已发得治,而难以除尽病根,遗邪留伏,后又复发。③易夹他邪:这种毒邪常与痰、瘀兼杂为患,毒邪可致气血运行不畅,酿生痰、瘀,变生他证,故在临床表现上也复杂多变,虚实错杂,累及部位广泛,而与痰瘀互结,又使毒邪胶着难祛,以致治疗困难。故认为本病乃毒邪外袭,破坏造精造髓之源,影响气血运行,夹痰夹瘀而致。

(4)痰浊流窜经络:痰浊是人体受致病因素作用后在疾病过程中所形成的病理产物。这些病理产物形成之后,又能直接或间接作用于人体某一脏腑组织,发生多种病证。痰为水液代谢障碍所形成的病理产物,除有形之痰,还包括停滞在脏腑经络等组织中而未被排出的痰液,临床上可通过其所表现的证候来确定。因痰可随气而升降流行,内而脏腑,外至筋骨皮肉,形成多种病证,因此有"百病多由痰作祟"之说。邪毒外侵,气不行津,津停体内而成痰,痰形成之后,由于停滞的部位不同,临床表现亦不一样,阻滞于经脉的,可影响气血运行和经络的生理功能。停滞于脏腑的,可影响脏腑的功能和气机的升降。这与多发性骨髓瘤免疫球蛋白的轻链与多糖的复合物可沉淀于机体各组织器官,受累器官常较广泛,症状复杂多样的特点一致。

（5）病久痰瘀毒互结:毒邪入侵,影响脏腑功能,由于病久气血周流不畅,而致"血停为瘀,湿凝为痰"。痰瘀可以互结,也可以和外感毒邪相合,阻闭经络,深入骨骱,而致根深难以祛除。

2. 治疗原则　周仲瑛教授认为,多发性骨髓瘤病机乃肾精不足,痰瘀毒互结。因此在治疗上当补肾填精,化痰逐瘀,搜络解毒。

（1）补肾填精为其根本:选用补肾之品当别其阴阳偏属。肾阴虚可选用熟地黄、山萸肉、炙龟甲、枸杞子、川石斛、制首乌、炙黄精、龙眼肉、千年健等;肾阳虚可选用仙茅、淫羊藿、鹿角霜、巴戟天、杜仲、续断、狗脊、骨碎补、补骨脂等。现代药理研究表明,补肾强脊药多具有提高机体免疫功能、抗肿瘤、促进骨髓造血、提高外周血细胞、抗炎、提高机体应激能力的作用。

（2）清解毒邪贯穿始终:因毒邪深入骨髓,阻滞经络,故选用搜络解毒之品以镇痛抗肿瘤。搜络解毒之品可选用炙全蝎、炙蜈蚣、露蜂房、山慈菇、漏芦、菝葜、白花蛇舌草、蜀羊泉、蛇霉、野葡萄根、藤梨根等。现代药理研究证明:搜络解毒之品多具有抗肿瘤、镇痛、抗血栓、调节免疫功能的作用。

（3）化痰逐瘀不可偏废:选用化痰逐瘀之品以改善其高黏滞血症。化痰药要选择制南星、法半夏、白附子、白芥子、炙僵蚕、广地龙、黄药子、土茯苓、土贝母等;逐瘀药可选择莪术、地鳖虫、炮穿山甲、姜黄、炙水蛭、乳香、没药等。现代药理研究证明:化痰逐瘀药具有抗肿瘤、抗凝、溶栓、抗菌、抗炎、调节免疫功能等作用。

（4）攻补兼施顾护脾胃:本病以肾精亏损为本,痰瘀毒互结为标,正虚而邪实。随着疾病的进展与缓解,邪正消长,各个阶段呈现不同的邪正变化,初期正盛邪实,应以攻为主;疾病进展,正渐虚而邪仍实,应攻补兼施;疾病终末期,邪实而正衰,应以补为主;疾病平台期,正弱而邪残,应以补为主,不忘祛邪。脾胃是"后天之本","气血生化之源",水谷精微赖其运化,药物亦赖其运化、升清,运送到周身以发挥其疗效,因此在治疗过程中,应注意补益不宜过于滋腻,攻伐不宜过于伤中。

【验案精选】

韩某,男,72 岁,就诊时患多发性骨髓瘤已近 2 年,曾用 MP(马法兰、泼尼松)、VAD(长春新碱、阿霉素、地塞米松)方案化疗 4 个疗程,病情无明显好转,出现严重感染中止化疗,转而求治于中医。刻诊:腰节酸冷,腰痛连及两胁肋,两下肢无力麻木,难以直立,可以勉强慢步,大便时干时溏,偶有小便难控,口干,舌苔淡黄薄腻,舌质淡紫,脉小弦滑数。

辨证为痰瘀阻络,肾督受损。

处方:炙白附子 10g,制南星 15g,炙全蝎 5g,地鳖虫 6g,露蜂房 10g,炙僵蚕 10g,炙蜈蚣 3 条,续断 20g,制川草乌各 6g,炒延胡索 15g,九香虫 5g,川楝子 12g,巴戟肉 10g,金毛狗脊 20g,当归 10g。7 剂,每日 1 剂。

另加服复方马钱子胶囊,每次 0.3g,每日 2 次。

二诊:腰痛显减,但仍腿软,手足麻木,大便日行偏烂,苔淡黄腻。

守上方,改制南星为 20g,并加生甘草 3g、生黄芪 15g、姜黄 10g。

三诊:腰部疼痛明显缓解,但晨起腿有麻痛。

上方去生甘草、姜黄,加细辛 4g、骨碎补 10g。

四诊:背脊痛意偶能感觉,腰不能挺直,左胯酸痛。

守三诊方去川楝子,改细辛为 5g,加威灵仙 10g、千年健 15g。

五诊:腰背、后背痛势不尽,不耐久坐,背后凉感,临晚足浮,苔薄腻,舌质黯,脉细弦。

守四诊方去川楝子,改威灵仙为 15g,加淫羊藿 10g、鹿角霜 10g。

按语:该方围绕辨证施治,温补肾督,化痰逐瘀解毒,善用虫类药,加强搜络止痛,解决患者主要痛苦,重视扶正。

(杨月艳 整理)

第三十五章 恶性淋巴瘤辨治经验

【概述】

恶性淋巴瘤为一组起源于淋巴网状系统的肿瘤增殖性疾病,多发生于淋巴结和(或)结外部位淋巴组织。临床特征以无痛性、进行性淋巴组织增生,尤以浅表淋巴结肿大为特点,常伴有肝脾肿大,鼻咽部阻塞,胃肠累及,症状表现复杂多变,晚期有贫血、发热和恶病质等。根据肿瘤的主要细胞组成成分、组织病理结构可分为霍奇金病(Hodgkin disease,HD)和非霍奇金淋巴瘤(non-Hodgkin lymphoma,NHL)。根据临床表现,本病当属于中医"恶核""痰核""失荣""阴疽"等范畴。

目前西药治疗该病以联合化疗,分子靶向治疗,造血干细胞移植为主,并且日趋形成了个体化分层治疗的模式,使该病的治疗得到很大提高,但仍有部分病人面临化疗耐药,全身状况差、化疗不耐受,疾病复发等问题,中医药在淋巴瘤治疗方面可以起到调节免疫,增强免疫监控,减少复发,直接抗肿瘤,控制肿瘤相关的血栓、脏器损伤、疼痛等并发症。

周仲瑛教授认为,痰、瘀、毒、虚为淋巴瘤的主要病理因素,治疗当扶正祛邪,运用复法大方辨证施治。

【临证要点】

1. 多因复合是恶性淋巴瘤的病因病机特点 "邪之所凑,其气必虚。"恶性淋巴瘤是由于正气内虚,加之外感邪毒、饮食失调、情志内伤导致水湿内停,聚湿生痰,痰浊留著于经络肌肤而发病。这一认识体现了周老"复合病机论"的经典理论。"多因复合"即多种病邪(病理因素)复合、兼夹为患。"因"既是指多种病因(外感六淫、内伤七情、饮食和劳倦等)同时或先后侵袭人体,还包括多种疾病复合为患。复合病机是指由于不同病因(如外感六淫,或者脏腑功能失调)所产生的病理因素(主要包括风、寒、湿、热、火、痰、瘀、气、水、饮、毒等)之间相互兼夹、相互转化、复合为患,从而表现为复杂的发病特点。复合病机不仅是内科急难病证的共性病机特征,也是恶性淋巴瘤临床辨证论治的核心内容。

2. 明确脏腑病机和病理因素是恶性淋巴瘤诊治的关键环节　周老认为,脏腑病机是辨证的核心,痰、瘀、毒、虚为淋巴瘤的主要病理因素。肺主气司治节,脾主运化水谷精微,肝主疏泄协助脾胃运化,肾主水、司开合,三焦主气化而司决渎,为水谷精微运化之道路。上述脏腑功能失调或障碍,机体气机郁滞或阳气衰微,不能正常运化津液,使其停留积聚机体某一部位,与邪毒郁火相搏,凝炼成痰。"痰随气升,无处不到","顽痰生百病",痰浊胶着黏结,酿毒化热,日久入络,瘀、痰、毒搏结而成癌毒,著于经络筋骨,则恶核丛生,所谓"无痰不成核"。因此,周老认为,五脏虚损,脏腑功能失调是恶性淋巴瘤致病及演变的根本原因,其中与肝肾尤其密切;肝主藏精,主疏泄,肾主骨生髓,为主水之脏,肝失疏泄,肾不主水,痰浊内生。而痰湿、水饮、瘀毒等病理因素是疾病发生发展重要的中间环节,它决定疾病的性质、演变及转归。周老指出,临证当灵活细审病理因素的来龙去脉,即从何而生,有何发展趋势,有何危害,如何防治,这对认识疾病性质,抓主要矛盾,控制病情发展有积极意义。

3. 祛邪扶正为恶性淋巴瘤的基本治则　本虚标实是恶性淋巴瘤的病性特点,因此祛邪扶正应贯穿于恶性淋巴瘤治疗的始终。祛邪重在化痰解毒化瘀。本病或表现为体表包块,或腹部包块,或为溃破糜烂之肿物,或在血液中增生大量异形细胞,均可称为人体有形之异物。血瘀、痰凝、气结、毒蕴是该类疾病致病的主要病理因素,相互搏结,积渐生变,久郁而酿生"癌毒",正所谓"邪盛生毒",包含"痰毒""湿毒""瘀毒""火毒""风毒"及"寒毒"等,因此,祛瘀、化痰、行气、解毒是祛邪的主要治法。扶正重在补益肝肾,调补气血。周老认为,本虚是该病的先导,而"癌毒"又会伤正,加重本虚。首先"癌毒"耗伤元气及阴津,而表现为气阴两伤,临床主要见有神疲乏力、口干、舌红、少津、消瘦等。补气不难理解,而阴伤较易被忽视。阴液是人体生命的物质基础,癌毒耗伤,阴液亏耗,恢复较难,故当时时加以顾护。即使阴伤之象不显,也应预见到对阴津的损害,气阴双补,以抵御癌毒的伤害。若正气受损严重,气血俱伤,则提示病情较重,尤须重视扶助正气,气血双补。据临床观察,放疗伤正,多伤气阴;化疗伤正,多伤气血。迨气血两败,阴阳俱损,癌毒深入全身,病已深重。唯有补益固护、缓解病痛是为权宜之策,只恐亦难起沉疴。脏腑辨证方面,尤重肝肾;治疗方面,注意补益肝肾。

值得注意的是,扶正与祛邪是相辅相成、辩证统一的。周老强调,扶正与祛邪虽为不同的治法,但亦是相对的,古人早有"去其所害,气血自生"之说。张景岳亦有"养正积自除"(《景岳全书》)的论断,从这个意义上讲,祛邪也是扶正。扶正亦即祛邪,二者是辩证统一的关系。祛邪主要是运用攻毒逐邪的药物,祛除病邪,控制癌症;扶正则是使用补益药,扶助正气,增强体质,提高机体的抵抗力,达到战胜疾病、恢复健康的目的。这二者在肿瘤的治疗中,应贯穿始终,不可或缺,并应随着正邪之间的消长而变化。邪实而正虚不甚,以攻邪抗癌为主要大法,是积极主动的策略,也是取得疗效的关键。而年高体虚者,则效果欠佳,一则正不敌邪,杂症蜂起,一则不耐攻伐,亟需扶正,治疗较为被动,疗效亦不尽如人意。

4. 选药立足辨证,组方宜"复法大方"　辨证可以揭示疾病阶段性的主要矛盾,是把握疾病重点的关键,能加强治疗的针对性,辨证论治充分体现了中医的灵活性。临床中周老常将恶性淋巴瘤分为以下证型:

(1)痰热毒结证

主症:皮下硬结,质硬,伴见口苦,身热,尿赤,舌质红,苔黄腻,脉细数。

治法:清热解毒,祛痰散结。

方药:清气化痰丸加减。药用野菊花、半边莲、蒲公英、白花蛇舌草、胆南星、法半夏、金银花、栀子、土茯苓等。

(2)寒痰凝结证

主症:多处肿核,逐渐增大,皮色不变,质地坚韧,不痛不痒,伴神倦乏力,形寒怕冷,面色无华,舌质淡,苔白腻,脉沉细。

治法:温化寒痰,益气养血。

方药:阳和汤加减。药用鹿角胶、肉桂、麻黄、白芥子、黄芪、熟地黄、党参、当归、鸡血藤、白芍、法半夏、浙贝母、陈皮等。

(3)痰浊凝滞证

主症:皮下硬结不断增大,皮色如常,无痛无痒,消瘦乏力,面色黯黑,脘腹胀满,胸闷气短,舌质黯红,苔白腻乏津,脉弦涩。

治法:化痰泄浊,解毒散结。

方药:和营软坚丸加减。药用蒲公英、白花蛇舌草、半枝莲、夏枯草、生地、玄参、山慈菇、莪术、三七、三棱、穿山甲、蜈蚣、猫爪草、露蜂房、鸡内金等。

(4)气郁痰结证

主症:胸闷不舒,胁肋作胀,颈腋及腹股沟痰核累累,脘腹痞块,或伴低热,盗汗,舌质淡红,苔薄白或薄黄,脉弦滑。

治法:舒肝解郁,化痰散结。

方药:柴胡疏肝散加减。药用柴胡、当归、白芍、陈皮、枳壳、香附、茯苓、白术、贝母、郁金、玄参、麦芽、焦三仙、半夏、夏枯草、海藻、牡蛎、昆布、桃仁、红花、生地、川芎、丹皮、莪术、穿山甲等。

(5)阴虚痰瘀证

主症:恶核累累,癥瘕积聚,形体消瘦,脘腹胀满,纳呆食少,咽干口渴,失眠多梦,潮热盗汗,腰膝酸软,大便干结,舌红少苔,或有瘀斑,脉细数。

治法:滋补肝肾,解毒散结。

方药:六味地黄丸加减。药用茯苓、泽泻、白芍、山药、丹皮、山茱萸、地黄、枸杞、地龙、山慈菇、夏枯草、猫爪草、当归、川芎、玄参、枸杞子、鸡血藤、三棱、浙贝母、莪术、地龙等。

由于恶性淋巴瘤病理因素错综,病理性质复杂,邪盛多因,正虚多面,多数情况下,周老取复合立法组方,往往能够取得良效。大方为七方之首,药味多是其特点之一(还有药力猛、药量重等),适用于病有兼夹,尤其是如肿瘤等疑难杂症重病的患者。但必须做到组方有序,主辅分明,选药应各有所属,或一药可兼数功者,尽量组合好药物之间的相须、相使、相畏、相杀的关系,组合有序,主次分明,配伍严谨,多环节增效,避免降低或丧失原有药效。切忌方不合法,主次不清,药多杂乱无章。

5. 主张中西医结合,倡导以人为本　恶性淋巴瘤属恶性肿瘤,现代医学对其认识和诊治有独到之处。周老强调,在坚持中医特色的同时,提倡中西医结合。放化疗是现代医学治疗恶性淋巴瘤的主要手段,其关键病机常因病情所处阶段不同而异,祛邪扶正亦应有所侧重。中医药配合放化疗可以获得解毒、增效的双重效果。如化、放疗期间宜特别注重扶正补虚,以抵御化、放疗对机体的伤害,尽可能提高机体的免疫力,保证化、放疗的顺利进行。人参、冬虫夏草、灵芝、黄芪、女贞、枸杞、阿胶、黄精等均有较好的补益作用,可适当选用。但仍应注意调理脾胃,防止滞气、呆胃,或虚不受补。

除了潜心用药,周老尚重视精神、饮食在治疗中的作用。在多数人的观念中,肿瘤是"不治之症",恐惧、悲观情绪是多数患者得知病情后的一般反应。但如果患者始终消极悲观,无论对何种治疗都是十分有害的,免疫力降低,抗病能力下降;反之,能够较快正视现实,积极治疗,往往具有较好的效果。饮食宜忌在肿瘤的治疗中尤应注意,要根据病情,教给患者饮食调护的方法;饮食宜清淡可口,荤素适中,数量以个人能消化承受为宜,对各种营养保健品亦应合理食用。即采取多途径、多疗法的综合治疗,集各种治疗措施之长,药物疗法与非药物疗法相结合,心理疏导与体育锻炼、生活调摄相结合,才能进一步提高疑难杂症的临床疗效。

【验案精选】

案1

朱某,女,35岁。2010年5月6日初诊。

患者于2010年2月20日行左乳房非霍奇金淋巴瘤手术,病理提示弥漫大B细胞淋巴瘤,化疗2个疗程,骨髓抑制明显,肝损伤,曾经保肝降酶治疗。刻诊:疲劳乏力,心下胃脘有胀塞感,两胁下胀满,大便干结,常需用药通便,口舌颊黏膜常易溃疡,午后低热,常易感冒,食纳乏味,舌质紫黯,边尖红,苔中部黄腻,脉小弦滑数。

证属肝肾亏虚,气阴两伤,痰瘀毒互结。治拟滋养肝肾,解毒散结。

处方:炙鳖甲15g,南北沙参各12g,天麦冬各10g,太子参10g,白薇15g,肿节风20g,玄参10g,马勃5g,炙女贞10g,旱莲草10g,仙鹤草15g,鸡血藤15g,生地榆12g,红景天10g,八月札10g,枸橘李10g,漏芦15g,蛇舌草20g,半枝莲20g,龙葵10g,炙鸡内金10g,炒六曲10g,白残花5g。

二诊:2010年5月27日。

第3疗程化疗结束,肝损伤明显,疲劳乏力,食少不馨,夜寐胸背多汗,大便干结成条,需服润肠药,左足掌行走痛,手指麻木,苔中部薄黄腻,质红,脉细弦滑。

证属化疗伤正,脾胃虚极。治宗原法,兼以理气健脾除湿。

原方加川连 3g、霍佩兰 10g、法半夏 10g、垂盆草 30g、焦白术 10g、蒲公英 20g、炒枳实 15g、全瓜蒌 20g。

三诊:2010 年 11 月 11 日。

乏力有减,感咽部有痰微痛,舌尖痛好转,多发新生面部痤疮,大便 2~3 日一行,血查白细胞计数 2.8×10^9/L,怕冷,舌质黯紫有裂纹,苔中部黄薄腻。

再拟前法,加强益气养阴解毒之力。

2010 年 5 月 6 日方改生地榆 15g、炙女贞 15g,加灵芝 6g、焦白术 10g、炒枳实 10g、冬凌草 15g、泽漆 15g、夜交藤 20g、生黄芪 15g。

四诊:2012 年 2 月 23 日。

复查白细胞计数 4×10^9/L,最近怕冷好转,口腔溃疡发作数次,多感口咽部疼痛,苔黄中腻,质紫黯、中多裂,脉细。

继续养阴解毒,稍加益气温阳之品。

2010 年 5 月 6 日方去白薇,改生地榆 15g、炙女贞 15g,加补骨脂 10g、淡苁蓉 10g、炒白术 10g、炒枳实 10g、灵芝 5g、生黄芪 20g、泽漆 15g、制首乌 10g、王不留行 10g。

五诊:2012 年 10 月 25 日。

查白细胞计数 3.6×10^9/L,中性粒细胞计数 1.55×10^9/L;复查肝功能:改善。近 4 个月来月经先期,20 日一潮,量少,3 天结束,大便两日一行,腰酸怕冷,左足掌疼痛,舌质黯红有裂,苔黄腻,脉细滑。

减寒凉伤阳之品,余宗原法。

2010 年 5 月 6 日方去白薇、玄参、马勃,改生地榆 15g、炙女贞 15g,加补骨脂 10g、肉苁蓉 10g、生白术 15g、炒枳实 15g、灵芝 5g、生黄芪 20g、泽漆 20g、制首乌 10g。

随访:数诊后症情稳定,顺利完成 6 个疗程化疗,目前中医药维持治疗中。

按语:本例年轻女性,发病源于本虚,加之手术、化疗损害,出现肝肾亏虚、气阴两伤、痰瘀毒互结之证。正气不足,故见疲劳乏力、常易感冒;肝失疏泄,气滞痰瘀,故见胃脘及胁下胀满;阴虚肠道失于濡润,则出现大便干结;阴虚火旺,则易口腔溃疡、午后低热;舌质紫黯,边尖红,苔中部黄腻,脉小弦滑数,为正虚痰瘀化热之征。其病机肝肾阴虚为本,痰瘀毒结为标。治疗当补益肝肾、益气养阴以治本,解毒散结以治标。药用炙鳖甲、南北沙参、天麦冬、旱莲草、炙女贞、太子参、红景天、仙鹤草滋阴、益气、补虚;生地榆、白薇、肿节风、玄参、马勃、蛇舌草、半枝莲、龙葵清热解毒;鸡血藤、八月札、枸橘李、漏芦活血、化痰、散结;炒六曲、炙鸡内金、白残花既助消食开胃,又防诸药苦寒败胃。后期治疗过程中,患者一度出现怕冷、月经先期等肾阳不足之证,考虑长期大量抗肿瘤治疗或癌毒耗伤所致,经及时治疗后明显改善,体现了“阳虚易治,阴虚难调”的特点。从该验案可以看出,在确定治疗方案时,应清醒认识到疾病的过程是正邪交争的过程,既要把握正邪的虚实,还要辨清阴阳的属性。

案 2

黄某,男,59 岁,姜堰市。2012 年 5 月 30 日初诊。

2011 年 4 月发现两侧颈部淋巴结肿大,逐渐长大,在江苏省中医院经病理确诊为“滤泡Ⅱ级恶性淋巴瘤;慢性乙肝”,化疗 6 个疗程后缓解。刻诊:颈部双侧不适,精伤倦怠,腰膝酸软,口渴咽干,不欲饮水,舌尖边黯红,苔黄腻,脉小滑。

证属肝肾亏虚,气阴两虚,痰瘀互结,癌毒走经。治拟益气滋阴,解毒祛瘀,软坚散结。

处方:炙鳖甲 15g,土鳖虫 5g,北沙参 12g,天冬 10g,麦冬 10g,大生地 12g,太子参 12g,山慈菇 12g,制南星 10g,白毛夏枯草 10g,玄参 10g,泽漆 20g,僵蚕 10g,仙鹤草 15g,鸡血藤 15g,肿节风 20g,漏芦 15g,菝葜 25g,蛇舌草 10g,半枝莲 20g。

二诊:2012 年 7 月 11 日。

化疗 8 次结束出院,两侧颈部稍有不适感,午后稍有胀气肠鸣,大便正常,视物模糊,舌苔黄薄腻,质黯红,脉细滑。

从前法,兼顾健脾利湿。2012 年 5 月 30 日方加焦白术 10g、生薏苡仁 15g。

三诊:2012 年 8 月 29 日。

腿软无力,胃纳不和,近无其他不适,尿黄,苔黄薄腻,质黯,手掌红赤,脉小弦。

加强扶正之力,5 月 30 日方加桑寄生 15g、砂仁(后下)4g、焦白术 20g、生薏苡仁 15g。

随访:继续治疗 1 个月,不适症状基本缓解。

按语:本病患者确诊淋巴瘤,经多次化疗,癌毒已祛大半。药毒癌毒伤正,患者见精伤倦怠、腰膝酸软、口渴咽干等气阴不足症状;但有颈部不适,舌苔黄腻,边尖黯红,仍有痰热瘀毒残留,治当补益肝肾,调补气血,兼以化痰祛瘀解毒。药以炙鳖甲、北沙参、天麦冬、大生地、太子参等以补益肝肾之阴、调补病体之气血;伍以山慈菇、制南星、白毛夏枯草、玄参、泽漆、僵蚕、漏芦、菝葜、蛇舌草、半枝莲等以解毒化痰散结。体现复法大方配伍严谨、扶正祛邪的优势。二诊、三诊患者出现胀气肠鸣,考虑药毒癌毒损伤脾胃,酿生痰湿,阻滞气机,当加强调护脾胃,加用焦白术、生薏苡仁健脾化湿。如此则补益而不滋腻,肝脾肾同治,促进机体恢复,预防癌毒复发。

案3

董某,男,69 岁。2008 年 11 月 12 日初诊。

2008 年 5 月 27 日因鼻塞肿块阻塞鼻道,八一医院检查两侧鼻腔均有肿块,活检证实为淋巴瘤,化疗 3 个疗程,又见腹腔淋巴结肿大,胆管有占位,脾大,至明基医院继续化疗,腹腔淋巴结缩小,近 1 周发热,近 3 天用地塞米松热退未升,疲劳乏力,纳差,汗不多,舌苔中部淡黄薄腻,质黯,脉细滑。

辨证属癌毒走注,肝肾阴伤,痰瘀互结。治拟养阴清热,解毒散结。

处方:炙鳖甲 15g,银柴胡 10g,青蒿(后下)20g,白薇 10g,知母 10g,大生地 12g,天冬 10g,麦冬 10g,山慈菇 15g,制南星 15g,炙僵蚕 10g,丹皮 10g,葎草 25g,蛇舌草 20g,半枝莲 20g,龙葵 20g,泽漆 15g,土鳖虫 5g,炒六曲 10g。

二诊:2010 年 5 月 5 日。

淋巴瘤经治,去年 6 月复查鼻腔、腹腔、胆管淋巴瘤基本消除,最近肺部常易感染,近曾住院,常有咳嗽发热,痰不多,舌苔黄薄腻,质红,脉细滑。

证属肺虚本弱,津气两伤。治拟滋养肺阴、清肺化痰,兼顾解毒抗癌。

处方:南沙参 12g,北沙参 12g,大麦冬 10g,太子参 12g,川百合 10g,知母 10g,羊乳 15g,炒黄芩 10g,桑白皮 10g,鱼腥草 20g,桔梗 5g,生甘草 3g,山慈菇 10g,泽漆 15g,大贝母 10g,冬凌草 15g。

三诊:2010 年 6 月 9 日。

最近鼻腔通气尚好,有涕不多,涕清或浓,口干不显,食纳知味,腹无不适,二便正常,夜寐有梦,舌苔黄薄腻,质黯红,脉小弦。

5 月 5 日方加炙鳖甲 15g、天冬 10g、制南星 10g、僵蚕 10g、蛇舌草 20g、龙葵 20g、肿节风 20g。

四诊:2010 年 7 月 14 日。

鼻咽部 MRI 平扫未见明显异常,左侧上颌窦炎,两侧筛窦炎,蝶窦炎,鼻腔通气良好,清涕不多,口不干,疲劳不著,大便正常,舌苔黄,中后部薄腻,脉弦滑。

辨证:痰毒走注,肝肾阴虚,肺虚热郁,痰瘀互结。治拟益气养阴扶正,化痰祛瘀散结。

处方:炙鳖甲 15g,南沙参 12g,北沙参 12g,天冬 12g,麦冬 12g,太子参 12g,山慈菇 15g,肿节风 20g,冬凌草 20g,泽漆 15g,猫爪草 20g,僵蚕 10g,制南星 10g,鱼腥草 20g,玄参 10g,蛇舌草 20g,龙葵 20g,法半夏 10g,炒六曲 10g。

五诊:2010 年 9 月 5 日。

鼻干不香,口干,饮水较多,嗅觉尚灵,食纳良好,舌苔黄薄腻,舌质黯红、中裂,脉细滑。

原发病稳定,加强养阴生津。

2010 年 7 月 14 日方去山慈菇、鱼腥草、法半夏、制南星,加知母 10g、天花粉 10g、炮山甲 6g、鬼馒头 20g、九香虫 5g、楮实子 10g、露蜂房 10g、川石斛 10g、潼蒺藜 10g、菟丝子 10g。

六诊:2011 年 4 月 13 日。

淋巴瘤化疗后,病情尚属稳定,今年 2 月 MRI 未见异常,口干鼻干有涕,舌苔黄薄腻,舌质黯红,脉小滑。

宗原法,加强解毒散结,清除体内余毒。

2010 年 7 月 14 日方加半枝莲 20g、合欢皮 15g、天花粉 10g、知母 10g、白毛夏枯草 12g、地肤子 15g。

七诊:2011年8月18日。

近来感疲乏无力,鼻腔多鼻痂,通气尚好,嗅觉灵敏,浓涕不多,二便上调,舌苔黄,舌质红,脉细滑兼数。

疾病恢复期,益气扶正,促进康复。

2010年10月7日方加生黄芪20g、知母10g、红景天12g、半枝莲20g、白毛夏枯草15g、仙鹤草15g。

八诊:2012年7月25日。

鼻咽部淋巴瘤,放疗后,鼻腔通畅,嗅觉正常,反应性干咳,口干,舌红苔黄、中裂。

病机燥热伤阴,郁而化热。在清热解毒基础上,生津润燥。

2010年7月14日方去山慈菇、鱼腥草,加炮山甲(先煎)6g、鬼馒头20g、九香虫5g、楮实子10g、露蜂房10g、川石斛10g、潼蒺藜10g、菟丝子10g。

按语:本例患者初诊时为化疗后,腹腔癥瘕,发热,汗不多,疲劳乏力,纳差,舌质黯,苔中部淡黄薄腻,脉细滑;病机为癌毒走注,气阴两伤,痰瘀互结;病性为本虚标实,虚实夹杂,以肝肾亏虚、气阴不足为本,热、毒、痰、瘀内结为标。治以扶正祛邪,攻补兼施,标本兼顾,即补益肝肾以固本,解毒散结退热以治标。方用炙鳖甲、大生地、天麦冬滋肾填精,山慈菇、制南星、炙僵蚕、蛇舌草、半枝莲、龙葵、泽漆、土鳖虫解毒化痰散结,银柴胡、青蒿、白薇、知母、丹皮退热。此后患者随访多次,临床证候虽错综复杂,但周老仍能根据证候主流,确定处方基本大法后,以主方为基础,辨证配合相应的辅助治疗方药,解决病机的复合情况,可有助于增强疗效,充分体现了中医认知疾病的整体观、辨证观特色,值得进一步挖掘和继承。

(倪海雯 整理)

鸣 谢

桃李不言，下自成蹊。据不完全统计，承周仲瑛教授不同方式恩泽过的周氏门徒已达 120 余人之多。本书在编写过程中，参阅和引用了周仲瑛教授本人培养、带教过的门徒，及其再传弟子们在跟随周仲瑛学习期间撰写的有关论文和专著等资料，由于数量过多，难以一一列明出处，敬请谅解，并对各位既往对周仲瑛教授学术经验所做的研究和整理诚表谢意！

本书编委会